Total allergisch – na und?

T0074243

EBOOK INSIDE

Die Zugangsinformationen zum eBook Inside finden Sie am Ende des Buchs.

Daniela Halm

Total allergisch – na und?

Das Mutmacherbuch bei
Neurodermitis, Heuschnupfen,
Asthma & Co

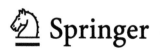

Daniela Halm
Bonn, Deutschland

ISBN 978-3-662-57271-9   ISBN 978-3-662-57272-6   (eBook)
https://doi.org/10.1007/978-3-662-57272-6

Die Deutsche Nationalbibliothek verzeichnet diese Publikation in der Deutschen Nationalbibliografie; detaillierte bibliografische Daten sind im Internet über http://dnb.d-nb.de abrufbar.

Verantwortlich im Verlag: Frank Wigger
Einbandabbildung: © Kateryna_Kon/Adobe Stock

Springer ist ein Imprint der eingetragenen Gesellschaft Springer-Verlag GmbH, DE und ist ein Teil von Springer Nature
Die Anschrift der Gesellschaft ist: Heidelberger Platz 3, 14197 Berlin, Germany

Vorwort

Um Erdnüsse machen wir einen großen Bogen, denn die verträgt meine Tochter nicht. Fisch ist vom Speiseplan gestrichen, weil sie darauf mit Quaddeln reagiert. Und Orangensaft schmeckt ihr zwar, aber die Haut mag Saures nicht, Ekzeme sind die Folge. Das wissen wir und gehört zu unserem Leben. Für uns, vor allem für unsere Tochter, ist das sehr lästig, aber auch sehr normal – wie für viele andere Menschen auch.

Als Allergiker ist man nicht allein, es gibt 30 Mio. Leidensgenossen in Deutschland, jedes dritte Kind ist betroffen. Sie alle müssen im Alltag klarkommen, etwa bestimmte Lebensmittel meiden, regelmäßig inhalieren oder die gereizte Haut behandeln.

Und auch Eltern sind nicht allein. Viele Familien in Deutschland kennen diese Probleme, bewältigen jeden Tag die vielfältigen Herausforderungen dieser Erkrankung.

Da muss ein milchfreier Kuchen gebacken, die Lehrer müssen über die Allergie informiert oder die Notfallmedikamente erklärt werden.

Frust, Verzweiflung, Schuldgefühle – als Mutter einer Tochter mit verschiedenen Allergien kenne ich diese Gefühle. Und auch das Gefühl der Verantwortung, selbst entscheiden zu müssen, welchen Weg man geht. Wie spricht man mit dem Lehrer, wie erklärt man seinem Kind die Erkrankung, was hilft bei leichten Ekzemen oder tränenden Augen, wenn die Pollen fliegen? Bei einer Allergie gibt es so viel zu beachten. Dazu gehört auch, mit Reaktionen anderer klarzukommen, Rückschläge hinzunehmen, Trost zu spenden. Als Eltern ist man alles in einem: Krankenpfleger, Arzt, Psychologe, Pädagoge, Experte für Allergien, aber auch einfach Mutter oder Vater.

Ich hätte mir mehr konkrete Unterstützung gewünscht. Weniger in Sachen „Therapie", die wird auf jeden Patienten individuell abgestimmt und in dem Bereich gibt es neben den ärztlichen Empfehlungen gute Schulungen und Ratgeber. Aber es hakt im Alltag, nicht immer ist ein Experte zur Stelle, der einem zur Seite steht. Welche Strategien helfen im Umgang mit der Allergie? Was mache ich, wenn ein Schulausflug ansteht, Jugendliche alleine verreisen wollen, die Haut schon wieder juckt oder Kinder auf die Erkrankung angesprochen werden?

Und wie schaffe ich es als Eltern, mein Kind zu unterstützen, aber gleichzeitig die Familie nicht zu vernachlässigen? Ein Balanceakt, denn eine allergische Erkrankung betrifft nicht immer nur den Patienten. Im Austausch mit anderen Betroffenen wurde mir eines besonders klar: Familien mit allergischen Kindern und

Jugendlichen brauchen praktische Tipps und schnelle Hilfe, damit sie mit der Allergie besser zurechtkommen, auch auf Dauer. Schließlich begleitet sie einen – (oft) jeden Tag.

Das ist die private Seite, aber es gibt auch die berufliche. Als Medizinjournalistin recherchiere ich intensiv zum Thema „Allergien", bin in Kontakt mit Ärzten, informiere mich ständig über den neuesten Stand der Forschung und auch da gibt es Fortschritte. Es tut sich erstaunlich viel auf dem Feld der allergischen Erkrankungen. Die Therapien werden zielgerichteter, neue Medikamente blockieren die Allergie schon im Ansatz, sie wird besser behandelbar. Es besteht berechtigte Hoffnung für Patienten.

Dieses Buch ist ein Erfahrungsbericht, Ratgeber und Sachbuch zugleich. Mit vielen Tipps möchte ich helfen, das Leben mit der Allergie zu meistern, aber auch über medizinische Fakten informieren. Es geht nicht so sehr um Diagnosen und Therapien, das gehört in die Hand der behandelnden Ärzte. Mir ist es wichtig, eine Art praktischen Leitfaden für den täglichen Umgang mit der Allergie anzubieten. Und etwas anderes kam oft zu kurz: Humor und Gelassenheit und das Gefühl, es ist nicht einfach, aber wir bekommen das schon hin! Deshalb erzählt das Buch auch mit einem Augenzwinkern.

Ein Buch mit persönlichen Erfahrungen, praktischen Tipps und jeder Menge Tatsachen, und so ist es auch aufgebaut – jedes Kapitel hat drei Teile:

1. Geschichten, die wir selbst erlebt haben,
2. Lösungen, wie man damit umgehen kann (und wie wir damit umgegangen sind),
3. Fakten, die über allergische Erkrankungen informieren.

Und in jedem Kapitel gibt es einen Merkkasten mit den wichtigsten Tipps für den schnellen Überblick.

Viel Spaß beim Lesen und Erfolg beim Ausprobieren!

Daniela Halm

Hinweis

Dieses Buch habe ich aus meiner Sicht als Mutter einer Tochter mit verschiedenen Allergien und als Medizinjournalistin geschrieben. Auf Diagnosen und Therapien gehe ich nur am Rande ein und erhebe keinen Anspruch auf Vollständigkeit. Das Buch ersetzt in keiner Weise eine ärztliche Behandlung oder therapeutische Beratung. Bei Fragen, Unklarheiten oder Beschwerden wenden Sie sich bitte immer an einen Arzt.

Dieses Buch zeigt den schulmedizinischen Blick auf Allergien bei Kindern und Jugendlichen. Auf die Komplementärmedizin und die Naturheilverfahren, die von vielen Menschen mit chronischen Erkrankungen in Anspruch genommen werden, gehe ich kurz in Kap. 12 ein. Eine umfassende Übersicht und Einschätzung wäre für dieses Buch zu umfangreich. Dennoch möchte ich betonen, dass auch alternative Heilmethoden ergänzend zur Schulmedizin für die Therapie eine Rolle spielen können. Allerdings ist das aus meiner Sicht keine Entweder-oder-Medizin, sondern eine Kombination beider Richtungen. Schulmedizin und Komplementärmedizin sollten Hand in Hand gehen, idealerweise wissenschaftlich basiert sein und vor allem mit allen Behandlern abgestimmt werden.

Wenn die Rede etwa von Patienten, Allergikern, Ärzten, Erziehern oder Lehrern ist, beinhaltet das hier automatisch alle Geschlechter. Ich habe auf die weibliche Form bewusst verzichtet, damit das Buch flüssiger zu lesen ist. Manchmal verwende ich den Begriff „Allergiker", auch das dient allein der besseren Lesbarkeit. Ich möchte damit keinesfalls Kinder und Jugendliche (oder Erwachsene) mit Allergien als Kranke stigmatisieren, es steht immer der Mensch und nicht die Krankheit im Vordergrund.

Und was meine eigene Familie betrifft – die unterstützt das Buch, bleibt aber lieber „namenlos" im Hintergrund. Ihre vielen Gedanken und Tipps sind jedoch in die Kapitel eingeflossen.

Danksagung

Am Anfang steht ein Berg voller Ideen, Gedanken und die Frage, wie sich das alles so zusammenfassen lässt, dass Eltern und Kinder über Allergien gut informiert werden und gleichzeitig mit dem Buch echte Unterstützung bekommen. Auf diesem Weg haben mich viele begleitet, bei denen ich mich an dieser Stelle ganz herzlich bedanken möchte.

Zuallererst ist das der Deutsche Allergie- und Asthmabund (DAAB), besonders Frau Sabine Schnadt, die nicht nur von Anfang an von der Idee des Buches begeistert war, sondern mir auch mit vielen Tipps weitergeholfen und die Kapitel zur Lebensmittelallergie, Anaphylaxie, Schule und zum Reisen Korrektur gelesen hat. Vielen Dank für die zahlreichen netten und informativen Gespräche!

Ein ganz großer Dank geht an die vielen Expertinnen und Experten, die freundlicherweise Ihre Einschätzung zu den einzelnen Themen gegeben haben. Neben der kritischen Durchsicht der Kapitel habe ich zudem wertvolle Hinweise erhalten. Eine sehr große Hilfe waren: Frau Prof. Regina Fölster-Holst (Allergie in Zahlen und Neurodermitis), Herr Prof. Karl-Christian Bergmann (Heuschnupfen), Herr Prof. Philippe Stock (Asthma), Frau Prof. Margitta Worm (Anaphylaxie), Frau Prof. Petra Warschburger (Psychologie), Frau Dr. Gundula Ernst (Entspannung und Kommentare anderer) und Herr Prof. Wolfgang Kölfen (Arzt-Patienten-Kommunikation).

Frau Monika Aichele-Hoff und Frau Victoria Aktas vom Kölner Förderverein für das Allergie- und Asthmakranke Kind e. V. (FAAK) danke ich ebenfalls für ihre Unterstützung. Sie haben mich mit vielen Informationsmaterialien versorgt und mir in ausführlichen Gesprächen Einblick in ihre Erfahrungen mit Kindern und Jugendlichen mit allergischen Erkrankungen gegeben.

Danken möchte ich auch meinen Freunden, die mich auf sehr unterschiedliche Weise unterstützt haben, ganz besonders meinen „Test"-Leserinnen Bernadette, Christiane, Jutta und Lisa.

Der größte Dank geht an meine Familie, die einverstanden war, dass ein Stück unseres Lebens hier erzählt wird, die mich unterstützt hat, wenn es mit Formatierungen oder Umbrüchen nicht so klappte, die sich nicht beschwert hat, dass ich weniger Zeit für sie hatte, und die viele gute Ideen eingebracht hat. Ähnlich wie eine Allergie betrifft auch ein Buchprojekt die ganze Familie – und das war echte Teamarbeit!

Total Allergisch – Zahlen, Daten, Fakten

Allergie in Zahlen

Allergisch – das ist mittlerweile jeder Dritte. In Deutschland sind etwa 30 Mio. Menschen betroffen, besonders Kinder und Jugendliche bis zum 18. Lebensjahr leiden zunehmend daran. Damit gelten allergische Erkrankungen als Volkskrankheit oder auch als Epidemie des 21. Jahrhunderts. Die Diagnose „Allergie" bekommen 36 % der Frauen und 24 % der Männer im Laufe ihres Lebens gestellt. Bei den Kindern und Jugendlichen leiden 26 % an mindestens einer atopischen Erkrankung, also Neurodermitis, Heuschnupfen oder Asthma. Damit zählen Allergien zu den häufigsten gesundheitlichen Beeinträchtigungen.[1] Das Robert-Koch-Institut (RKI) spricht sogar von einem „Tsunami, der uns

---

[1]Robert-Koch-Institut (2015, S. 79).

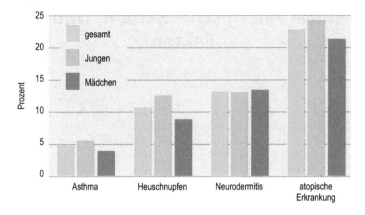

Abb. 1 Häufigkeiten allergischer Erkrankungen bei Kindern und Jugendlichen (0 bis 17 Jahre), nach Geschlecht. Aus RKI (Hrsg), BZgA (Hrsg) (2008). Mit freundlicher Genehmigung von © RKI, Berlin 2008

überrollen wird". Vor allem die Zahl der Kinder bis sechs Jahren, die an Asthma oder Heuschnupfen erkranken, hat zugenommen. Insgesamt leidet eine halbe Million Kinder und Jugendliche unter Asthma und mehr als eine Million hat Heuschnupfen (Abb. 1).[2,3] In der zweiten Hälfte des 20. Jahrhunderts erfolgte ein deutlicher Anstieg dieser Erkrankungen, der sich derzeit auf diesem hohen Niveau einpendelt. Bis heute lässt sich die Zunahme von Allergien nicht vollständig erklären.

---

[2] Beerheide R (2017).
[3] Poethko-Müller C et al. (2018, S. 57).

Gerade bei Kindern ist es nicht ungewöhnlich, dass sich die Allergien im Laufe der Zeit verändern, im besten Falle bilden sie sich bis zum Erwachsenenalter zurück. Typisch ist aber der sogenannte „atopische Marsch". Im Säuglings- oder Kleinkindalter beginnt die Erkrankung meist mit Neurodermitis, oft begleitet von Lebensmittelallergien. In 50 % der Fälle verschwinden die Hautprobleme bis zur Pubertät. Allergien gegen Kuhmilch und Ei bestehen meist nur in den ersten Lebensjahren, 80 % der betroffenen Kinder reagieren bis zur Einschulung nicht mehr auf diese Lebensmittel. Allergien gegen Erdnüsse, Nüsse und Fisch dagegen sind hartnäckiger, nur etwa 20 % der Kinder und Jugendlichen verlieren die Allergie wieder. Im Schulalter wechseln die Beschwerden von der Haut zu den Atemwegen, viele Kinder bekommen Heuschnupfen, der später zu Asthma führen kann. Die Allergie hat viele Gesichter. Es ist eine chronische Erkrankung, die auch ohne Symptome weiter bestehen kann.

Ursprung – Was versteht man überhaupt unter einer Allergie?

Seinen Ursprung hat der Begriff der **Allergie** im Griechischen, er setzt sich zusammen aus den Wörtern *allos* (anders) und *ergos* (Tätigkeit). Gemeint ist damit die veränderte, erhöhte Reaktionsbereitschaft des Immunsystems. 1906 prägte der österreichische Kinderarzt Clemens von Pirquet das Wort **Allergie.** Zu den allergischen Erkrankungen zählen in erster Linie Neurodermitis, Heuschnupfen und das allergische Asthma. Diese drei Formen werden auch als Atopie oder atopische

Erkrankungen bezeichnet. Ihnen gemein ist, neben der Überempfindlichkeit von Haut und Schleimhäuten gegen eigentlich harmlose Umweltstoffe, eine erhöhte Produktion von Antikörpern vom Typ *Immunglobulin E* (IgE) im Blutserum. Und das ist bei allen Allergien gleich, diese IgE-Antikörper regen andere Zellen an, entzündungsfördernde Stoffe zu produzieren. Das körpereigene Abwehrsystem reagiert genetisch bedingt krankhaft entzündlich auf ansonsten unbedenkliche Substanzen.

Aufruhr im Körper – was spielt sich bei einer Allergie ab?

Bei einer Allergie gerät das Immunsystem außer Kontrolle. Es stuft eigentlich harmlose Fremdantigene, etwa eine Birkenpolle, fälschlicherweise als gefährlich ein und bekämpft sie dann massiv. Damit wird dieses harmlose Antigen zu einem Allergen – löst also, wie der Name verheißt, eine Allergie aus. Vergleicht man den Körper mit einem Auto, wird der falsche Gang eingelegt. Statt den Umweltstoff als harmlos zu erkennen und ruhig weiterzufahren, schaltet das Immunsystem in den höchsten Gang, beschleunigt die Fahrt und versucht so das Allergen loszuwerden und zu bekämpfen. Ein Pollenkorn (eigentlich die Eiweißmoleküle eines Pollenkorns) zum Beispiel kommt über die Haut, die Atemwege oder Schleimhäute mit dem Körper in Kontakt. Bei diesem allerersten Kontakt mit dem Allergen reagiert das Immunsystem noch nicht mit erkennbaren Symptomen, merkt sich aber den Eindringling genau und bildet eine hohe Zahl von IgE-Antikörpern. Dieser Vorgang nennt sich Sensibilisierung. Eine Sensibilisierung **kann, muss** aber keine Allergie auslösen.

Ob ein Mensch tatsächlich allergisch reagiert, hängt von vielen Faktoren ab. Manche Menschen bekommen trotz erfolgter Sensibilisierung nie eine Allergie, andere dagegen reagieren bei einem erneuten Allergen-Kontakt mit Beschwerden. Dann spricht man von einer allergischen Reaktion.

Und die läuft folgendermaßen ab: Über ein Pollenkorn etwa gelangen kleine Eiweißverbindungen, Peptide, wie oben erwähnt, in den Körper und rufen eine Sensibilisierung hervor. Beim Zweitkontakt mit der betreffenden Verbindung dockt sich diese nun an die entsprechenden IgE-Antikörper an, die ihrerseits an körpereigene Abwehrzellen geheftet sind. Diese Abwehrzellen, sogenannte Mastzellen, speichern in ihrem Inneren entzündungsfördernde Botenstoffe wie z. B. Histamin. Verbindet sich nun ein Allergen mit einem IgE-Antikörper auf einer Mastzelle, setzt das eine Entzündungskaskade in Gang: Die Mastzelle schüttet vermehrt Histamin und andere Entzündungsbotenstoffe aus, sodass eine allergische Reaktion mit ihren typischen Symptomen wie Niesen, Quaddeln, Jucken oder Atemnot beginnt (Abb. 2).[4] Hat das Immunsystem einmal auf diese Weise reagiert, werden die Allergen-Informationen über die für diesen Stoff speziellen IgE-Antikörper langfristig gespeichert. Bei über 90 % aller hervorgerufenen Allergien beginnen nun die Symptome jedes Mal unmittelbar nach dem erneuten Kontakt mit dem Allergieauslöser, das kann schon nach wenigen

---

[4]Zuberbier T (2016).

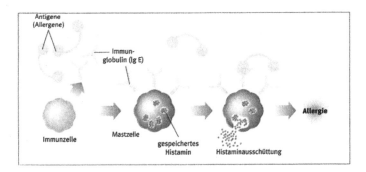

Abb. 2 Was spielt sich bei einer Allergie ab? (Aus Hellermann M, Neurodermitis bei Kindern. Mit freundlicher Genehmigung von © TRIAS in Georg Thieme, Stuttgart 2004)

Minuten der Fall sein oder bis zu zwei Stunden später erfolgen. Warum das Immunsystem einer Person gegen einen Stoff allergisch reagiert, bei einer anderen dagegen nicht, ist noch nicht endgültig geklärt. Jedoch spielen genetische Faktoren eine bedeutsame Rolle.

Sicher ist, dass für die Neigung zu allergischen Reaktionen die familiäre Vorbelastung eine Rolle spielt. Hat ein Kind zwei gesunde Eltern, liegt das Risiko, eine atopische Erkrankung zu entwickeln, bei etwa 5 bis 20 %. Ist ein Elternteil Allergiker, steigt die Wahrscheinlichkeit auf 20 bis 40 % an, sind sogar beide Eltern Allergiker, erhöht sich die Chance zu erkranken auf bis zu 80 %.[5]

---

[5]Rink L et al. (2015, S. 162).

Regionale Unterschiede: Allergie in Ost und West

Allergien sind geografisch nicht überall gleich verbreitet. In Deutschland gab es eine interessante Entwicklung nach dem Mauerfall. Zu jener Zeit kamen Allergien in den westlichen Bundesländern deutlich häufiger vor als in den östlichen, obwohl dort die Umweltverschmutzung größer war und zum Beispiel Kohleemissionen die Luft belasteten. Bis heute hat sich dieser Unterschied fast ausgeglichen. Experten vermuten, dass verbesserte Hygienemaßnahmen und neue ökologische Standards dazu geführt haben. Nach der Wiedervereinigung wurde in den neuen Bundesländern der westliche Lebensstil adaptiert und damit möglicherweise ein Grundstein für die Entstehung von Allergien gelegt.[6] Denn gleichzeitig stieg vor allem bei den Kindern die Zahl der allergischen Erkrankungen, besonders mit Heuschnupfen, und erreichte bald das westliche Niveau.[7] Bei den Erwachsenen wurde diese Entwicklung dagegen nicht beobachtet. Der Ost-West-Unterschied zeigte auch, dass sich schon früh in der Kindheit entscheidet, ob jemand eine Allergie entwickelt oder nicht. Neben der genetischen Veranlagung und Umwelteinflüssen sind weitere mögliche Gründe vor allem die veränderten Lebensbedingungen in der Familie.

Hoch, höher, allergisch – soziale Faktoren

Das Risiko, eine Allergie zu entwickeln, ist für Mädchen und Jungen aus Familien mit einem hohen sozialen Status

---

[6]Schmitz R et al. (2012, S. 716–723).
[7]Valenta R und Schönberger A (2016, S. 101 f.).

deutlich größer. In einer Studie des Robert-Koch-Instituts traten bei Kindern aus der Mittel- oder Oberschicht Allergien mit 18,3 % häufiger auf als bei Kindern aus unteren sozialen Schichten mit 14,3 %.[8] Experten vermuten, dass neben der genetischen Veranlagung auch der Lebensstil einen Einfluss auf die Allergiebereitschaft hat. So wirkt sich die Zahl der Geschwister in einer Familie auf das Allergierisiko eines Kindes aus, das wurde zumindest am Beispiel Heuschnupfen gezeigt. Je mehr ältere Brüder oder Schwestern ein Kind hat, desto weniger allergisch reagierte es auf Pollen. Besonders geschützt ist es, wenn es mit mehr als vier Geschwistern aufwächst. Erstgeborene oder Einzelkinder dagegen sind demnach klar im Nachteil. Forscher vermuten, dass bei vielen Kindern im Haushalt auch die Zahl der Infektionen im Hause steigt, die aus Kindergarten oder Schule mitgebracht werden. Auch das Aufwachsen auf dem Land oder einem Bauernhof ist offenbar diesbezüglich ein Vorteil. Die Auseinandersetzung mit einer Vielzahl an Keimen und Krankheitserregern scheint das Immunsystem des Nachwuchses zu trainieren und stellt eine Art Allergieschutz her (Abschn. 2.3).

Auswirkungen der Allergien – Kosten und Leidensdruck
Allergien sind keine Bagatellerkrankung. Für die betroffenen Kinder und ihre Familien können sie einen großen Leidensdruck bedeuten und auch das alltägliche Leben erheblich beeinträchtigen. So sinkt die Konzentrations- und Leistungsfähigkeit während des Pollenflugs um

---

[8]Schlaud M et al. (2007, S. 706).

bis zu 50 % bei Patienten mit Heuschnupfen, manche
können nicht mehr arbeiten. Schüler versäumen je nach
Schweregrad der Symptome Unterrichtsstunden.[9] Pro Jahr
brechen 30.000 Jugendliche eine Ausbildung ab, weil sie
an einer Allergie erkranken.

Dabei handelt es sich um eine chronische Erkrankung,
die in vielen Fällen eine dauerhafte Therapie erfordert.
Dennoch werden Untersuchungen zufolge nur 10 % der
Betroffenen nach den Leitlinien behandelt.[10] Die direkten Krankheitskosten für Asthma lagen 2008 laut Statistischem Bundesamt insgesamt bei 1,8 Mrd. EUR, allein für
Kinder unter 15 Jahren waren es 282 Mio. EUR. Für die
Behandlung von Heuschnupfen werden in Deutschland
jedes Jahr 240 Mio. EUR ausgegeben, weltweit sogar 16,5
Mrd. EUR. Bundesweit bedeutet das 1545 EUR für jeden
erwachsenen Heuschnupfenpatienten im Jahr, für Kinder
und Jugendliche je 1089 EUR. Leidet ein junger Patient
an einer Kombination von schwerem Asthma und Heuschnupfen, schießen die Kosten in die Höhe, auf etwa 8000
EUR pro Jahr.[11] In der Europäischen Union rechnet man
sogar mit rund 25 Mrd. EUR, wenn man neben den direkten auch die indirekten Kosten für Allergien einrechnet.[12]

Ein Einzelfall unter Millionen
Das alles sind Zahlen und Statistiken, die etwas über
die Allergien von Millionen Menschen in Deutschland

---

[9]Valenta R und Schönberger A (2016, S. 20).
[10]Biermann J et al. (2013, S. 366).
[11]Biermann J et al. (2013, S. 366).
[12]Renz H et al. (2008, S. 11).

aussagen. Doch dahinter steckt die Leidensgeschichte eines jeden einzelnen, auch wir sind nur ein einziger Fall unter Millionen. Allergieauslöser finden, Juckreiz behandeln, Atemnot in den Griff bekommen, Pollen fürchten, Lebensmittel meiden, Schübe verhindern: Allergien sind eine sehr komplexe Krankheit. Was das für junge Patienten wie unsere Tochter bedeutet und auch für die Familie, beschreibe ich in den nächsten Kapiteln. Und hier beginnt die Geschichte unserer ganz persönlichen Allergiereise. Und die hat so einige Stationen: Neurodermitis, Lebensmittelallergien gegen Milch, Ei, Erdnüsse, Fisch, Nüsse (Walnüsse, Cashews, Pistazien, Haselnüsse), Kürbiskerne, Heuschnupfen und leichtes Asthma.

Literatur

Beerheide R (2017) Allergologie: RKI warnt vor einem Tsunami. Dtsch Arztebl 114(26) https://www.aerzteblatt.de/archiv/191938/Allergologie-RKI-warnt-vor-einem-Tsunami; aufgerufen am 06.03.2018.

Biermann J, Merk HF, Wehrmann W, Klimek L, Wasem J (2013) Allergische Erkrankungen der Atemwege – Ergebnisse einer umfassenden Patientenkohorte in der deutschen gesetzlichen Krankenversicherung. Allergo J 22(6): 366–373.

Hellermann M (2004) Neurodermitis bei Kindern. Trias, Stuttgart.

Poethko-Müller C, Thamm M, Thamm R (2018) Heuschnupfen und Asthma bei Kindern und Jugendlichen in Deutschland – Querschnittergebnisse aus KiGGS Welle 2 und Trends. Journal of Health Monitoring 3(1): 55–59. DOI 10.17886/RKI-GBE-2018-010.

Renz H, Kaminski A, Pfefferle P (2008) DGKAI (Hrsg), Allergieforschung in Deutschland, Marburg, http://dgaki. de/wp-content/uploads/2010/05/Allergieforschung_in_ Deutschland_Aktualisierte-Version1.2.pdf; aufgerufen am 06.03.2018.

Rink L, Kruse A, Haase H (2015) Immunologie für Einsteiger. 2. Aufl, Springer Spektrum, Heidelberg.

RKI (Hrsg) (2015) *Gesundheit in Deutschland. Gesundheitsberichterstattung des Bundes. KiGGS Welle1, Erhebung 2009–2012, RKI, Berlin,* https://www.rki.de/DE/Content/ Gesundheitsmonitoring/Gesundheitsberichterstattung/GBE-DownloadsGiD/2015/02_gesundheit_in_deutschland.pdf?__ blob=publicationFile; aufgerufen am 04.01.2018, S 76–82.

RKI (Hrsg) BZgA (Hrsg) (2008) Erkennen – Bewerten – Handeln: Zur Gesundheit von Kindern und Jugendlichen in Deutschland. RKI, Berlin.

Schlaud M, Atzpodien K, Thierfelder W (2007) Allergische Erkrankungen. Ergebnisse des Kinder- und Jugendgesundheitssurveys (KiGGS). *Bundesgesundheitsblatt – Gesundheitsforschung – Gesundheitsschutz* 50(5–6): 701–710.

Schmitz R, Atzpodien K, Schlaud M (2012), Prevalence and risk factors of atopic diseases in German children and adolescents – findings from the German Health Interview and Examination Survey for Children and Adolescents (KiGGS). *Pediatr Allergy Immunol* 23: 716–723.

Valenta R, Schönberger A (2016) Das Anti-Allergie-Buch. Auslöser, Heilungschancen und die neuesten Therapieformen. Piper, München, Berlin.

Zuberbier T (2016) Was passiert bei einer Allergie in meinem Körper? http://www.ecarf.org/info-portal/allgemeine-allergie-infos/was-passiert-bei-einer-allergie-in-meinem-koerper/; aufgerufen am 25.09.2018.

Hilfreiche links

https://www.aak.de/
https://www.allergieinformationsdienst.de/
https://www.allergieinformationsdienst.de/aktuelles/schwer-
    punktthemen/studienplattform.html (Übersicht aktuell lau-
    fender klinischer Studien über Allergien)
https://www.allum.de/
https://daab.de/
https://www.ecarf.org/
https://www.gpau.de/

Inhaltsverzeichnis

Über die Autorin

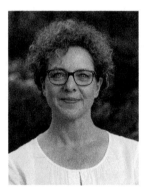

Daniela Halm ist Redakteurin und berichtet seit mehr als zwanzig Jahren über Medizinthemen. Ihre Fernsehbeiträge wurden mehrfach ausgezeichnet. Zudem moderiert sie Ärztekongresse. Die Autorin hat Politikwissenschaft, Völkerrecht und Spanisch studiert, bevor sie ihre journalistische Karriere begann und ihr Interesse für die Medizin entdeckte. Sie ist verheiratet und hat zwei Kinder.

1

NEURODERMITIS – Streicheleinheiten

1.1 Aufgekratzt: Es ist zum aus der Haut fahren

Neurodermitis ist etwas für Sensibelchen – dachte ich immer, denn ich selbst hatte keine Allergien oder Hautprobleme, genauso wenig wie mein Mann oder unser Sohn. Wir gehörten also statistisch gesehen zu der Minderheit an Eltern, die beide nicht (!) allergisch waren. Die Chance, ein allergisches Kind zu bekommen, war praktisch null und so machte ich mir auch bei der zweiten Schwangerschaft keine Sorgen über Allergien, sondern vertraute auf die Wahrscheinlichkeiten. Dass das Thema „Allergie" bald unser Leben bestimmen würde, ahnte ich damals nicht. Als unsere Tochter geboren wurde,

© Springer-Verlag GmbH Deutschland, ein Teil von
Springer Nature 2019
D. Halm, *Total allergisch – na und?*,
https://doi.org/10.1007/978-3-662-57272-6_1

ein gesundes kleines Mädchen, waren wir überglücklich. Unser zweites Wunschkind war da! Wenige Tage nach der Geburt rötete sich die Haut, unsere Tochter bekam Babyakne, das kannte ich schon von unserem Sohn. Der Nachwuchs reagiert auf hormonelle Veränderungen mit kleinen Pickelchen. Die sind völlig harmlos und verschwinden im Normalfall schnell wieder, ganz ohne Behandlung. Bei meiner Tochter ging die Babyakne nahtlos in eine Neurodermitis über, was mir damals aber noch nicht so klar war.

Ihre Haut war rot, sehr trocken, am ganzen Körper zeigten sich entzündete Stellen, ich cremte sie teilweise drei bis viermal am Tag ein. Fast schlimmer noch aber war der Juckreiz, unsere Tochter kratzte sich unentwegt. Sobald ich sie ins Bettchen legte, fing das Jucken an, nachts schliefen wir teilweise mit ihr im Arm und hielten sie fest, um sie vom Kratzen abzuhalten – ohne großen Erfolg. Wir fühlten uns hilflos und wussten nicht, was wir tun sollten. Der Kinderarzt tröstete mich und meinte, ich solle mir keine Sorgen machen, das werde innerhalb von zwei Jahren wieder verschwinden. Aha. Das könnten zwei lange Jahre werden.

Wir kauften einen speziellen Neurodermitis-Overall, eine Art Ganzkörperanzug mit Füßchen und Händchen dran, der die Babys beim Jucken vor Verletzungen schützt. Es wird nicht gleich die ganze Haut zerkratzt, sondern ein Stück Stoff verhindert beim Scheuern größere Wunden. Unsere Tochter litt unter der Neurodermitis und dem damit verbundenen Juckreiz. Auch für sie war das bestimmt nicht einfach, umso erstaunlicher war ihre ausgesprochen gute Laune, und für uns war es ermutigend zu sehen, dass es nicht nur die Erkrankung gab, sondern auch viele schöne Momente. Ich sehe sie heute noch als Kind fröhlich pfeifend die Treppe herunterhüpfen.

Im Therapiedschungel

Wir schlugen uns so durch, mal besserte sich ihr Zustand, mal verschlechterte er sich trotz ärztlicher Therapie. Nicht immer konnten wir erkennen, woran das lag. Ich schrieb akribisch ein Ernährungstagebuch, um mögliche Auslöser für die Hautverschlechterung zu finden. Doch auch die Ernährungsberaterin, die wir aufgesucht hatten, stellte keine Zusammenhänge fest. Wir konnten uns nicht erklären, warum unsere Tochter Neurodermitis hatte. In der weiteren Familie gab es dann bei Nachforschungen doch ein paar Verwandte mit Allergien, aber im Vergleich waren das eher leichte Fälle. Es folgten anstrengende Monate. Wir wechselten die Cremes, die Therapien, die Ärzte, ich las Bücher über Neurodermitis, doch nichts half unserer Tochter dauerhaft.

Wir versuchten es mit alternativen Behandlungsmethoden (s. Kap. 12). Wir verbrachten zwei Kuraufenthalte, einmal am Meer und einmal in den Bergen. Wir ließen nichts unversucht. Manches half, es gab Phasen, da war die Haut etwas besser, es gab fast symptomfreie Phasen und es gab Phasen mit Rückfällen. Die Haut an sich aber blieb ein Thema. Nicht nur für unsere Tochter, sondern für die ganze Familie. Wir richteten unsere Urlaube danach, wir planten Ferien an der See. Das Hauptziel war, mögliche Auslöser zu vermeiden. Denn es waren weitere Allergien hinzugekommen: Lebensmittelallergien und Heuschnupfen. Ein Urlaub auf dem Bauernhof mit Katzen und Heu – kaum vorstellbar. Spontan irgendwo übernachten – unmöglich, wir brauchten milbenfreie Bettwäsche und Pflegecremes. Mal schnell essen gehen, auch da suchten wir gezielt Restaurants, die uns zuverlässig erklären konnten, welche Allergene im Essen waren. Unsere kleine Tochter reagierte anfangs auf Milch und Ei, später auf Erdnuss, Fisch und Baumnüsse. Für uns wurden diese Probleme damals zur Normalität.

Die Neurodermitis ist wie eine Achterbahn

Es heißt, mit dem Schulbeginn verschwindet die Neurodermitis, nicht so bei unserer sechsjährigen Tochter. Auch in der ersten Klasse hatte sie Ekzeme und Juckreiz, wenn auch nicht mehr ganz so schlimm. Wir probierten weiter alles, eine besondere Neurodermitis-Salbentherapie, eine Kur und dann speziell abgestimmte Kräutertees aus der Traditionellen Chinesischen Medizin. Danach beobachtete ich eine positive Änderung, langsam, aber stetig ließ der Juckreiz nach, die Haut war nicht mehr so trocken, unserer inzwischen neunjährigen Tochter ging es besser. Unseren Allergologen sahen wir nun nicht mehr so häufig, denn die Haut war so gut, dass wir uns nur noch zu Kontrollterminen trafen. Die Neurodermitis rückte immer stärker in den Hintergrund – endlich.

Als unsere Tochter im Alter von zehn Jahren die Schule wechselte, war die Haut kaum noch im Fokus. Ja, sie war weiter trocken, es gab immer mal Ekzeme an den typischen Stellen, wie am Knie oder den Ellenbogen, aber wir hatten uns schon an einen trockenen Hautzustand gewöhnt. Was anderen noch als Rötung auffiel, war für meine Tochter normal. Sie cremte etwas nachlässiger, allerdings ganz ohne Pflege ging es nicht. Ab und

zu behandelten wir mal mit Kortison, wenn Stellen auf-
zuflammen drohten, aber insgesamt hatten wir Ruhe vor
den Hautproblemen und erlebten die langersehnten ruhi-
gen Nächte ohne Juckreizattacken. Das Thema „Neurodermitis" war abgehakt, für uns war diese schwierige Phase
überstanden, die Hautprobleme schienen bewältigt – bis
zum Sommer 2014: Da kehrte die Neurodermitis zurück.

Schon länger plagten unsere Tochter, mittlerweile fast
12 Jahre alt, hartnäckige Ekzeme an den Füßen, entzündete Stellen, die größer wurden. Wir behandelten mit
Kortison nach Vorschrift, also über einen längeren Zeitraum, bis die Symptome verschwanden, schlichen dann
das Medikament aus, aber warum auch immer, die entzündeten Stellen kamen zurück, wurden immer größer.
Gleichzeitig begann die Heuschnupfensaison, die Birke
fing an zu blühen und mit dem Pollenflug verschlechterte
sich die Haut unserer Tochter zusehends. Ein Infekt mit
Fieber kam hinzu und eine Bindehautentzündung. Waren
es am Anfang nur Stellen an den Füßen, waren bald die
Waden betroffen, am Ende wanderten einzelne Ekzeme
bis zu den Oberschenkeln hoch, von den Stellen an Füßen
und Ellen gar nicht zu sprechen. Ich hatte das Gefühl, die
Neurodermitis explodierte regelrecht. Unsere Tochter war
frustriert.

Sie war 12 Jahre alt, die Ärzte vermuteten einen
Hormonschub, der mit der Pubertät kommt und bei
Neurodermitispatienten die Haut in Aufruhr versetzen
kann. Wir gingen zum Allergologen, zur Kinderärztin,
badeten sie in Desinfektionsbädern, machten Schlauchverbände und Umschläge, versuchten es wieder mit Kortison.

Die Haut geht in den Ruhe(zu-)stand

Wir zogen die Notbremse. Wir brauchten jetzt eine rundum professionelle Unterstützung und meldeten uns zu einer Neurodermitisschulung an, gleich im Anschluss buchten wir einen Termin bei der Pflegeberatung. Parallel begannen wir wieder eine Tee-Therapie mit chinesischen Kräutern. Das ganze „Hilfs"-Paket entfaltete zum Glück bald seine Wirkung, wenn auch sehr langsam. Doch die Neurodermitis besserte sich, ein Jahr später war unsere Tochter so gut wie symptomfrei.

Heute als Jugendliche hat sie glatte, weiche Haut, an manchen Stellen noch Mini-Ekzeme, auch einige wenige trockene Stellen, aber damit können wir und vor allem sie gut leben. Eine wirklich positive Entwicklung! Manche sind sogar überrascht, wenn sie sagt, dass sie Neurodermitis hat. Nicht immer ist das auf den ersten Blick sichtbar, auch wenn der Hautzustand schon mal schwankt. Eine Neurodermitis verschwindet nicht, sie kann jederzeit wieder ausbrechen, zum Beispiel bei einem Infekt, auch wenn das Risiko mit zunehmendem Alter stark sinkt. Wenn unsere Tochter konsequent die Haut pflegt und Auslöser meidet, dann ist die Haut stabil, Schübe sind selten.

Wenn ich daran denke, wie heftig die Neurodermitis bei ihr als Baby war, freuen wir uns heute darüber, dass ihre Haut jetzt nur noch ein bisschen trocken ist. Und auch wenn diese Zeit damals für alle manchmal belastend war, so war es umso schöner zu sehen, dass unsere Tochter trotzdem fast alles machen konnte, was andere Kinder auch tun: in den Kindergarten oder die Schule gehen, Sport treiben, Schwimmen, mit Freunden spielen.

1.2   Und das hilft: Tipps & Tricks

Schatzkiste und andere Krisenhelfer

Schaffen Sie sich eine „Schatzkiste" an. In unserer Kiste sammeln wir Dinge, die gegen das Jucken helfen (Abb. 1.1). Wenn es kaum noch auszuhalten ist, kann Ihr Kind diese Kiste öffnen und sich mit verschiedenen Anti-Juck-Hilfen ablenken. Es gibt viele Ideen und persönliche Vorlieben. In unserer Kiste liegen Igelbälle in unterschiedlichen Größen. Damit kann man sanft oder auch kräftig über die juckende Stelle rollen. Oft hilft es schon, das benachbarte Hautareal zu massieren. Das beruhigt den Juckreiz und schont die eigentlich betroffene Stelle. Auch Streicheln hilft in vielen Fällen.

Man sollte die Kiste zusätzlich mit anderen persönlichen Lieblingsstücken füllen. Das kann ein schöner, rundgeschliffener Stein sein, den man bei Juckreizkrisen in die Hand nimmt und der einen etwas kühlt. Das können aber auch das Lieblingsbuch, eine Karte mit einem schönen Spruch, ein Foto von der Familie, von einem Freund oder einer Freundin, von einem selbst im Urlaub sein. Alles, was einem etwas bedeutet, was fröhlich macht, was an unbeschwerte Zeiten erinnert – das eignet sich für die Kiste. Und die sollte natürlich griffbereit im Zimmer stehen, damit sie im Juck-Notfall schnell zur Hand ist.

In den Deckel der Kiste habe ich einen Erinnerungszettel geklebt. Darauf stehen noch einige andere Tipps und Tricks, was man tun kann, wenn es wieder mal unerträglich juckt und man sich in einer solch angespannten Situation vielleicht nicht gleich daran erinnert. Es gibt Dinge, die nicht in so eine Box passen, aber gut helfen. Spucke

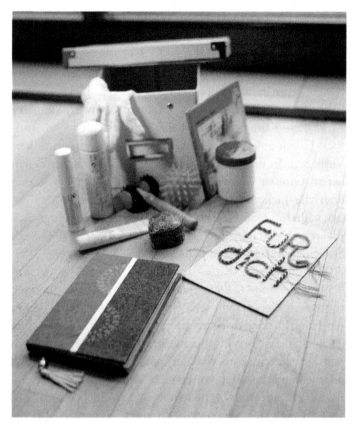

Abb. 1.1 Schatzkiste mit Anti-Juck-Helfern. Foto: privat

kann ein Wundermittel sein: einfach ein bisschen Speichel auf die Haut, dann pusten – kühlt sofort, vertreibt den quälenden Juckreiz und vor allem: Dieser Trick ist immer und überall durchführbar. Einen kalten Waschlappen auf die gereizte Haut legen, geht auch, im Winter kann man einfach mit Schnee oder Eiszapfen kühlen. Achtung! Nur kurz anwenden oder einen Schutz zwischen die Haut und die kalten Helfer legen.

Und ganz wichtig: Etwas zum Entspannen sollte unbedingt in die Kiste, um den Kratzstress abzubauen. Es gibt viele gute Bücher mit Entspannungsgeschichten oder Hörbücher mit Meditationen. Auch Übungen nach Anleitung, zum Beispiel mit Elementen aus dem Yoga oder Qi Gong, eignen sich. Die beruhigen den Geist und Kinder lernen wunderbar, bei Anspannung einen Gang herunterzuschalten. Am besten regelmäßig in symptomfreien Zeiten üben, dann klappt es auch in stressigen Phasen (Abschn. 8.2).

Die besten Anti-Juckreiz-Strategien

Ein guter Trick ist, die Haut vorsichtig zu zwicken oder sanft zu streicheln und zu klopfen, am besten nicht direkt auf der entzündeten Haut, sondern ein Stückchen daneben auf gesunder Haut, das wirkt genauso. Oder man versucht das Jucken mit einem Kratzklötzchen auszutricksen. Dabei kratzt man nicht die Haut, sondern ein mit Fensterleder umwickeltes Holzklötzchen, das man auch selber basteln kann. Alternativ reibt man mit einem Kirschkernkissen über die Haut. Der Juckreiz sollte nachlassen.

Wichtig ist, die Fingernägel kurz zu schneiden, um Verletzungen zu vermeiden. Manche haben gute Erfahrungen mit speziellen Silbertextilien gemacht, die antibakteriell wirken und den Juckreiz in Schach halten sollen. Auch Schilder oder Nähte an der Kleidung können reizen, die sollten Sie besser entfernen und Unterwäsche oder Schlafanzüge auf links drehen. Ansonsten hilft Ablenkung, dieser Trick ist nicht zu unterschätzen: Musik hören, ein Spiel spielen, Sport machen, einen Kuchen backen – was immer Spaß macht.

Ist die Haut richtig schlecht, braucht das Kind meist viel Ruhe. Unsere Tochter war dann oft gereizt, natürlich auch frustriert. Dann ist es wichtig, das Tempo aus dem Alltag zu nehmen, Verabredungen oder Sporttermine auch mal abzusagen und Entspannung zu fördern. Das Kind ist zwar nicht im üblichen Sinne krank, aber doch stark eingeschränkt, hat möglicherweise Schmerzen und muss quälenden Juckreiz ertragen. Da sollte man es, so gut es geht, entlasten und unterstützen.

Linderung bringen kühlende Sprays, zum Beispiel Thermalsprays aus der Apotheke. Auch ein kleines Töpfchen mit der Lieblingscreme kann hilfreich sein. Für jüngere Kinder nennt man das einfach die „Zaubercreme", das steigert garantiert die Wirkung. Ich habe immer einen Minivorrat an Creme im Kühlschrank. Auch ein Kühlpack sollte dort griffbereit liegen, alternativ eignen sich Eiswürfel, die man mit einer Lage Küchenrolle umwickelt, oder ein kalter Esslöffel, das alles beruhigt die Haut. Auch eine spezielle Kühlcreme oder kaltes Duschen kann helfen. Kälte ist der Feind des Juckreizes und hält ihn in Schach.

Kühlcreme DAB (früher: Kühlsalbe DAB)

Rezeptur:
   Gelbes Wachs 7,0 g
   Cetylpalmitat 8,0 g
   Raffiniertes Erdnussöl 60,0 g (Vorsicht bei Allergie, alternativ kann z. B. Mandelöl verwendet werden)
   Gereinigtes Wasser ad 100,0 g

Nach Auftragen auf die Haut entsteht durch Verdunstung ein Kühleffekt.

Quelle: Deutsches Arzneibuch (DAB 2017), Monographie „Kühlcreme" (Stand: 2015), Deutscher Apotheker-Verlag, Stuttgart.

Das Tagebuchschreiben kann ebenfalls eine große Hilfe sein und entlasten. Es gibt wunderbare Bücher mit tollen Einbänden oder mit besonders schönen Motiven. Schließlich soll das, wenn möglich, ein täglicher Begleiter werden, eine Art Freund, dem das Kind alles anvertrauen und bei dem es Belastendes loswerden kann. Zum Beispiel die Frage, warum man schon wieder ein Ekzem hat, warum man überhaupt an Neurodermitis leidet, aber auch alltägliche Sorgen finden da Platz, wie der Streit mit der Freundin. Meine Tochter hat in schlechten Zeiten fast täglich reingeschrieben. Es ist ein wunderbares Ventil, und die Sorgen schriftlich zu formulieren, allein das befreit schon. Außerdem lernt man sich selbst besser kennen und bekommt leichter einen Zugang zu seinen Gefühlen.

Ein gutes Gefühlsmanagement, also Wut nicht unterdrücken, Konflikte lösen, Stress aussprechen, das ist schon wichtig und hilft, eine bessere Balance im Leben zu finden. Jemand mit Neurodermitis sollte das unbedingt lernen, denn Gefühle, egal welcher Art, ob negativ oder positiv, können sich auf der Haut niederschlagen. Sie reagiert besonders schnell und empfindlich auf Emotionen, deshalb sind Meditation, Atemübungen oder Entspannungstechniken unerlässliche Helfer auf dem Weg, die Neurodermitis in den Griff zu bekommen.

Das hilft, wenn's juckt

- Kühlpack oder kalten Waschlappen auf die juckende Haut legen
- (Zauber-)Creme aus dem Kühlschrank auftragen oder spezielle Kühlcreme
- Gesunde Haut um die juckende Stelle kneifen oder kneten
- auf die juckende Stelle etwas Speichel auftragen und dann pusten
- mit einem Igelball die (unverletzte) Haut massieren oder Kratzklötzchen ausprobieren
- Fingernägel kurz schneiden
- sich mit etwas Schönem ablenken
- Tagebuch schreiben
- Entspannungstechniken anwenden
- Schatzkiste mit Anti-Juck-Hilfen

Ganz schön eingeschmiert…

Cremen, cremen, cremen – das ist das A und O bei Neurodermitis, auch wenn es nervt. Eine gute Basispflege schützt die Haut, repariert die gestörte Hautbarriere und verhindert Infektionen. Mindestens zwei- bis dreimal am Tag sollten vor allem trockene Stellen gepflegt werden, präventiv am besten der ganze Körper. Auch die Reinigung der Haut ist wichtig, denn die empfindliche Neurodermitishaut reagiert schneller mit Irritationen etwa auf Schweiß oder Schmutz. Infrage kommen dafür pH-neutrale Waschlotionen ohne Duftstoffe. Das Schwierigste ist, die passende Creme zu finden. Was dem einen hilft, löst bei dem anderen Juckreiz aus oder verschlechtert die Haut sogar. Es gibt leider keine allgemeingültigen Empfehlungen, da hilft nur ausprobieren. Auf Farb- oder Duftstoffe sollte unbedingt verzichtet werden, um die Haut nicht zusätzlich zu reizen. Achten Sie auf Serien für empfindliche Haut, das kann durchaus auch eine günstige Creme vom Discounter sein. Für die Zutaten gilt: Weniger ist mehr, sechs bis acht Inhaltsstoffe sind völlig ausreichend und irritieren die Haut nicht so schnell.

Bei angepriesenen (meist teuren) Wundersalben sollten Sie skeptisch sein. Es gibt keine Zaubercreme, durch die sich die Hautprobleme in Luft auflösen. Die Behandlung der Neurodermitis ist ein mühsames Unterfangen, sie erfordert viel Geduld. Haben Sie eine gute Salbe gefunden, bleiben Sie dabei, aber es kann passieren, dass die Wirkung nachlässt und Sie nach einiger Zeit das Produkt wechseln müssen. Und auch die Jahreszeit spielt eine Rolle. Natürlich schmiert es sich im Sommer besser mit leichten Lotionen, im Winter eignen sich eher fetthaltigere Zusammensetzungen. Empfehlenswert sind Inhaltsstoffe, die die Feuchtigkeit in der Haut halten wie zum Beispiel Glycerin, Hyaluronsäure oder Dexpanthenol. Urea (Harnstoff) funktioniert auch, jedoch nicht auf entzündeter Haut und bei Kindern unter vier Jahren, denn das ist mit Brennen verbunden. Zink wirkt entzündungshemmend und juckreizlindernd, vor allem weiche Zinkpaste ist zu empfehlen.

Es gilt die Regel, je entzündeter die Haut, desto wässriger sollte die Pflege sein, je trockener die Haut, desto fetthaltiger die Salbe. Am besten testen Sie neue Cremes vorsichtig einige Tage auf gesunder Haut. Unsere Tochter hat immer sehr schnell sagen können, welche Konsistenz sich angenehm anfühlt oder eben nicht. Mit einem Produkt, das man nicht mag, wird man sich auch nicht eincremen wollen (und das ist nicht nur bei Neurodermitis so). Vorsicht insbesondere vor allzu fetthaltigen Produkten, die können die Haut richtig versiegeln, es entsteht ein Hitzestau, der Juckreiz und die Entzündung können sich dann sogar verstärken.

Grün – Gelb – Rot: das Ampelsystem für die Haut

Um besser entscheiden zu können, welche Creme die richtige ist, empfehlen Experten das Ampelsystem (Abb. 1.2). Geht es der Haut gut und zeigen sich lediglich trockene Stellen – **Ampelphase Grün -,** dann reicht eine Basispflege aus. Die sollte allerdings regelmäßig angewendet werden, gerade wenn die Haut stabil ist, denn eine passende Pflege kann Neurodermitisschübe verhindern oder zumindest das Intervall bis zum nächsten Schub verlängern. Viele Kinder hören gerade dann auf zu cremen, wenn die Haut stabilisiert ist, aber, und das ist leider ein Fakt, ohne konsequentes Schmieren verschlechtert sich die Neurodermitis in der Regel. Und meistens wird zu sparsam gecremt (Tab. 1.1), für ein 12-jähriges Kind rechnet

Tab. 1.1 So viel Creme braucht man in etwa, wenn man zweimal am Tag den gesamten Körper eincremt (nach Alter). Mit freundlicher Genehmigung von © Nemat K, Abraham S, Ahrens B, Pädiatrische Allergologie in Klinik und Praxis. Sonderheft Neurodermitis, Oktober (2017)

Alter	Cremebedarf (g) pro Tag	Cremebedarf (g) pro Monat	Verbrauchsdauer (Tage) für 200 g Creme
6 Monate	9,5	300	21
2 Jahre	13,5	400	15
5 Jahre	20,0	600	10
10 Jahre	30,0	900	7

man pro Monat etwa 1 Kilogramm Basispflege.[1] Also ran an den Cremetopf!

Auch Hygiene spielt eine Rolle. Die Haut sollte nur mit sauberen Händen gecremt werden, und es ist besser, die Salben aus dem Tiegel mit einem Spatel zu entnehmen, um Verunreinigungen mit Bakterien zu vermeiden. Eine Wohltat sind Emulsionsbäder, sie verteilen in der Wanne feine Öltröpfchen, die nicht nur pflegen, sondern beim Aussteigen an der Haut haften. Die Wassertemperatur sollte nicht mehr als 35°C betragen. Danach vorsichtig abtrocknen, eher tupfen, um die „ölende" Wirkung zu erhalten.[2] Achtung Rutschgefahr!

Fast alle Kinder lieben „Schaumschlagbäder", die sich aber weniger eignen, da sie meist parfümiert sind und die Haut austrocknen. Wir haben trotzdem auch mal eine Ausnahme gemacht, dann gab es kurz ein Schaumbad und hinterher reichhaltige Pflege. „Klinisch korrekt" zu handeln, ist nicht immer einfach. Ein Kompromiss und ein bisschen Spaß müssen auch sein. Am besten nicht zu oft, nicht zu lang und nicht zu warm baden, um die Haut nicht noch mehr zu reizen. Baden ist außerdem gut, um Krusten und Bakterien zu entfernen.

Kalt duschen dagegen trocknet die Haut weniger aus und trainiert nicht nur die Gefäße, es regt auch die körpereigene Kortisonproduktion an. Das hat einen antientzündlichen und juckreizstillenden Effekt.[3] Größere

---

[1]Staubach P (2017), Vortrag „Basistherapie bei Atopischem Ekzem", am 6.10.2017, 12. Deutscher Allergiekongress in Wiesbaden.
[2]Schickinger J (2011, S. 67).
[3]Fischer P (2011, S. 35).

Kinder und Jugendliche sollten alle 1–2 Tage duschen, auf jeden Fall nach dem Sport, denn Schweiß reizt ebenfalls die Haut. Bei unserer Tochter half auch das Schwimmen in Chlorwasser. Manche vertragen es nicht, aber es ist einen Versuch wert. Danach war die Haut immer deutlich besser, vielleicht auch wegen der desinfizierenden Wirkung. Ein Besuch im Schwimmbad war für uns ein Teil der Therapie, die Haut war danach viel weniger gerötet und gereizt. Gut eincremen nicht vergessen!

Wird der Juckreiz stärker und zeigen sich bereits Kratzspuren, Rötungen und Knötchen, springt die **Ampel auf Gelb.** Nun wird die Pflege noch wichtiger, um den Schub abzumildern. Die Basistherapie sollte auf jeden Fall fortgeführt werden. Zusätzlich können juckreizhemmende Medikamente helfen oder Cremes mit juckreizstillenden Wirkstoffen wie *Polidocanol.* Auch Entspannung wird nun wichtiger: Meditation, Yoga, Musik hören, Bücher lesen, all das kann die aufflammende Entzündung abmildern und die Haut beruhigen, denn ein Schub ist nicht nur körperlicher, sondern auch psychischer Stress (Abschn. 8.3).

Jetzt ist es an der Zeit, Kratzalternativen anzuwenden. Empfehlenswert sind leichte Baumwollhandschuhe für die Nacht, um Hautschäden durch das Jucken im Schlaf zu verhindern. Auch ein Kühlpack im Bett kann hilfreich sein, wir lagern es meist schon griffbereit im Kühlschrank. Durch die Bettwärme verstärkt sich während der Nacht oft der Juckreiz. Das Zimmer gut durchlüften bringt ebenfalls Abkühlung, zumindest wenn das Wetter entsprechend ist.

Auf **Rot steht die Ampel,** wenn die Haut bereits starke Rötungen mit Kratzspuren zeigt, der Juckreiz unerträglich ist und einige offene Stellen bereits nässen. Nun sollte dringend gehandelt werden. Neben der Basispflege kommen auch medizinische Heilcremes wie Kortison oder *Calcineurin-Inhibitoren* (z. B. Protopic oder Elidel) zum Einsatz, Zinkcreme, um Rötungen zu mildern oder evtl. antibiotische Cremes bei infizierter Haut. Oft ist ein Antibiotikum aber nicht nötig, sondern die Stelle kann mit einem Antiseptikum behandelt werden. In dieser Phase sollte unbedingt ein Arzt über die Therapie entscheiden. Kurze Bäder mit gerbendem Zusatz wie Eichenrinde wirken entzündungshemmend, Bäder mit Kaliumpermanganat keimlindernd. Die Badezeiten sollten nur ein paar Minuten dauern, danach ist sorgfältiges Eincremen wichtig (Abb. 1.2).

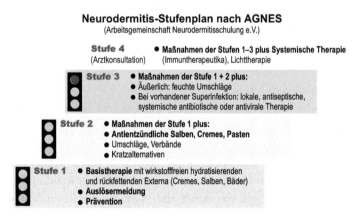

Abb. 1.2 Neurodermitis-Stufenplan nach AGNES. (Modifiziert nach Nemat K, Abraham S, Ahrens B, Pädiatrische Allergologie in Klinik und Praxis, Sonderheft Neurodermitis. Mit freundlicher Genehmigung von © Dr. Christina Schnopp, München 2017)

Schwimmen sollte nun tabu sein, Sport nur in Maßen getrieben werden, denn das Schwitzen reizt die Haut noch mehr, offene Stellen können weiter einreißen oder sogar infiziert werden. Jetzt sind Entspannung und Ruhepausen noch wichtiger. Die entzündete Haut schmerzt und juckt, die Kinder leiden darunter. Da ist viel Geduld gefragt und vor allem eine konsequente (ärztliche) Behandlung.

Soforthilfe mit fett-feuchten Umschlägen

Unserer Erfahrung nach bringen vor allem sogenannte „fett-feuchte Umschläge" gute Linderung und Besserung der Symptome. Sie sind auf jeder Stufe möglich, spenden der Haut Fett und Feuchtigkeit und mindern den Juckreiz. Am besten verbleiben sie über Nacht auf den betroffenen Stellen, wenn es das Kind akzeptiert, dann ist die Wirkung besonders gut. Am nächsten Morgen juckt der Verband dann meist, weil er über Nacht trocken wird. Stellen Sie einen Topf mit reichhaltiger Creme neben dem Bett bereit, dann kann das Kind sofort eincremen, bevor es zu jucken beginnt. Sonst ist die heilende Wirkung gleich wieder dahin.

Besonders Schlauchverbände mit Schwarztee, der Gerbstoffe enthält, bringen Linderung und wirken der Entzündung entgegen. Wir haben sehr gute Erfahrungen mit den Schwarzteeumschlägen gemacht, vor allem bei schon offenen, nässenden Stellen. Über Nacht angewendet, ist es erstaunlich, wie viel besser die Haut am nächsten Morgen aussieht, eine Art „Turboheilung". Das Kind sollte bekannte Auslöser natürlich meiden, um die Haut nicht weiter zu reizen. Oft allerdings kommt ein Schub völlig überraschend und man quält sich mit der Frage, was den Schub verursacht hat: die Nüsse im Kuchen, die Haare der Nachbarskatze beim Streicheln oder der Stress in der Schule? Und oft gibt es keine Antwort, die Haut verschlechtert sich einfach, ohne den genauen oder überhaupt einen Auslöser zu finden. Das ist zumindest unsere Erfahrung. Dann heißt es einfach Augen zu und durch, Situation annehmen und nach dem Ampelsystem helfen. Dabei brauchen vor allem in der „Rotphase" viele Kinder Unterstützung.

Rezeptur für fett-feuchte Umschläge

Kochsalz-Verband: (bei Juckreiz, entzündeter, leicht nässender Haut)

1 l abgekochtes Wasser und 9 g Kochsalz (ca. 1 gehäufter Teelöffel), Lösung abkühlen lassen, Mischung hält im Kühlschrank ca. 24 h (alternativ kann auch nur Wasser verwendet werden)

Schwarztee-Verband: (bei Juckreiz, entzündeter, stark nässender Haut)

1 l starker schwarzer Tee (etwa 3–4 Beutel Schwarztee, keinen aromatisierten Tee!), 20 min ziehen und dann abkühlen lassen.

Zur Vorbereitung wird die Haut dick mit einer Fettcreme bestrichen, sodass noch eine Schicht Creme zu sehen ist. Dann den Schlauchverband in den Schwarztee, in das lauwarme Wasser oder die Kochsalzlösung eintunken, leicht auswringen und nass über die betroffene Körperstelle legen oder anziehen. Alternativ können Sie eine Kompresse oder einen Baumwolllappen verwenden. Über den feuchten Verband kommt ein trockener Verband oder ein trockenes (Stoff-)Tuch, der bzw. das am besten fest umgebunden wird. Am Fuß kann man einen großen

Socken überziehen. Mindestens zwei Stunden einwirken lassen, je nach Hautzustand auch über Nacht.
Vorsicht – unter dem feuchten Verband darf **niemals** eine wirkstoffhaltige Creme wie Kortison verwendet werden, da die Wirkung des Medikaments extrem verstärkt würde.

Gefürchtet: Angriff der Viren und Bakterien

Bei vielen Patienten kommt es zu einer (Super-)Infektion der Haut mit Viren oder Bakterien, beides sollte von einem Arzt behandelt werden.

Handelt es sich lediglich um einen leichten Lippenherpes, kann eine medizinische Creme mit dem Wirkstoff *Aciclovir* oder *Penciclovir* helfen. Die Creme unbedingt schon bei den ersten Anzeichen wie Kribbeln auftragen, um den Ausbruch des Herpes und die damit verbundenen schmerzhaften Bläschen zu verhindern. Alternativ können auch Cremes mit pflanzlichen Präparaten wie Melissenextrakt die Infektion abmildern. Unsere neueste Entdeckung ist L-Lysin, eine Aminosäure, die den Ausbruch der Lippenbläschen von innen stoppen soll und die Vermehrung der Viren blockiert. Bei uns hat das schon mehrfach funktioniert, allerdings wurde die Wirksamkeit von Lysin noch nicht abschließend belegt. Hier gilt: Ausprobieren! L-Lysin gibt es zum Beispiel als Tabletten, Kapseln zum Schlucken oder als Trinkröhrchen.

Manchmal hilft Kälte, um einen sich anbahnenden Lippenherpes zu stoppen. Einen Eiswürfel in Küchenrolle gewickelt auf die betroffene Stelle halten, oder man versucht es mit einer Scheibe frischen Knoblauch, die ätherischen Öle mögen die Viren nicht. Das ist das Ergebnis unserer eigenen Versuchsreihe – mit wechselndem Erfolg. Sind die Bläschen einmal da, haben wir sie oft mit einer Zinkschüttelmixtur betupft. Sieht nicht schön aus, denn die weiße Flüssigkeit trocknet ein und ist schwer zu entfernen, aber der Herpes heilt besser ab. Auch Ruhe gehört zur Therapie, um die Lippenbläschen schnell wieder loszuwerden. Leider breitet sich die Infektion bei Neurodermitis häufig so aus, dass auf alle Fälle ein Arzt aufgesucht werden muss. Dann ist eine venöse (über die Vene) antivirale Therapie notwendig, und die muss stationär erfolgen.

Bei einer bakteriellen Infektion helfen Bäder mit Kaliumpermanganat (gibt es als Fertiglösung in der Apotheke), die halten die Erreger in Schach und wirken keimtötend (Achtung – die Badewanne kann sich bräunlich verfärben). Ab und zu kurz darin baden, das kann die Zahl der Bakterien auf der Haut verringern. Wir haben immer die „lila Lösung" im Haus, die *Methylrosaniliniumchlorid*-Lösung. Mit diesem lilafarbenen Farbstoff kann man infizierte Hautstellen betupfen, er wirkt desinfizierend und keimtötend und kann eine weitere Ausbreitung der Erreger verhindern (nur nach Rücksprache mit dem Arzt verwenden).

Eine gute Hautpflege kann vor Infektionen schützen und die Zahl der problematischen Bakterien auf der Haut vermindern. Diese Wirkung wird auch silberhaltigen Textilien zugeschrieben, die vor allem bei Säuglingen das Ekzem deutlich verbessern können.[4] Die in die Kleidung eingewebten Silberfäden wirken antibakteriell und lindern

---

[4]Neustädter I (2017, S. 15).

so den Juckreiz und die Entzündung der Haut. Die
gereizte Haut kann abheilen.

Neurodermitis im Griff: ab auf die Schulbank
Unbedingt zu empfehlen sind spezielle Neurodermitis-
schulungen, kurz AGNES-Schulungen (Arbeitsgemeinschaft Neurodermitisschulung e. V.)[5], die bundesweit
angeboten werden und sich an Kinder und Jugendliche mit Neurodermitis und deren Eltern richten. Sind
die Kinder jünger als acht Jahre, werden nur die Eltern
geschult, ab acht Jahren nehmen Kinder und Eltern
parallel an den Schulungen teil. Studien belegen die
Wirksamkeit dieses zwölfstündigen Programms, das nachweislich nicht nur den Schweregrad der Neurodermitis
verbessert, sondern auch die Lebensqualität der Patienten.[6]
In der Vergleichsstudie hatten die geschulten Patienten
wirksamere Bewältigungsstrategien für den Juckreiz, sie
fühlten sich besser und auch die Haut stabilisierte sich
deutlich, die Ekzeme wurden weniger. Zudem hatten die
geschulten Kinder und Jugendlichen weniger Angst vor
Hänseleien. Auch die Eltern kamen mit der Erkrankung
ihrer Kinder besser klar, die Neurodermitis verlor ihren
Schrecken. Sie fühlten sich besser informiert, weniger
hilflos und waren gelassener. Der große Vorteil ist das
ganzheitliche und übergreifende Konzept, das viele verschiedene Themen aufgreift: vom Aufbau der Haut, über
Auslöser von Neurodermitis, Ernährungstipps, aber auch

---

[5]http://www.neurodermitisschulung.de/; aufgerufen am 25.09.2018.
[6]Heratizadeh A, Werfel T, Wollenberg A, Abraham S et al. (2017, S. 845 ff.).

den Einfluss der Psyche auf die Erkrankung. Denn die Haut darf nicht als einzelnes Organ gesehen werden, viele Faktoren spielen eine Rolle, ob es ihr gut oder schlecht geht. Einige Krankenkassen übernehmen die Kosten für diese Schulung.

Einschmierzettel nach Maß

Im Rahmen der Neurodermitisschulung können sich Eltern mit ihren Kindern für eine spezielle Pflegeberatung anmelden. Wir haben das genutzt. In unserem Fall war das eine sehr erfahrene Krankenschwester, die auch Neurodermitispatienten stationär in der Klinik behandelte und die ganze Bandbreite kannte. Sie sah sich alle Hautstellen unserer Tochter an und gab für jeden Körperteil andere Tipps. Das Ergebnis war eine Art Creme-Fahrplan: An den Füßen etwas mehr Harnstoff, an den Ellbogen etwas mehr Glycerin und an die Hände eine fettigere Creme schmieren. Denn nicht alle Hautstellen brauchen die gleiche Pflege. Es ist durchaus möglich, dass es intakte, zarte Hautareale gibt, die kaum Creme benötigen, gleichzeitig aber, nur wenige Zentimeter daneben, sich entzündete Stellen befinden, die schon konsequenter, etwa mit Wirkstoffcremes, behandelt werden müssen. Gleich mitgeliefert wurde eine Auswahl an möglichen Pflegeprodukten, die bei Neurodermitis infrage kommen. Zu meiner Überraschung waren das nicht nur teure Tiegel aus der Apotheke, sondern durchaus günstige Alternativen aus dem Discounter. Für uns war das sehr hilfreich.

Und noch etwas hat mir sehr gefallen. Das Gespräch drehte sich nicht nur um sterile Cremetuben und das reine „Fetten" der empfindlichen Haut, sondern auch um

Kosmetik. Unserer damals 13-jährigen Tochter wurde mit ersten Schminktipps weitergeholfen und für die Zukunft verträgliches Make-up empfohlen. Gerade in der Pubertät ist das natürlich ein nicht zu unterschätzendes Thema. Lidschatten und Mascara in der Sensitiv-Variante – auch Mädchen mit Neurodermitis wollen mitreden können und ausprobieren, auch wenn unsere Tochter bisher eher auf Natürlichkeit setzt.

In unserem Badezimmer hängt jetzt eine Art „Einschmierzettel" mit Creme-Empfehlungen von Kopf bis Fuß. Eine wirklich gute Denkstütze, wenn mal wieder vergessen wird, wann welcher Wirkstoff zum Einsatz kommt und wie man welche Hautstellen pflegt. Eine gute Erinnerung, vor allem wenn es morgens schnell gehen muss.

Auszeit für die Haut: Berggipfel oder Meeresrauschen

Auch eine Klimaveränderung kann die Haut bei Neurodermitis positiv beeinflussen. Besonders geeignet sind die Berge ab einer Höhe von 1500 Metern, wo auch das Sonnenlicht mit seiner antientzündlichen Wirkung intensiver ist. Es gibt weniger Allergene in der Luft, einschließlich der Hausstaubmilben, die aufgrund der geringen Luftfeuchtigkeit in deutlich niedrigerer Konzentration vorkommen.

Am Meer gibt es ebenfalls weniger Reizfaktoren und kaum Blütenpollen. Der kühle Seewind, zumindest an der Nordsee, und die salzhaltige Luft sind ebenfalls heilfördernd. Das Salz wirkt antiseptisch und lindert Entzündungen, die UV-Strahlen sind in reiner Luft stärker. Das Wetter an der Nordsee kann allerdings sehr rau oder stürmisch sein. Bei unserer Tochter hatte das manchmal den gegenteiligen Effekt, die Haut wurde schlechter, vor allem, wenn sie bereits mit Ekzemen anreiste. Dann kam noch Sand in die Wunden, das salzige Wasser brannte und die heilsame Wirkung war dahin. Das Meerwasser wirkt sich in der Regel aber positiv auf die Haut aus, zum Baden eignet sich vor allem das Mittelmeer, wenn die Außentemperatur nicht zu heiß ist. Auch die Kanarischen Inseln haben ein günstiges Klima. Hautgeplagte fühlen sich besonders im Wasser endlich frei, frei vom Spannen und Jucken der Haut. Unsere Tochter hat das immer sehr genossen, ihre Haut einfach mal nicht (als Problem) zu spüren (Abschn. 7.3).

Die Top-Tipps bei Neurodermitis

- Allergieauslöser möglichst meiden
- Schatzkiste mit Helfern gegen Juckreiz
- Auf hautreizende Stoffe wie Parfüm, Farb- und Duftstoffe verzichten
- Leichte, lockere Kleidung aus Baumwolle tragen
- Kleidung auf links tragen, Schilder oder Nähte entfernen
- Anti-Juckreiz-Strategien anwenden
- Regelmäßig eincremen, auch wenn die Haut „gut" ist
- Die Haut nach dem Ampelschema behandeln
- Schlauchverbände oder fett-feuchte Umschläge, wenn die Haut juckt oder gerötet ist
- Gefühle nicht hinunterschlucken
- Entspannungstechniken anwenden
- Die Haut positiv annehmen, so wie sie ist (zumindest versuchen)
- An einer Neurodermitisschulung teilnehmen

1.3   Fakten: Hautbarriere im Fokus der Forschung

Neurodermitis im Überblick

Neurodermitis atopica, atopische Dermatitis, endogenes Ekzem: Es gibt viele Namen für diese Erkrankung, für die vor allem eins typisch ist – das Schutzschild (Abb. 1.3) der Haut ist nicht intakt. Sie fühlt sich trocken und schuppig an, meist verbunden mit Juckreiz. Grund dafür ist der geringe Wassergehalt in der Haut und die damit verbundene Unfähigkeit, Feuchtigkeit zu speichern. Der gesunde Kitt zwischen den Zellen fehlt, so entsteht ein Einfallstor für Keime, die Haut wird anfällig für Infektionen. Die sehr trockene Haut wird zu einer Schwachstelle, wegen der gestörten Hautbarriere steigt das Risiko, an einer weiteren Allergie zu erkranken. Denn über das empfindliche Organ können allergieauslösende Stoffe besonders leicht eindringen.

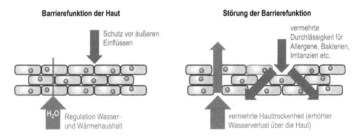

Abb. 1.3 Barrierefunktion der Haut und Störung der Barrierefunktion. (Modifiziert nach Nemat K, Abraham S, Ahrens B, Pädiatrische Allergologie in Klinik und Praxis, Sonderheft Neurodermitis. Mit freundlicher Genehmigung von © Dr. Christina Schnopp, München 2017)

Neurodermitis ist eine chronisch-entzündliche Erkrankung, die in Schüben verläuft. Lange Zeit galt sie als Erkrankung des Immunsystems nur der Haut, mittlerweile aber gibt es neue Erkenntnisse, dass Neurodermitis als Gesamtkrankheit zu verstehen ist, die das ganze Immunsystem des Körpers betrifft. Die Entzündungsreaktionen bestehen nicht nur an den betroffenen roten oder juckenden, sichtbaren Stellen, heute weiß man, dass auch die vermeintlich gesund aussehende Haut chronisch entzündlich ist. Auch die Achse zwischen Immun- und Nervensystem ist für die Neurodermitis von großer Bedeutung und für die Forschung von Interesse. Dieser geweitete Blick auf die Krankheit eröffnet auch für das Spektrum der Therapie ganz neue Möglichkeiten.

Mittlerweile ist mehr als jedes zehnte Kind betroffen. Etwa 13 % der Kinder und Jugendlichen in Deutschland erkranken bis zu ihrem 18. Lebensjahr an Neurodermitis. Beim ersten Auftreten der Krankheit sind die Kinder in 90 % der Fälle jünger als sechs Jahre. Zählt man auch die leichten Formen dazu, ist sogar jedes vierte Neugeborene davon betroffen. Damit gilt Neurodermitis als häufigste chronisch-entzündliche Hauterkrankung im Kindesalter.[7] Nach der internationalen ISAAC-Studie (International Study of Asthma and Allergies in Childhood) liegt Deutschland damit im Mittelfeld. In einem Zeitraum von 20 Jahren wurden zwei Millionen Allergiker in über 100 Ländern untersucht. In Großbritannien, Neuseeland

---

[7]Ott H (2014, S. 174).

und Australien haben 15–20 % der Kinder das atopische Ekzem, in Albanien und Indonesien dagegen leiden nur 1–2 % darunter.[8] Warum das so ist, ist unklar.

Eltern-Angst: Diagnose „Neurodermitis"

Was den meisten Menschen mit Neurodermitis zu schaffen macht, ist der quälende Juckreiz. Die Ausprägung kann sehr unterschiedlich sein. Manche leiden kaum unter der Erkrankung, sie neigen lediglich zu trockener Haut. Andere aber kennen schwere Verläufe, entzündete Stellen, großflächige Ekzeme, Nässen der Haut oder Infektionen, begleitet von Juckreiz. In diesen Fällen bestimmt die Neurodermitis den Alltag und kann die Lebensqualität stark beeinträchtigen. Durch den Juckreiz kommt es vermehrt zu schlaflosen Nächten, nicht nur bei den Kindern, sondern auch bei den Eltern und Geschwistern. Das tägliche Cremen erfordert viel Zeitaufwand und auch Disziplin und bietet so Konfliktpotenzial in der Familie (Abschn. 9.2).

Da die Neurodermitis sichtbar ist, leiden viele Patienten, gerade Mädchen und Jungen in der Pubertät, unter ihrem Aussehen oder werden darauf angesprochen. Schübe, Juckreiz und Schlaflosigkeit können zu Fehlzeiten in Kindergarten und Schule führen. Die Einschränkung der Lebensqualität bei Neurodermitis ist höher als bei anderen chronischen Erkrankungen. Laut einer DAK-Studie (Deutsche Angestellten-Krankenkasse) aus 2015 fürchten sich 27 % der Eltern in Deutschland vor der Diagnose

---

[8]Ring J (2004, S. 53).

„Neurodermitis" bei ihren Kindern, damit liegt sie auf Platz eins der Elternängste, noch vor Asthma, Diabetes und ADHS.[9]

Sherlock Holmes – auf der Suche nach dem Haut-Täter

Die Neurodermitis hat viele Gesichter und wandelt sich im Laufe des Lebens, das macht es manchmal schwer, sie auf Anhieb zu erkennen. Es ist ein Puzzle aus verschiedenen Symptomen, das zusammengesetzt werden muss. Wichtig für die Diagnose sind bestimmte Kriterien wie der Juckreiz, Hautveränderungen, chronisch wiederkehrende Entzündungen, Allergien in der Familie.

Die häufigste Form der Neurodermitis beginnt meist schon sechs bis acht Wochen nach der Geburt. Entzündete und nässende Haut, Ekzeme, Milchschorf, Rötungen an den Wangen und der Kopfhaut sowie starker Juckreiz sind typisch bei Säuglingen. Bei Kleinkindern wird die Haut trockener, die Ekzeme wandern nun zu den Ellenbeugen, Handgelenken und Knien, Oberschenkel, Gesäß, Fußrücken und Händen. Bei Jugendlichen befinden sich die Ekzeme im Gesichtsbereich, an Stirn, Augenlidern und um den Mund, am Hals oder Nacken, in den Kniekehlen, Ellenbeugen, Leisten oder auf den Handrücken. Auch die Kopfhaut ist oft schuppig und gerötet.[10] Typisch für Neurodermitis ist auch eine besondere Reaktion der Haut, wenn man sie an nicht betroffenen Stellen kratzt. Sie wird weiß

---

[9]Forsa (2015, S. 13).
[10]https://www.allergieinformationsdienst.de/krankheitsbilder/neurodermitis/grundlagen.html; aufgerufen am 25.09.2018.

statt rot (weißer Dermographismus), so wie das bei gesunder Haut der Fall ist.

Filaggrin unter Verdacht

Bis heute ist nicht eindeutig geklärt, warum und wie Neurodermitis entsteht. Vermutet wird eine Kombination aus genetischen und umweltbedingten Faktoren. Eine genetische Ursache für die Störung der Hautbarriere konnte in mehreren Studien nachgewiesen werden.[11] Im Fokus der Wissenschaftler steht ein Schlüsselgen, das für die Produktion von Filaggrin zuständig ist, einem wichtigen Protein für eine intakte Barriere in der Hornschicht der Haut. Steht dieses Eiweiß aufgrund einer Genveränderung nur eingeschränkt zur Verfügung, sind Barrierefunktion und Hornschicht der Haut gestört. Filaggrin ist in den äußeren Hautschichten vorhanden und übernimmt eine entscheidende Funktion bei der Verhornung und Vernetzung der Hautzellen in der Oberhaut. Es soll unter anderem Hornzellen erhärten und verhindert so das Eindringen von Fremdkörpern. Fehlt es, verändert sich die Zusammensetzung der Hautfette, die Haut kann Feuchtigkeit nur schlecht binden. Das führt zu Trockenheit, Rissen im Gewebe und Entzündungen des sensiblen Organs, die Haut wird durchlässig für Stoffe von außen, auch für Allergene.

Träger dieses Gendefekts erkranken mit hoher Wahrscheinlichkeit an Neurodermitis. Zwischen 15 und 50 %

---

[11]Paternoster L, Standl M, Chen CM et al. (2011), https://doi.org/10.1038/ng.1017; aufgerufen am 25.09.2018.

der Kinder mit Neurodermitis leiden unter einem solchen Filaggrin-Gendefekt.[12] Hat ein Patient mit Neurodermitis diese Genmutation, ist auch das Asthmarisiko um das 3-Fache höher als bei Personen ohne Genmutation. Das Risiko einer Erdnussallergie steigt sogar um das 5-Fache.[13] Es laufen derzeit mehrere Studien zu Filaggrin, eine wirksame Therapie ist noch nicht in Sicht. Allerdings gibt es nicht nur ein einzelnes Gen, das für die Entstehung von Neurodermitis verantwortlich ist. Wissenschaftlich untersucht werden etwa 30 genetische Risikoregionen, die mit dafür verantwortlich sein könnten, warum manche Menschen stärker auf bestimmte Umwelteinflüsse reagieren als andere.

Neurodermitis für immer?
Neurodermitis beginnt meist schon zwischen dem zweiten und sechsten Lebensmonat der Kinder und ist in der Regel nur der Anfang einer allergischen „Karriere". Nach der Neurodermitis bekommt etwa die Hälfte der jungen Patienten später Heuschnupfen, Asthma oder andere allergische Erkrankungen. Etwa ein Drittel aller Kinder mit mittelschwerer bis schwerer Neurodermitis leidet zusätzlich unter Lebensmittelallergien. Man spricht vom atopischen Formenkreis. Schon in diesem frühen Stadium ist es für den weiteren Verlauf der Krankheit wichtig, schnell und konsequent zu behandeln, damit sich die Entzündungen nicht weiterentwickeln. Denn über die

---

[12]Schnopp C (2007, S. 76).
[13]Kopp MV, Ott H (2014, S. 20).

gestörte Hautbarriere dringen neue Allergieauslöser ein und haben immunologische Reaktionen zur Folge. Selbst Lebensmittelallergien sollen angeblich über den Kontakt mit der entzündeten Haut entstehen.[14]

Erstaunlicherweise tritt die Krankheit vor allem bei Kindern auf, deren Immunsystem eher unterfordert ist, die in „hygienischen" Verhältnissen aufwachsen. Deshalb sollte man es mit der Sauberkeit nicht übertrieben genau nehmen, glauben Wissenschaftler.[15] Alles zu desinfizieren, hat sich als allergiefördernd herausgestellt, ein Schnuller kann auch mal abgewaschen oder besser sogar von der Mutter abgeleckt werden. Entscheidend ist der Kontakt mit einer großen Zahl an Keimen. Wer viele Infektionen und Kinderkrankheiten durchmacht, wer in den Kindergarten geht, viele Geschwister hat, der ist besser davor geschützt, Allergien zu entwickeln. Und auch das soziale Umfeld scheint eine Rolle zu spielen, Kinder aus höheren sozialen Schichten bekommen häufiger Neurodermitis als Kinder aus unteren Schichten. Der Grund ist jedoch unklar.

Bei 50 % der betroffenen Kinder bessert sich die Neurodermitis spätestens mit dem Schuleintritt, ohne dass man genau weiß, woran das liegt. Doch auch wenn die Symptome abklingen, bleibt die Hauterkrankung bestehen. Neurodermitis ist chronisch und nicht heilbar, sie kann jederzeit wieder ausbrechen. Mit der Abschwächung der Hautsymptome treten oft andere allergische Erkrankungen auf. Bei vielen Kindern verschwindet

---

[14]Strauch U (2016, S. 7).
[15]Hesselmar B, Sjöberg F, Saalman R, Aberg N et al. (2013), https://doi.org/10.1542/peds.2012-3345; aufgerufen am 25.09.2018.

die Neurodermitis im Jugendalter dann ganz, die meisten Erwachsenen leben beschwerdefrei. Doch bis dahin ist es für viele hautgeplagte junge Betroffene ein langer Weg, den es zu bewältigen gilt. Und auch wenn die Neurodermitis sich zurückzieht, die Veranlagung zu atopischen Erkrankungen bleibt bestehen.

Das Risiko ist besonders hoch, bis zu 80 %, wenn beide Eltern an Allergien leiden. Die atopische Veranlagung selbst lässt sich nicht beeinflussen, sie ist genetisch bedingt, wird also vererbt. Aber der Umgang mit der sensiblen Haut ist erlernbar, und Allergieauslöser kann man (oft) vermeiden und damit die Krankheit im Zaum halten.

Jucken und Kratzen – ein Teufelskreis

Das Schlimmste an der Neurodermitis ist der bereits oben erwähnte Juckreiz. Er kann sehr quälend sein und führt dazu, dass die Haut immer wieder geschädigt und aufgekratzt wird. Das Kratzen bringt zwar kurzfristig Linderung, löst aber neuen Juckreiz aus. Beim Kratzen oder Kontakt mit einem Allergen werden sogenannte Mastzellen aktiviert und schütten Entzündungsstoffe wie Histamin aus. Das führt zu Symptomen wie Juckreiz, Rötung oder Quaddeln. Durch den Juckreiz wird weiter gekratzt, noch mehr Zellen schütten ihre entzündlichen Inhaltsstoffe aus. Ein Teufelskreis beginnt. Stoppen können ihn nur antientzündliche Medikamente, Kälte oder Druck auf die Haut.[16] Er hört auch auf, wenn so lange gekratzt wurde, bis ein Schmerzreiz den Juckreiz überlagert.

---

[16]Szczepanski R, Schon M, Lob-Corzilius T (2001, S. 99).

Ziel ist, diesen Kreislauf zu durchbrechen, um die Entzündung in den Griff zu bekommen und eine Chronifizierung zu verhindern. Die Trigger-Faktoren sind sehr unterschiedlich und bei jedem Patienten so individuell wie sein Fingerabdruck.

Sehr reizend – für die Haut
Die Suche nach den Auslösern eines Neurodermitisschubs und dem damit verbundenen Juckreiz kann schwierig sein. Neurodermitis ist eine komplexe Erkrankung, ein erneuter Schub kann vielfältige Ursachen haben (Abb. 1.4). Bei

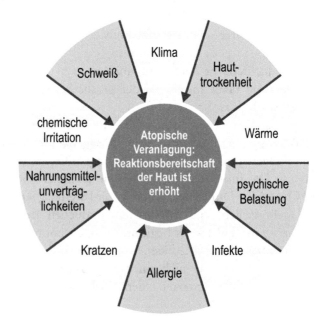

Abb. 1.4 Auslöse- und Provokationsfaktoren bei Neurodermitis. (Mit freundlicher Genehmigung von © Allergieinformationsdienst/Helmholtz Zentrum München 2017)

einem Drittel aller Kinder sind Lebensmittel der Grund für das Auftreten von Ekzemen. Das können säurehaltige Früchte wie Apfelsinen sein, aber auch Allergene wie Nüsse, Eier oder Milch. Chemische Faktoren wie beispielsweise Seife, Parfüm und Waschmittel verschlechtern oft den Hautzustand, problematisch sind zudem physikalische Reize wie kratzige Wolle. Schwitzen beim Sport kann die Haut provozieren, Tierhaare werden ebenfalls häufig nicht vertragen. Und oft führt das Klima zu Hautveränderungen, geringe Luftfeuchtigkeit oder große Hitze können die Haut reizen und den Juckreiz auslösen. Auch Pollenkörner können Neurodermitisschübe auslösen. In einer Studie wurden Patienten in einem Labor gezielt Blütenstaub ausgesetzt.[17] Das führte schon innerhalb von Stunden zu einer deutlichen Hautverschlechterung. Im Blut der Patienten stiegen die Marker für allergische Entzündungen an. Die Durchlässigkeit des sensiblen Organs bietet eine große Angriffsfläche für die Pollen.

Nicht zuletzt kann Stress die Haut verschlechtern, interessanterweise geht es hier nicht nur um negative Emotionen, also Konflikte, Wut, Ärger und Zorn. Auch die Vorfreude auf den Urlaub, den Geburtstag oder eine Party, die ja eigentlich mit positiven Gefühlen verbunden ist, kann sich auf die Haut negativ auswirken.

---

[17]Werfel T, Heratizadeh A, Niebuhr M (2015, S. 96 f.).

Haut ohne Schutzschranke

Durch die fehlende Schutzbarriere der Haut kommt es etwa bei jedem Dritten zusätzlich zu bakteriellen Infektionen. Auf der Haut von Neurodermitispatienten finden sich in hoher Zahl Bakterien: Bei mehr als 90 % der Betroffenen ist die Haut mit *Staphylococcus-aureus*-Bakterien besiedelt, die sich explosionsartig vermehren und den Krankheitsverlauf verschlechtern können. Staphylokokken verursachen eine heftige Abwehrreaktion des Immunsystems, eine Superinfektion kann die Folge sein. Bei Neurodermitispatienten sind oft größere Hautpartien befallen. Besonders gefürchtet, wenn auch glücklicherweise selten, ist das Herpesekzem, *Ekzema herpeticatum*, das sich über den gesamten Körper ausbreiten und sogar zu lebensbedrohlichen Komplikationen wie einer Hirnhautentzündung führen kann.[18] Weitaus häufiger sind leichtere Herpesinfektionen.

Eine kausale Therapie bei Neurodermitis gibt es bisher nicht. Bei der Behandlung dieser Hauterkrankung geht es in erster Linie darum, die Entzündungsreaktion zu unterdrücken, was sehr gut mit Kortison gelingt. Dieses Hormon blockiert die Freisetzung von Entzündungsstoffen aus den Zellen und unterdrückt damit das überaktive Immunsystem bei Neurodermitis. Der wegen seiner vorhandenen Nebenwirkungen oft verteufelte Wirkstoff ist daher eine nicht zu unterschätzende Waffe, um die Haut entzündungsfrei zu halten und Schübe abzufangen. Er sollte unbedingt, wenn auch in Maßen, zur Behandlung gehören. Dann sind die gefürchteten Nebenwirkungen

---

[18]Schickinger J (2011, S. 108).

wie beispielsweise die Verdünnung der Haut nicht zu erwarten. Die Angst vor Kortison ist bei kontrollierter Anwendung unbegründet.

Lange Zeit wurde Kortison nur zur Behandlung von Neurodermitisschüben eingesetzt. Sobald die Entzündung abgeklungen war, wurde das Kortisonpräparat wieder abgesetzt. Diese Therapieweise hat sich verändert. Seit einigen Jahren wird eine proaktive Behandlung mit Kortison empfohlen. Ein- bis dreimal pro Woche wird die Kortisoncreme auf die Hautareale aufgetragen, die zuvor Ekzeme zeigten. Ziel ist, möglichst früh einen Schub zu unterdrücken bzw. den verbesserten Hautzustand zu erhalten. Es geht jetzt nicht mehr nur darum, den Schub zu behandeln, sondern die Krankheit langfristig zu kontrollieren. So kann auf lange Sicht sogar Kortison eingespart werden, weil die Schübe abnehmen.

Eine Alternative zu Kortison gibt es seit 2002: die Calcineurin-Hemmer *Pimecrolismus* und *Tacrolismus*, die ebenfalls entzündungshemmend wirken, aber verträglicher sind als Kortison. Sie werden vor allem in Bereichen dünner Haut (Gesicht, große Beugen etc.) angewendet, da sie keine Verdünnung der Haut hervorrufen. Auch bei Kortisonunverträglichkeit sind sie eine Option. Patienten, die Calcineurin-Hemmer auftragen, sollten sich jedoch konsequent mit einem Sonnenschutz eincremen. Als leichte Nebenwirkungen können Rötungen oder Brennen auftreten, mit denen besonders in den ersten Tagen der Anwendung zu rechnen ist.[19]

---

[19]Ott H (2014, S. 194, 118 f.).

Es geht also (noch) nicht um Heilung im eigentlichen Sinne, sondern darum, über maßgeschneiderte und konsequente Pflege die Haut zu stabilisieren, gleichzeitig die individuellen Auslöser und Allergene zu vermeiden, um Neurodermitisschübe zu verhindern. Gerade bei Kindern ist es wichtig, die Krankheit frühzeitig zu behandeln und die chronische Entzündungsreaktion zu kontrollieren.

Heile Haut: neue Therapien in Aussicht
Einige neue Forschungsergebnisse lassen hoffen, dass Neurodermitis in Zukunft noch besser therapierbar wird. Das gilt vor allem für die Behandlung von schweren Fällen, für die es in den vergangenen zwanzig Jahren kaum Therapieoptionen gab. Erster Lichtblick ist eine neue Generation von Medikamenten, die Biologika. Das sind sogenannte monoklonale Antikörper, die sehr gezielt die Entzündungsreaktion unterdrücken können. Studien mit dem Wirkstoff *Dupilumab* zeigen, dass der Antikörper gleich zwei Botenstoffe des Immunsystems hemmt, Interleukin 4 und Interleukin 13. Diese beiden Interleukine sind entscheidend für die Entstehung von Entzündungsreaktionen, nicht nur bei Neurodermitis, sondern auch bei Asthma und Heuschnupfen.

In einer Studie bekamen Patienten über mehrere Wochen Injektionen mit *Dupilumab,* bei mehr als Dreiviertel von ihnen heilten die Ekzeme ab, der Juckreiz wurde schwächer, damit besserte sich auch die Lebensqualität und es traten kaum Nebenwirkungen auf.[20]

---

[20]https://www.aerzteblatt.de/nachrichten/70757/Atopische-Dermatitis-Dupilumab-glaenzt-in-Phase-3-Studien, aufgerufen am 25.09.2018.

In der Nachbeobachtung hielt der positive Effekt auch nach einem Jahr noch an. Der große Vorteil ist, dass die neuen Biologika im Gegensatz zu Kortison sehr gezielt ansetzen. Kortison unterdrückt zwar Entzündungen, aber sehr breitflächig. So wird auch der Teil des Immunsystems, der für die Abwehr von Viren und Bakterien zuständig ist, bei der Anwendung von Kortison unnötig geschwächt. Das ist bei den neuen Antikörpern anders. Sie wirken gezielt auf Strukturen des Immunsystems, an die die beiden oben genannten Interleukine 4 und 13 binden und ihre Wirkung im Körper auslösen. Dupilumab hemmt somit gezielt die Aktivität dieser beiden Interleukine.

Noch ist nicht ganz klar, für wen diese Therapie geeignet ist, bei manchen Patienten hilft sie sehr gut, bei anderen hat sie keinen durchschlagenden Erfolg. Sicher ist, die Behandlung wird in Zukunft präziser und individueller, sie greift direkt in die gestörte Zellregulation ein. Aufgabe der Forschung ist es nun zu verstehen, welche Patienten von welchem Medikament profitieren.

In Europa ist *Dupilumab* seit Herbst 2017 zugelassen, bisher allerdings nur für die Behandlung von Erwachsenen mit einem mittelschweren bis schweren atopischen Ekzem. Die Studien mit Kindern sind noch nicht abgeschlossen, lassen jedoch auch Erfolge erwarten. Neben Dupilumab sind weitere Medikamente in der Entwicklung, die ebenfalls gezielt in den Entzündungsprozess der Neurodermitis eingreifen. Diese neuen Therapien lassen hoffen, dass es in Zukunft für alle Patienten weitere, sehr wirksame Optionen bei der Behandlung von Neurodermitis geben wird.

Therapien sollen in Zukunft individueller auf jeden Patienten zugeschnitten werden. Wissenschaftler suchen zum Beispiel nach Biomarkern, die Hinweise geben, welche Gruppen auf welches Medikament am besten reagieren. In der sogenannten ProRaD-Studie beobachten Forscher 5000 Patienten mit Neurodermitis und anderen allergischen Erkrankungen intensiv über einen längeren Zeitraum. Sie entnehmen Blut- und Gewebeproben und dokumentieren jede einzelne Krankheitsgeschichte. Ziel ist, die Entstehung und den Verlauf der Neurodermitis besser zu verstehen und neue Behandlungsansätze zu entwickeln.[21] Weltweit laufen andere Studien, die der Frage nachgehen, warum etwa die Hälfte der Patienten die Neurodermitis wieder verliert, die andere Hälfte aber nicht. Was unterscheidet diese beiden Gruppen?

Gute Bakterien – schlechte Bakterien: ihr Einfluss auf die Haut

Auch das Mikrobiom der Haut ist in den Fokus der Forschung gerückt. Darunter versteht man in erster Linie Bakterien, die die Haut besiedeln, aber auch Pilze und sogar Viren. Gerade Bakterien sind nicht immer schädlich, sondern bestimmte Bakterien helfen vielmehr, die Hautschicht zu stabilisieren und verhindern, dass sich krankmachende Mikroben vermehren.[22] Die Zusammensetzung der Mikroben auf der Haut und ihre Vielfalt scheinen den Zustand der Haut zu beeinflussen. Bei Patienten mit Neurodermitis deutet sich an, dass ein Ungleichgewicht an Mikroben auf der Haut zu finden ist, eine geringere

---

[21]https://www.ck-care.ch/ck-care-proradstudie; aufgerufen am 25.09.2018.
[22]Oppermann M (2017, S. 18 f.).

Vielfalt und gleichzeitig eine Überbesiedelung einer bestimmten Bakterienart (*Staphylococcus aureus*). Dies führt zu einer verstärkten Entzündungsreaktion, denn gleichzeitig fehlen schützende Mikroben. Das Gleichgewicht des Mikrobioms auf der Haut wiederherzustellen, zum Beispiel durch eine Creme, die das Wachstum bestimmter Bakterien anregt, ist ein weiterer Ansatz der Forschung.

Geforscht wird nicht nur an neuen Medikamenten, sondern es geht auch darum, mit anderen Strategien Neurodermitis von Beginn an zu blockieren. So zeigen Präventionsstudien erste Ergebnisse, dass die Verwendung von Hautpflegeprodukten bei Neugeborenen aus Risikofamilien (d. h. mindestens ein direktes Familienmitglied mit Neurodermitis und/oder Asthma und/oder Heuschnupfen) die Entstehung von Neurodermitis verhindern kann.[23]

Bisher gibt es keinen „Ausschaltknopf" für die Neurodermitis, aber es ist möglich, die Krankheit unter Kontrolle zu bekommen, wenn früh und gezielt die entzündete Haut behandelt wird. Und das soll in Zukunft mit diesen neuen Ansätzen noch besser möglich sein.

---

[23]Ahrens F (2017, S. 9).

Literatur

Ahrens F (2017) Neurodermitis und die Komorbiditäten. In: GPA (Hrsg) In: Pädiatrische Allergologie in Klinik und Praxis, Sonderheft Neurodermitis, S. 6–11.

Forsa (2015) Studie zur Kindergesundheit. Forsa-Umfrage Berlin, https://www.dak.de/dak/download/forsa-umfrage-zur-kinder-gesundheit-1698036.pdf, S. 13, aufgerufen am 25.09.2018.

Fischer P (2011) Neurodermitis – III. Therapie (Teil 1: Hautpflege und Medikamente). Elternratgeber. Pädiatrische Allergologie 14(1): 35–36. http://www.gpau.de/fileadmin/user_upload/GPA/dateien_indiziert/Elternratgeber/ER_2011_1-11.pdf; aufgerufen am 16.10.2017.

Heratizadeh A, Werfel T, Wollenberg A, Abraham S et al (2017) Effects of structured patient education in adult atopic dermatitis – multi-center randomized controlled trial. 2017 Sep;140(3):845–853.e3. https://doi.org/10.1016/j.jaci.2017.01.029. Epub 2017 Feb 24. http://www.jacionline.org/article/S0091-6749(17)30323-8/fulltext; aufgerufen am 25.09.2018.

Hesselmar B, Sjöberg F, Saalman R, Aberg N et al (2013) Pacifier cleaning practices and risk of allergy development. Pediatrics Vol. 131, No. 6, June 2013; https://doi.org/10.1542/peds.2012-3345; aufgerufen am 25.09.2018.

Kopp MV, Ott H (2014) Genetik. Epidemiologie und Prävention. In: Ott H, Kopp MV, Lange L (Hrsg) Kinderallergologie in Klinik und Praxis. Springer, Heidelberg, S. 15–38.

Nemat K, Abraham S, Ahrens B (2017) Basis-Externatherapie des Atopischen Ekzems: Vorgehen in der pädiatrischen Praxis. In: Pädiatrische Allergologie in Klinik und Praxis, Sonderheft Neurodermitis, S. 25–34.

Neustädter I (2017) Kutane Komplikation des Atopischen Ekzems: Diagnostik und klinisches Management in der pädiatrischen Praxis. In: Pädiatrische Allergologie in Klinik und Praxis, Sonderheft Neurodermitis, S. 12–16.

Oppermann M (2017) Neurodermitis – neue Hoffnung, ein Interview mit Claudia Traidl-Hoffmann. Allergie konkret 04/2017, Mönchengladbach, S. 18–21.

Ott H (2014), Atopisches Ekzem. In: Ott H, Kopp MV, Lange L (Hrsg) Kinderallergologie in Klinik und Praxis. Springer, Berlin, Heidelberg, S. 173–198.

Paternoster L, Standl M, Chen CM et al (2011) Meta-analysis of genome-wide association studies identifies three new risk loci for atopic dermatitis. Nature Genetics 2011; https://doi.org/10.1038/ng.1017; aufgerufen am 25.09.2018.

Ring J (2004) Angewandte Allergologie. 3. Aufl. Urban & Vogel, München.

Schickinger J (2011) Neurodermitis. Der Haut helfen, Stiftung Warentest, Berlin.

Schnopp C (2007) Barrierestörung beim atopischen Ekzem – Filaggrin-Gen als Verursacher. Pädiatrie hautnah 2, http://studylibde.com/doc/1718742/barrierest%C3%B6rung-beim-atopischen-ekzem-%E2%80%93-filaggrin; aufgerufen am 25.09.2018.

Staubach P (2017) Vortrag „Basistherapie bei Atopischem Ekzem", 12. Deutscher Allergiekongress in Wiesbaden.

Strauch U (2016) Unter die Haut. General-Anzeiger Bonn vom 16./17.1. 2016, S. 7.

Szczepanski R, Schon M, Lob-Corzilius T (2001) Neurodermitis: Das juckt uns nicht! 2. Aufl. Georg Thieme, Stuttgart.

Werfel T, Heratizadeh A, Niebuhr M (2015) Exacerbation of atopic dermatitis on grass pollen exposure in an environmental challenge chamber. J Allergy Clin Immunol 136(1): 96–103.

Hilfreiche Links

https://www.allergieinformationsdienst.de/
http://www.allergie-und-umweltkrankes-kind.de/
http://www.awmf.org/leitlinien/patienteninformation.html
http://www.daab.de/haut
https://dha-allergien.de/
https://www.gesundheitsinformation.de/
http://www.gpau.de/
https://www.neurodermitis.net
http://www.neurodermitisschulung.de/

2

HEUSCHNUPFEN – Hatschi & Co

2.1 Panik bei Pollenalarm

Frühling bedeutet Stress. Wenn die Temperaturen nach der kalten Jahreszeit steigen, dann herrscht bei uns Pollenalarm. Und der beginnt schon im Kopf. Fliegen die Pollen und sieht man sie durch die Luft wirbeln, dann bekommt meine Tochter schlechte Laune. Sie reagiert allergisch auf Blütenstaub, in erster Linie machen ihr Birkenpollen zu schaffen, Gräser sind die kleineren Übeltäter. So manchen schönen, sonnigen Tag hat sie schon im Zimmer verbracht. Niesen, laufende Nase, tränende Augen: Das war viele Jahre lang Frühling für sie. Eine Runde Trampolinspringen im Garten – schon jucken die Füße vom Gras, das Zimmer lüften – da beginnt die Niesattacke. Die Nachbarskinder

D. Halm, *Total allergisch – na und?*, https://doi.org/10.1007/978-3-662-57272-6_2

rollen über die Wiese, unsere Tochter guckt von drinnen zu und will gar nicht raus.

Der Heuschnupfen begann im Schulalter und kam in Wellen. Es gab gute Jahre, es gab schlechte Jahre, es war einfach nicht berechenbar. Mal ging es komplett ohne Medikamente, mal ging trotz Medikamente gar nichts. Ich hatte das Gefühl, dass der Körper mit den Pollen regelrecht kämpft, damit beschäftigt ist, die „Angreifer" in Schach zu halten. Und oft ist es eine Frage der Dosis: Ein paar Pollenkörner machen nichts aus, man wundert sich, dass der Tag gut läuft und die Beschwerden ausbleiben.

Doch dann kommen noch ein paar Blütenstaubkörner dazu und es scheint, dass diese das „allergische Fass" zum Überlaufen bringen. Die Reaktionen beginnen, der Körper wehrt sich mit Naselaufen und tränenden Augen, versucht mit aller Kraft, den Blütenstaub aus dem Körper zu schwemmen. Das Wetter spielt eine Rolle, die eigene Verfassung aber auch. Ist Stress in der Schule, Streit mit der Freundin oder der Tag einfach schlecht gelaufen, dann ist auch der Heuschnupfen stärker. Unsere Tochter treibt viel Sport und man kann nie vorhersagen, in welcher Verfassung sie im Frühling ist. Mal hält sie das Fußballmatch 90 min im Lauftempo durch und der Pollenflug scheint ihr nichts auszumachen, mal muss sie inhalieren oder sogar aufhören, weil sie einen Druck auf den Brustkorb verspürt und ihr das Atmen schwerer fällt. Es scheint eine Kombination aus der Pollendosis zu sein, der eigenen psychischen und körperlichen Verfassung und der Wetterlage.

Reisen ganz ohne Pollen

Jahrelang sind wir vor dem Pollenflug regelrecht geflohen und haben danach unseren Urlaub geplant. Es ging nicht darum zu entscheiden, wo wollen wir denn hin, weil es so schön ist, sondern es ging allein darum, wie wir den Pollen am besten ausweichen können. Vor allem die Osterferien waren wichtig für uns, denn im April/Mai ist die Hauptblütezeit der Birke, der „Problembaum" unserer Tochter. Und diese Phase versuchten wir zumindest zu verkürzen. Oft sind wir in den Schnee gefahren, hoch in die Berge und das war erstaunlich. Sobald die Temperaturen fielen, die Luft kalt und pollenfrei war und wir in einer Höhe über 1500 Metern ankamen, ging es unserer Tochter besser, und zwar sofort. Als hätte es die Pollen nie gegeben. Sie konnte dann im wahrsten Sinne des Wortes ein paar Tage Luft holen und durchatmen. Denn zurück aus dem Urlaub, wir hatten kaum zu Hause geparkt, dauerte es manchmal nur wenige Minuten und es ging schon wieder los mit den Niesanfällen. Die Birkenpollen waren bereits unterwegs.

Doch unsere Reiseplanung klappte nicht immer. In einem Jahr hatten wir für Ostern Urlaub in Südfrankreich geplant, laut Pollenvorhersage blühte die Birke dort nicht, aber das Wetter war schon gut. Bestens für uns – dachten wir. Kaum dort angekommen, bekam unsere Tochter Niesattacken, die Nase lief. Unser pollenfreier Plan wurde durchkreuzt von Zypressenpollen und was sonst noch an Frankreichs Küste herumflog. Damit hatten wir nicht gerechnet, und dass auch diese Bäume unserer Tochter Probleme bereiten, war uns neu. Doch der Arzt vor Ort bestätigte ausgerechnet für dieses Jahr einen besonders heftigen Pollenflug, der selbst für Südfrankreich außergewöhnlich war.

Die Franzosen standen Schlange in der Arztpraxis – wegen Heuschnupfen, und wir waren mittendrin. Seitdem kehren wir zurück zu Altbewährtem und unterlassen die Urlaubsexperimente: Schnee in den Bergen oder Nord- und Ostsee, das sind unsere alten neuen Ziele. Der Heuschnupfen unserer Tochter war dieses Jahr überhaupt nicht schlimm, fast verschwunden, kaum Niesattacken und Medikamente waren auch nicht nötig. Vielleicht versuchen wir nächstes Jahr doch nochmal Frankreich!

2.2   Und das hilft: Tipps & Tricks

Pollen: Wir müssen leider draußen bleiben!
Besser ist es auf jeden Fall, mit ein paar Tricks auf die Pollen vorbereitet zu sein, denn die kommen zuverlässig, jedes Jahr im Frühling. Auch im Haus kann man die Pollenbelastung reduzieren und für Entlastung sorgen. Unsere Tochter wäscht sich bei starkem Pollenflug jeden Abend die Haare, so atmet sie nicht noch über Nacht den Blütenstaub ein. Die Kleidung wird am besten vor dem Schlafzimmer ausgezogen und zum Beispiel, mit den anhaftenden Pollen, im Bad oder vor dem Raum liegen gelassen. Das erfordert etwas Disziplin, bringt aber eine Menge. Wurde das mal vergessen, fing unsere Tochter oft nachts an zu husten. Auch die Bettwäsche sollte häufiger gewechselt werden, auf jeden Fall einmal pro Woche bei 60 °C waschen. Hängen Sie Kleidung während der Blütezeit grundsätzlich nicht im Freien auf, der Trockner (oder

Keller) bietet eine pollenfreie Alternative. Die Zimmer regelmäßig reinigen, feucht wischen und saugen hilft, die Pollenzahl zu reduzieren. Für Staubsauger gibt es entsprechende Filter, sogenannte Hepa-Filter, sie befreien die Raumluft fast vollständig von kleinsten Partikeln wie Feinstaub oder Allergieauslösern wie Pollen oder Hausstaubmilben.

Auch beim Lüften sollte man einiges beachten. Bei starkem Pollenflug nur kurz die Fenster öffnen und nachts bei geschlossenen Fenstern schlafen. Stoßlüften ist eher zu empfehlen als über längere Zeit gekippte Fenster. Man kann auch ein pollenundurchlässiges Gitter oder Vlies vor dem Fenster anbringen, die meisten werden in den Rahmen geklebt oder dort befestigt und können bis zu 90 % der Pollen herausfiltern.[1] Je nach Wetter schwankt die Konzentration der Pollen in der Luft. Bei warmem, trockenem und leicht windigem Wetter steigt die Zahl der Pollen. Ist es kalt, regnerisch oder windstill, dann ist die Belastung deutlich geringer. Aber Vorsicht bei Gewitter! Gerade im Sommer sorgen kurze Regenschauer oder Gewitter für Abkühlung, lassen aber die Pollen platzen und „aggressiver" werden. Und das hat auch uns oft überrascht. Wir waren froh, dass der gelbliche Birkenpollenschleier von den Autos gewaschen war, doch Linderung brachte das nicht, es folgten Heuschnupfenattacken.

Es lohnt sich, die Pollenflugvorhersage abzufragen, um sich besser auf die mögliche Pollenkonzentration einzustellen und Aktivitäten danach zu planen.

---

[1]Fischer PJ, Fischer D (2017), S. 36.

Hilfreiche Online-Seiten findet man u. a. bei der Stiftung Deutscher Polleninformationsdienst, (http:// pollenstiftung.de), von der es auch einen Pollenflugkalender gibt (Abb. 2.1), ebenso interessant sind spezielle Apps (z. B. Pollen-App 5.0), die die Pollenflugdaten vorhersagen. Die App „Husteblume" der Techniker-Krankenkasse gibt zusätzlich Tipps zur medikamentösen Behandlung (https://www.tk.de). Wetteraufzeichnungen werden immer genauer, seit 2017 werden auch Ozonwerte und die UV-Strahlung einberechnet. Um die eigene Belastung noch besser einschätzen zu können, können Sie ein elektronisches Pollentagebuch führen (https://www.pollendiary.com/Phd/de/start). Hier werden europaweit die Menge der

Gesamtdeutscher Pollenflugkalender
(nach Pollenflugdaten von 2007 bis 2011)

© Stiftung Deutscher
Polleninformationsdienst
Charitéplatz 1, 10117 Berlin

	Dez.	Jan.	Feb.	März	April	Mai	Juni	Juli	Aug.	Sept.	Okt.	Nov.
Hasel												
Erle												
Pappel												
Weide												
Esche												
Hainbuche												
Birke												
Buche												
Eiche												
Kiefer												
Gräser												
Spitzwegerich												
Roggen												
Brennnessel												
Beifuß												
Traubenkraut												

■ Hauptblüte
▨ Vor- und Nachblüte
□ mögliches Vorkommen

www.pollenstiftung.de

Abb. 2.1 Gesamtdeutscher Pollenflugkalender. (Mit freundlicher Genehmigung von © Stiftung Deutscher Polleninformationsdienst, Berlin 2018)

Pollen und die jeweiligen Beschwerden gesammelt und miteinander gekoppelt. Möglich ist so eine Art individueller Vorhersage der möglichen Belastung. Und man kann herausfinden, auf welche Pollen man überhaupt reagiert und welche die meisten Symptome verursachen. Das von Ärzten entwickelte Allergietagebuch Macvia-Aria ermöglicht es, nicht nur die Symptome, sondern auch den Verbrauch an Medikamenten aufzuzeichnen und dient so zur Therapiekontrolle (http://www.pollenstiftung.de/).

Schließen Sie während der Autofahrt die Fenster und schalten Sie die Klimaanlage an. Pollenfilter im Auto sind ebenfalls empfehlenswert, müssen allerdings in regelmäßigen Abständen gewechselt werden. Tabakrauch und Schwimmen im Chlorwasser können die Atemwege zusätzlich reizen, darauf besser verzichten. Bei einer empfindlichen oder gereizten Bindehaut schützt eine Sonnenbrille die Augen vor den Pollen. Es eignen sich vor allem Sportbrillen, die im Gesichtsfeld eng anliegen.

Die Haut vor den blühenden Eindringlingen schützen

Patienten mit Neurodermitis sollten besonders gut auf die Hautpflege achten, denn die Haut ist auch für Pollen eine Eintrittspforte und das kann zusätzlich irritieren und zu einem entzündlichen Schub führen. Eine eingecremte Haut hat auf jeden Fall eine bessere Schutzbarriere als trockene, rissige Haut. Wenn irgendwie möglich, sollte man den Alltag normal weiterleben, auch im Außenbereich. Je nach Pollenbelastung ist es möglich, Sport zu treiben. Man muss es einfach ausprobieren, das kann einen Tag gut klappen, am anderen Tag ist es vielleicht nicht möglich.

Das sollte jeder individuell entscheiden. Auch aktive Entspannung kann jetzt helfen (Abschn. 8.2).

Wer den Weg des Heuschnupfens noch kreuzt

Verzichten muss jemand mit Heuschnupfen möglicherweise auch auf bestimmte Lebensmittel, denn ein Pollenallergiker kann auf Nüsse oder Pfirsiche reagieren. Es handelt sich dann um eine sogenannte pollenassoziierte Lebensmittelallergie oder eine Kreuzallergie, die mittlerweile sehr verbreitet ist. Etwa jeder zweite Pollenallergiker ist davon betroffen (Abschn. 4.2).

Das Allergen einer Birkenpolle ähnelt dem Allergen der Haselnuss verblüffend, und auch der Körper lässt sich – leider – täuschen. Isst man also eine Nuss, dann „denkt" das Immunsystem, es hat eine Birkenpolle vor sich, und versetzt den Körper in Alarmbereitschaft. Es kribbelt und juckt, die Haselnuss will er wieder loswerden. Dabei handelt es sich nicht um eine echte Lebensmittelallergie erster Klasse, eher um eine Begleiterscheinung. Und darin liegt auch der Trost. Meist treten die Beschwerden vermehrt nur in der Pollensaison auf, manchmal kann man die Haselnuss in blütenfreien Zeiten problemlos essen. Oder zumindest fällt die allergische Reaktion darauf häufig nicht so heftig aus, eine lebensbedrohliche Reaktion ist eher unwahrscheinlich.

Die pollenassoziierte Lebensmittelallergie, auch Orales Allergie-Syndrom genannt, ist eine lästige Nebenerscheinung der eigentlichen Allergie auf Pollen, und an diesen möglichen Zusammenhang sollten Heuschnupfenpatienten denken. Wer auf Frühblüher wie Birke, Erle und Hasel allergisch reagiert, könnte auch Nüsse, Möhren und einige Obstsorten wie Apfel, Pfirsich, Pflaume oder Kirsche nicht vertragen (Tab. 2.1). Und bei Patienten mit

Tab. 2.1 Kreuzallergien zwischen wichtigen Inhalationsallergenen und Nahrungsmitteln. (Mit freundlicher Genehmigung von © Allergieinformationsdienst/Helmholtz Zentrum München 2017)

Bei bestehender Allergie auf	Mögliche Reaktion auf
Häufig	
Baumpollen (z. B. Birke, Erle, Hasel)	**Obst:** Apfel, Kirsche, grüne Kiwi, Nektarine, Pfirsich, Aprikose, Pflaume, Feige **Gemüse:** Soja, Karotte, Kartoffel, Sellerie **Nüsse:** Haselnuss
Weniger häufig	
Naturlatex	Avocado, Banane, Esskastanie, Mango
Selten	
Kräuterpollen (z. B. Beifuß)	Gewürze (z. B. Anis, Curry, Paprika) Karotte, Sellerie, Sonnenblumenkerne
Vogelfedern	Ei, Geflügel, Innereien
Hausstaubmilben	Schalen- und Weichtiere (Krabben, Garnelen, Hummer, Scampi, Krebse, Muscheln, Schnecken, Austern)
Tierschuppen	Fleisch, Kuhmilch, Innereien

Neurodermitis kann eine solche Kreuzallergie sogar zu einer Hautverschlechterung führen.

Viele Menschen mit einer Pollenallergie reagieren zum Beispiel auf Äpfel. Mit einem einfachen Trick lässt sich die Kreuzallergie überlisten: Wechseln Sie die Apfelsorte! Vor allem alte Sorten wie Berlepsch, Boskop, Gravensteiner, Finkenwerder Herbstprinz oder Gloster werden von vielen Allergikern vertragen, ebenso wie die Apfelsorte „Santana". Oder man erhitzt Äpfel, als Kompott können die meisten sie problemlos essen.

Und auch die (kreuz-)allergene Nuss kann man knacken. Haselnüsse pur lösen häufig Juckreiz oder eine Schwellung aus, in gerösteter oder verarbeiteter Form aber sind sie für Pollenallergiker oft verträglicher, etwa in einem Schokoaufstrich. Das lohnt sich auszuprobieren – bitte nur bei Kreuzallergien, bei echten Lebensmittelallergien muss unbedingt der Arzt um Rat gefragt werden (Abschn. 4.2).

Exit – am besten raus aus der Pollenfalle
Blütenstaub ist fast überall, man kann die Zahl der Pollen immer nur reduzieren, aber ihnen ganz aus dem Weg zu gehen, ist unmöglich. Es sei denn, man flieht vor ihnen. Und das ist natürlich die beste Variante. Wer kann, sollte in der Heuschnupfenzeit in den Urlaub fahren, geeignete Reiseziele sind Orte in den Bergen oder an der Küste (Abschn. 7.3). Der Körper freut sich über eine Pollenpause und erholt sich vom Heuschnupfenstress. Auf jeden Fall vorher prüfen, welche Pollenarten am Urlaubsort fliegen.[2] Wer einen Garten hat, sollte dort zumindest auf Bäume mit hohem Allergiepotenzial verzichten. Unproblematisch sind zum Beispiel Ahorn, Pappel, Rosskastanie, Kirsche oder Linden.[3] Informieren Sie sich vor dem Pflanzen, ob Sie sich nicht ein neues Allergieproblem heranziehen.[4]

---

[2]https://www.polleninfo.org/country-choose.html; aufgerufen am 25.09.2018.
[3]Bergmann K-C, Straff W (2015), S. 11.
[4]http://www.allergien-im-garten.de/; aufgerufen am 25.09.2018.

Tschüss Heuschupfen: Hier helfen Sprays und Tropfen

Um gut durch die Pollensaison zu kommen, sollten rechtzeitig Medikamente eingenommen werden, die die Entzündung in der Nase hemmen. Zu den wichtigsten
Wirkstoffpräparaten zählen Antihistaminika, die Heuschnupfensymptome abmildern. Sie sind als Nasenspray,
Augentropfen und in Tablettenform erhältlich. Vorsicht
bei den älteren Präparaten der Antihistaminika, sie können müde machen. Die zweite, neuere Generation ist
meist besser verträglich *(Cetirizin, Loratidin, Desloratidin,
Levocetirizin)*, unbedingt mit dem Arzt besprechen.

Ein gutes Behandlungsschema ist bei akutem Heuschnupfen, einige Tage (auf keinen Fall länger als 7 Tage,
wegen Gefahr der Schädigung der Nasenschleimhaut)
klassische (Erkältungs-) Nasentropfen anzuwenden, die
die Nasenschleimhaut abschwellen lassen. Zusätzlich star-
tet man mit einem Kortison-Nasenspray (z. B. *Mometa-
son, Fluticason)*, das täglich gegeben wird und langfristig
einen positiven Effekt auf die Entzündung der Schleimhäute hat. Allerdings wirkt dieses erst nach ein paar Tagen.
Mittlerweile sind die Nebenwirkungen gering, es kann zu
Kopfschmerzen und Nasenbluten kommen. Unterstützend
kann man ein Antihistaminikum in Tablettenform einnehmen, wenn es der Arzt empfiehlt.

Bessert sich der Zustand nach ein paar Tagen, wendet
man statt des Nasensprays gegen Schnupfen ein Nasenspray mit einem Antihistaminikum an und zusätzlich das
Kortison-Spray, evtl. nimmt man das Antihistaminikum
in Tablettenform weiter ein. Mittlerweile gibt es auch
Kombipräparate, das sind Nasensprays, die Kortison und
gleichzeitig ein Antihistaminikum enthalten. Sind auch

die Augen betroffen, behandelt man sie zusätzlich mit Antihistaminikum-Tropfen. Die genaue Therapiestrategie sollte aber unbedingt in Absprache mit einem Arzt nach den individuellen Beschwerden erfolgen und regelmäßig überprüft werden. Ziel ist, Medikamente zu reduzieren, wenn die Symptome verschwinden, aber auch wieder zu erhöhen, wenn eine Besserung nicht in Sicht ist. Denn trotz Behandlung leiden viele Patienten weiter unter Heuschnupfen.

Meist nicht besonders beliebt, aber effektiv und ohne Nebenwirkungen, sind Augen- und Nasenspülungen, idealerweise mit 0,9 %iger Kochsalzlösung, klares Wasser geht aber auch. So schwemmt man schon mal ein paar Pollen aus den Schleimhäuten und reduziert den Verbrauch von allergischen Medikamenten um etwa ein Drittel.

Heuschnupfen heilen – mit Minimengen an Pollen
Ob Sprays, Tropfen oder Tabletten – eines ist klar, all diese Medikamente unterdrücken lediglich die Symptome. Die einzige Behandlung, um den Heuschnupfen dauerhaft loszuwerden, ist die spezifische Immuntherapie (SIT). Sie wird empfohlen, wenn die Beschwerden länger als zwei Jahre bestehen, die medikamentöse Behandlung nicht ausreichend ist und der Patient sich stark beeinträchtigt fühlt.

Sie gibt es als Spritzentherapie, die subkutane Immuntherapie (SCIT). Es handelt sich um eine Desensibilisierung, bei der Minimengen des Allergens, etwa der Birkenpolle oder Haustaubmilbe, regelmäßig gespritzt und die Dosen langsam gesteigert werden. So soll sich der Körper langfristig an den Allergieauslöser gewöhnen und ihn nicht mehr als Feind bekämpfen, sondern tolerieren. Für die Spritzentherapie muss ein Patient regelmäßig zum Arzt, etwa acht bis 12 Termine pro Jahr, in der Regel über eine Dauer von drei Jahren. Mittlerweile wird eine kürzere Behandlungsform angeboten, sie dauert nur wenige Monate und beginnt acht bis 16 Wochen vor der Pollensaison.

Für einige Allergene, etwa Gräser, gibt es die Immuntherapie auch in Tablettenform: Die Tabletten werden unter die Zunge gelegt oder als Tropfen eingenommen. Diese Form der Therapie, die sublinguale Immuntherapie (SLIT) genannt wird, kann zu Hause durchgeführt werden. Sie erfordert allerdings sehr viel Disziplin, denn die Tabletten oder Tropfen müssen täglich eingenommen werden. Gerade bei Kindern kann sie schwierig durchzuhalten sein, in den ersten Wochen können Nebenwirkungen wie Jucken oder Brennen im Mund auftreten.

Die Immuntherapie gilt bei Pollen als sehr wirksam, sie kann die Entwicklung neuer Allergien aufhalten und das Risiko für die Entstehung von Asthma bei frühzeitigem Beginn deutlich senken.[5] Je nach Art der Allergie liegt die Erfolgsquote bei 80 %. Eine neue Gräserpollen-Studie mit 812 Kindern im Alter von fünf bis 12 Jahren hat die präventive Wirkung bei Asthma bestätigt, vor allem je früher die Kinder behandelt wurden.[6]

---

[5]Kopp MV, Lange L, Ott H (2014), S. 151 f.

[6]Valovirta E, Petersen TH, Piotrowska T, Laursen MK et al. (2017), https://www.jacionline.org/article/S0091-6749(17)31088-6/abstract; aufgerufen am 25.09.2018.

Die Top-Tipps bei Heuschnupfen
- Pollenflug bzw. Pollenflugvorhersage beobachten – und Aktivitäten danach planen
- evtl. Pollengitter für die Fenster anbringen
- bei Pollenflug jeden Abend Haare waschen
- Kleidung wegen Pollenbelastung bereits vor dem Schlafzimmer ausziehen
- Bettwäsche wöchentlich wechseln und bei 60 °C waschen
- Wäsche nicht im Freien trocknen
- Sonnenbrille tragen, die eng an den Augen anliegt
- Medikamente nehmen, zusätzlich Nasenspülungen vornehmen
- Achtung Kreuzallergie – in der Pollensaison evtl. auf bestimmte Lebensmittel verzichten
- Pollen-Apps für Pollenflugvorhersage, Symptomkontrolle und Therapiehinweise nutzen
- Pollenarme Urlaubsziele auswählen

2.3 Fakten: Was der Bauernhof mit Heuschnupfen zu tun hat

Heuschnupfen im Überblick

Niesreiz, Naselaufen, Juckreiz in der Nase, gerötete Augen – das sind die typischen Symptome des Heuschnupfens; er wird durch freifliegende Blütenpollen ausgelöst. Man nennt ihn auch allergische Rhinitis, allerdings wird der Begriff dann weiter gefasst. Darunter fallen nicht nur pollenbedingte Beschwerden, sondern auch Allergien gegen Hausstaubmilben oder Tierhaare, die ebenfalls einen allergischen Schnupfen auslösen können. Neben diesen Beschwerden fühlen sich die Betroffenen krank, sie leiden unter

Schwäche, Müdigkeit, Schlafstörungen oder Abgeschlagen-heit.[7] Ihre Leistungsfähigkeit und auch die Lebensqualität können sehr eingeschränkt sein.

Der Heuschnupfen zählt zu den häufigsten allergi-schen Erkrankungen, etwa jeder Fünfte in Deutschland leidet darunter, das sind rund 15 Mio. Menschen. Etwa 12,6 % der Kinder und Jugendlichen sind betroffen, Jungen erkranken häufiger als Mädchen (14,5 % und 10,7 %). Die ersten Symptome beginnen meist im Schul-alter. Heute kennt fast jeder Heuschnupfen, das war vor 200 Jahren anders, da gab es diese Krankheit noch nicht.[8]

Heuschnupfen zählt zur Soforttyp-Allergie, das bedeutet, dass der Körper umgehend reagiert, sobald er mit dem Allergen in Berührung kommt. Eigentlich fil-tert die Nase Partikel aus der Luft, ihre Aufgabe ist es, die Atemluft zu erwärmen und zu befeuchten. Bei Heu-schnupfen gelangen die Allergene aus den Pollen in die Nase, reizen die Schleimhaut und setzen eine allergische Reaktion in Gang. Die Folge: Große Mengen des Boten-stoffes Histamin, der Entzündungen auslöst, werden aus-geschüttet. Die Nase beginnt zu jucken und zu laufen oder ist verstopft, die Schleimhäute schwellen an, die Augen werden rot und tränen. Die Symptome können sich sogar bis zu den Nasennebenhöhlen, den Ohren oder in den Rachen ausweiten.

Diagnostiziert wird er in der Regel über einen Hauttest. Pollenextrakte werden auf die Haut getropft und durch den Tropfen hindurch wird mit einer Nadel die Haut

---

[7]Ring J (2010), S. 109.
[8]Burger K (2013), S. 1 f.

kurz angeritzt (Stichtest). Wenn nach 10–20 min um die Stichstelle Rötungen und eine kleine Quaddel auftreten, ist dies ein Beleg dafür, dass der Patient in der Vergangenheit bereits spezifische Antikörper gegen den betreffenden Pollenextrakt gebildet hat. Der Patient ist also bereits sensibilisiert. Ein Bluttest kann zusätzlichen Aufschluss über die Art der Sensibilisierung geben. Doch so einfach ist es mit der Diagnose nicht – selbst wenn in beiden Tests die Ergebnisse positiv sind, bedeutet das nicht automatisch, dass der Patient Symptome hat. Warum ist der eine nur sensibilisiert auf Birkenpollen und warum reagiert der andere allergisch auf den Blütenstaub? Das ist wissenschaftlich noch nicht geklärt.[9]

Experten sind sich einig, dass die allergische Rhinitis nicht ernst genug genommen wird. Sie wird „noch weitgehend unterschätzt, unterdiagnostiziert und untertherapiert!"[10] Auch viele Patienten nehmen ihre Beschwerden gar nicht wahr, sie haben sich an die Mundatmung oder eine verstopfte Nase gewöhnt, auch daran, dass sie oft müde sind. Ein weiterer Kritikpunkt ist, dass die Behandlung zu sehr auf den Kurzzeiterfolg und die Linderung der Symptome ausgerichtet ist. Dabei müssten Heuschnupfenpatienten als chronisch erkrankte Langzeitpatienten gesehen werden.

Etagenwechsel: von der Nase in die Lunge

Das ist vor allem deshalb wichtig, da sich ein unbehandelter Heuschnupfen zu einem allergischen Asthma entwickeln

---

[9]Füssler C (2013), S. 60 f.

[10]Zitat: Ring J (2010), S. 113.

kann. Man spricht dann von einem Etagenwechsel der Allergie, obere und untere Atemwege sind miteinander verbunden. Erste Anzeichen dafür, dass die Allergie von der Nase in die Bronchien übergeht, sind:[11]

- trockener Reizhusten,
- Brennen hinter dem Brustbein (beim Einatmen),
- bei Kindern Nachlassen der sportlichen Leistung,
- häufige Infekte der Atemwege, vor allem Bronchitis.

Viele Kinder mit Heuschnupfen haben während der Pollenflugzeit empfindliche Bronchien, etwa 40 % von ihnen bekamen innerhalb von zehn Jahren auch Asthma.[12] Rechtzeitig zu behandeln, ist daher notwendig, denn Patienten, deren allergischer Schnupfen mit Medikamenten gut unter Kontrolle ist, brauchen weniger Asthmamedikamente. Je ausgeprägter der Heuschnupfen, desto schlechter ist bei Kindern auch das Asthma. Dämpfen die Medikamente die Entzündung in der Nase, lindert das die Asthmasymptome. Deshalb sollte die Therapie nicht vorzeitig oder bei leichter Besserung sofort abgesetzt werden, sondern so lange wie nötig weitergeführt werden.

Allerdings werden nur etwa 2/3 der betroffenen Kinder wegen eines Heuschnupfens einem Arzt vorgestellt. Die richtige Diagnose zu stellen, ist nicht immer leicht, denn manche reagieren gleich auf mehrere Allergene aus

---

[11]https://www.allergieinformationsdienst.de/krankheitsbilder/heuschnupfen/grundlagen.html#c160.798, S. 3, aufgerufen am 25.09.2018.
[12]Kopp M (2016), S. 406 f.

der Luft, zum Beispiel auf Birke und Gräser oder Erle und Kräuter. Zudem kann vor allem eine verstopfte Nase auch ein Hinweis auf eine Milbenallergie, eine Allergie gegen Schimmelpilze oder eine Tierhaarallergie sein. Kinder mit Heuschnupfen dagegen haben meist eine wässrig laufende Nase.

Schlechte Schulnoten – schuld ist der Heuschnupfen

Menschen, die unter Heuschnupfen leiden, fühlen sich nicht nur körperlich krank, sie lassen auch geistig nach – das ist mittlerweile nachgewiesen. In einer deutsch-amerikanischen Studie haben Wissenschaftler Leistungen von Menschen mit und ohne Heuschnupfen verglichen, einmal während der Pollensaison und einmal außerhalb dieser Zeit.[13] Auffällig war, dass die Merkleistung der Heuschnupfengeplagten deutlich geringer war als die der gesunden Probanden, das betraf sowohl das Kurz- als auch das Langzeitgedächtnis. Im Winter, also während der pollenfreien Zeit, gab es dagegen keine Leistungsunterschiede zwischen den Gruppen.

Eine andere Studie aus Großbritannien zeigt, dass Schüler mit Heuschnupfen ein höheres Risiko haben, in Prüfungen eine Note schlechter abzuschneiden, wenn diese im Sommer stattfinden, also während der Pollenzeit.[14] Man geht davon aus, dass das Lern- und Leistungsvermögen bei Pollenallergikern etwa ein Drittel geringer ist.[15]

---

[13]Trikojat K, Buske-Kirschbaum A, Plessow F, Schmitt J et al. (2017), S. 479 ff.

[14]Walker S, Khan-Wasti S, Fletcher M, Cullinan P et al. (2007), S. 381 ff.

[15]Bousquet PJ, Bachert C, Canonica GW et al. (2010), S. 666 f.

Neben der verminderten Leistungsfähigkeit fehlen diese Schüler auch häufiger in der Schule. Eine Ursache können Schlafstörungen und die damit verbundene Müdigkeit sein. Läuft die Nase oder ist sie blockiert, steht der Mund meist offen und der Rachen kann sich entzünden. Durch den Dauerschnupfen wird die Nase zusätzlich gereizt und reagiert empfindlich auf Rauch und Staub, Temperaturschwankungen oder körperliche Anstrengungen.[16]

Keine Pause für den Pollenflug

So ein Pollenkorn ist klein, sehr klein, kann aber sehr weit fliegen, über mehrere Hundert Kilometer. Durch den Wind verbreiten viele Pflanzen mit den Pollen ihr männliches Erbgut. Diese sogenannten windbestäubten Pollen dringen leicht und tief in die Atemwege ein und können so Heuschnupfen auslösen. Früher gab es noch Pollenpausen für Allergiker, doch durch die Klimaerwärmung und die Verbreitung neuer allergieauslösender Pflanzen fliegen Pollen fast das ganze Jahr durch und das in höheren Konzentrationen.[17] Die Belastung für Heuschnupfenpatienten steigt, Hasel und Erle blühen schon früh im Jahr, zunehmend oft schon im Dezember. Nach der Birke im April/Mai folgen Gräserpollen bis in den Spätsommer. Die Birke führt die Allergiehitliste an, mehr als ein Drittel der Patienten (38 %) verträgt ihre Pollen nicht, etwa 10 % der Kinder sind sensibilisiert. Erstaunlich ist, dass

---

[16]https://www.allum.de/krankheiten/allergische-rhinitis-heuschnupfen/symptome-und-ausloeser, aufgerufen am 25.09.2018.
[17]Bergmann K-C, Straff W (2015), S. 5.

eine relativ kleine Zahl an Pflanzen etwa 90 % der Pollen-
allergien auslöst.

Probleme macht mittlerweile auch das eingeschleppte
und sehr widerstandsfähige Ambrosiakraut, auch Traubenkraut genannt. Schon kleine Mengen seiner Pollen
rufen bei empfindlichen Menschen schwere allergische
Reaktionen hervor, es gilt als besonders aggressiv. Aber
auch Pflanzenarten aus dem Süden werden hier heimisch
(wie Zypresse und Olivenbaum) und können zu weiteren
Allergien führen. Beide haben ein hohes Allergiepotenzial.

Feinstaub und Ozon: Turbo für die Pollen

Die Pollen bekommen zusätzlich eine Art Verstärker – vor
allem in den Städten wirken Feinstaub, Ozon und Luft-
schadstoffe wie eine Art Turbo für die Pollen. Wenn der
Blütenstaub in der Luft ist, binden sich zum Beispiel
Feinstaubpartikel an die Pollen und gelangen so beim
Einatmen tief in die Atemwege. Tests haben gezeigt,
dass Heuschnupfenpatienten, die in der Stadt leben und
damit eine höhere Feinstaubbelastung haben, stärker
auf die gleiche Pollenmenge reagieren als Betroffene auf
dem Land. Das bestätigte sich auch bei Birkenpollen,
die mit Ozon belastet waren. Sie verursachten stärkere
Reaktionen auf der Haut von Menschen mit Allergien
als Pollen aus ländlichen, ozonarmen Gebieten. Kinder
an befahrenen Straßen litten deutlich häufiger an Asthma
als Kinder, die etwas abseits in ruhigeren Wohngegenden
lebten. Untersuchungen zeigten, dass das Traubenkraut in
der Stadt besonders gut gedeiht, unter dem Einfluss von

Kohlendioxid wächst es schneller, blüht früher und produziert noch mehr Pollen.[18] Ein Teufelskreis für Allergiker.

Die Pollen verschwinden lassen – so einfach ist es leider nicht. Aber die Belastung für Menschen verringern, daran arbeiten Forscher. Eine Idee ist es, spezielle Textilien zu entwickeln, die den Blütenstaub entweder binden oder aber abweisende Eigenschaften haben. So soll die Zahl der Pollen, der Allergiker ausgesetzt sind, verringert werden. Ein anderes Projekt ist die Begrünung von Häuserfassaden in verkehrsreichen Gegenden mit Moosmatten, die sich besonders dazu eignen, Feinstäube schachmatt zu setzen und somit Pollen die Aggressivität nehmen können.

Automatisierte Pollenfallen, die derzeit in Bayern getestet werden, können künftig noch gezielter Vorhersagen treffen. Pollenallergiker sollen dann deutlich schneller wissen, welche Pollen fliegen und können danach ihre Aktivitäten im Freien planen.

Kuhstalldreck schützt vor Allergien

Warum genau eine Pollenallergie entsteht, ist noch immer nicht erforscht. Eine Erklärung könnte sein, dass das menschliche Immunsystem vor allem in industrialisierten Ländern unterfordert ist. Das Lebensumfeld in der Stadt wird zunehmend keimfreier und sauberer. Gemeint ist allerdings nicht ein blitzblank geputztes Haus oder häufiges Duschen. Es geht um die Zusammensetzung der Umwelt, die Anzahl der Mikroorganismen, die sich verändert hat. Früher waren Menschen vielen Reizen, vielen

---

[18]Valenta R, Schönberger A (2016), S. 166 f.

Allergenen ausgesetzt, heute in der Stadt ist das anders. Echte „Feinde" wie Bakterien, Viren oder Parasiten – Fehlanzeige. Dem Immunsystem fehlt die Herausforderung. Aus „Langeweile" sucht es sich neue Angriffspartner, die eigentlich harmlos sind, wie Pollen, Lebensmittel, Hausstaub, und bekämpft sie. Die Folge ist eine allergische Reaktion.[19] Durch die Unterforderung ist die Reizschwelle für eine Immunreaktion deutlich geringer.

Die erste Studie dazu erschien bereits 1989 von dem britischen Epidemiologen David P. Strachan, der als Wegbereiter der „Hygiene-Hypothese" gilt. Darin ging es in erster Linie um die Beobachtung, dass Kinder, die mit wenigen Geschwistern lebten, ein höheres Allergierisiko hatten. Je mehr Brüder und Schwestern in der Familie lebten, desto mehr Keime wurden eingeschleppt. Weiter fiel auf, dass ein Leben auf dem Bauernhof selten mit Allergien verbunden war. Bakterien und Viren rückten daraufhin weiter in den Fokus und verschiedene Studien, die das Leben von Kindern auf dem Bauernhof untersuchten, bestätigten diese Ergebnisse.

In der „Kuhstallstudie" von Prof. Erika von Mutius stellte sich heraus, dass Kinder, die auf Bauernhöfen lebten, fünfmal seltener an Heuschnupfen oder Asthma erkrankten als gleichaltrige Stadtkinder.[20] Vor allem das Zusammenleben mit vielen Tieren könnte eine wichtige Schutzfunktion haben, auf dem Bauernhof sind Kinder einer großen Zahl an lebenden,

---

[19]Hanke M (2013), S. 18 f.
[20]Mutius von E (2009), https://link.springer.com/article/10.1007%2Fs00003-009-0511-4; aufgerufen am 25.09.2018.

aber auch abgestorbenen Bakterien ausgesetzt. Das Immunsystem der Kinder braucht Keime als Lernprozess, um dann gegen schädliche Eindringlinge gerüstet zu sein. Der Genuss von unbehandelter Kuhmilch scheint ein wichtiger Faktor für das Immuntrainingsprogramm zu sein und könnte ebenfalls zu einem Schutz vor Allergien führen.[21] Und der beginnt schon im Mutterleib. Trinken Schwangere regelmäßig Frischmilch, wirkt das offenbar wie eine Art Impfung gegen Allergien für den Nachwuchs. Schon kurz nach der Geburt beginnen die kindlichen Abwehrzellen, antiallergische Botenstoffe zu produzieren. Das Erhitzen der Rohmilch könnte wichtige Darmbakterien, die das Immunsystem stabilisieren, zerstören. Potenziell gefährliche Keime werden so zwar abgetötet, aber es fördert offenbar die Allergiebereitschaft. Besonders schädlich soll in der Hinsicht fettarme Milch sein. In einer dänischen Studie zeigte sich, dass Kinder, deren Mütter vor allem fettarme Joghurts gegessen hatten, verstärkt an Heuschnupfen und Asthma erkrankten.[22]

Das Anti-Allergie-Trainingsprogramm mit Stallbakterien

Es ist ein ganzer Mikrobencocktail, dem Kinder im Stall ausgesetzt sind. Und zwar nicht nur dort, die Forscher fanden die Keime auch im Bauernhaus und besonders in den Matratzen der Kinder. Nicht zu vergessen, dass jeder

---

[21]Burger K (2013), S. 2.

[22]Maslova E, Halldorsson TI, Strom M et al. (2012), https://www.cambridge.org/core/journals/journal-of-nutritional-science/article/lowfat-yoghurt-intake-in-pregnancy-associated-with-increased-child-asthma-and-allergic-rhinitis-risk-a-prospective-cohort-study/DB7C98FF65157B35C4F211C3E886CCA2; aufgerufen am 25.09.2018.

Mensch alles andere als keimfrei ist, wir leben im Schnitt mit mehr als 30 Billionen Bakterien in einer Art Lebensgemeinschaft.

Bei den Studien fielen vor allem zwei Keime besonders auf, *Acinetobacter Iwoffii* und *Lactococcus lactis,* wie die GABRIEL-Studie zeigte, in der die Lebensbedingungen von 80.000 Bauernhofkindern detailliert untersucht wurden.[23] Diese Bakterien machen nicht krank, sondern trainieren offenbar das Immunsystem besonders gut. Im Tierversuch wurden sie nach Hitzebehandlung schwangeren Mäusen und ihren Jungtieren in die Nase gespritzt und verhinderten so die Entstehung eines allergischen Asthmas. Nun wird untersucht, ob man daraus eine Impfung für Menschen entwickeln und vielleicht sogar bestehende Allergien behandeln kann. Die Stallbakterien sollen sogar grundsätzlich eine allergische Sensibilisierung verhindern. Und dafür sorgt auch *A20,* ein neu entdecktes Enzym, das sich in der Schleimhaut der Atemwege befindet. Ist das nach einer Autobahn klingende Enzym aktiviert, haben Allergien keine Chance mehr sich auszubreiten. Es blockiert die Entzündungsreaktion und verhindert so allergisches Asthma.[24]

Klar ist aber auch, dass die antiallergische Wirkung verloren geht, wenn Menschen vom Land in die Stadt ziehen. Stadtkinder sollten nun keinesfalls Rohmilch trinken, sie sind an die Keime nicht gewöhnt, aber es ist ein interessanter Ansatz. Forscher überlegen, ob sie der Milch gezielt

---

[23]Burger K (2013), S. 3.
[24]Schuijs MJ, Willart MA, Vergote K, Gras D (2015), S. 1106–1110.

Bakterien zusetzen, ähnlich den bereits existierenden probiotischen Lebensmitteln, um einen Allergieschutz herzustellen.

Ob Milch oder Stalldreck, ob Nasenspray oder Bakterienjoghurts – Ziel ist, den natürlichen Allergieschutz des Immunsystems wieder neu anzukurbeln. Und es gibt immer Hoffnung: Einmal Heuschnupfen bedeutet nicht lebenslang eine laufende Nase. Manchmal verschwindet er auch wieder, gerade bei Kindern, die noch im Wachstum sind.

Literatur

Bergmann K-C, Straff W (2015) Klimawandel und Pollenallergie: Wie können Städte und Kommunen allergene Pflanzen im öffentlichen Raum reduzieren? UMID, 02/2015, S. 5–13. https://www.umweltbundesamt.de/sites/default/files/medien/378/publikationen/umid_02-2015-1_klimawandel_und_pollenallergie.pdf; aufgerufen am 25.09.2018.

Bousquet PJ, Bachert C, Canonica GW et al (2010) Uncontrolled allergic rhinitis during treatment and its impact on quality of life: a cluster randomized trial. J Allergy Clin Immunol 126(3): 666–668.

Burger K (2013) Schmutz und Schutz. Einsichten. Der Forschungsnewsletter LMU München, Nr.1/2013, S. 1–3, https://www.uni-muenchen.de/aktuelles/pdf/mutius.pdf; aufgerufen am 25.09.2018.

Fischer PJ, Fischer D (2017) Mein Kind hat eine Pollenallergie. Elternratgeber. Pädiatrische Allergologie, 01/2017, S. 36–37.

Füssler C (2013) Das große Kribbeln. Focus Gesundheit Allergien. Mai/Juni 2013, Focus Magazin, München, S. 58–63.

Hanke M (2013) Zwischen Kuhstalldreck und Milchkanne. Interview mit Prof. Erika von Mutius. Focus Gesundheit Allergien. Mai/Juni 2013, Focus Magazin, München, S. 18–21.

Kopp M (2016) Besonderheiten allergischer Erkrankungen im Säuglings- und Kindesalter. In: Biedermann T, Heppt W, Renz H, Röcken M (Hrsg.) Allergologie. 2. Aufl. Springer, Berlin, Heidelberg, S. 395–411.

Kopp MV, Lange L, Ott H (2014) Allergische Rhinitis und allergische Konjunktivitis. In: Ott H, Kopp MV, Lange L (Hrsg) Kinderallergologie in Klinik und Praxis. Springer, Berlin, Heidelberg, S. 145–156.

Maslova E, Halldorsson TI, Strom M et al (2012) Low-fat yoghurt intake in pregnancy associated with increased child asthma and allergic rhinitis risk: a prospective cohort study; J Nutr Sci. 2012; 1: e5.; http://europepmc.org/articles/PMC3582227; aufgerufen am 25.09.2018.

Ring J, Bachert C, Bauer C-P, Czech W (Hrsg) (2010) Weißbuch Allergie in Deutschland, 3. Aufl. Urban & Vogel, München.

Schuijs MJ, Willart MA, Vergote K, Gras D et al (2015) Farm dust and endotoxin protect against allergy through A20 induction in lung epithelial cells. Science 04 Sep 2015, 349(6252):1106-10; https://doi.org/10.1126/science.aac6623; aufgerufen am 25.09.2018.

Trikojat K, Buske-Kirschbaum A, Plessow F, Schmitt J et al (2017) Memory and multitasking performance during acute allergic inflammation in seasonal allergic rhinitis. Clin Exp Allergy 2017, 47(4): 479–487; http://onlinelibrary.wiley.com/doi/10.1111/cea.12893/abstract; aufgerufen am 25.09.2018.

Valenta R, Schönberger A (2016) Das Anti-Allergie-Buch. Auslöser, Heilungschancen und die neuesten Therapieformen. Piper, München, Berlin.

Valovirta E, Petersen TH, Piotrowska T, Laursen MK et al (2017) Results from the 5-year SQ grass sublingual immunotherapy tablet asthma prevention (GAP) trial in children with grass pollen allergy. https://www.jacionline.org/article/S0091-6749(17)31088-6/abstract; aufgerufen am 25.09.2018.

Mutius von E (2009) Verbr. Lebensm. 4(Suppl 2): 49. https://doi.org/10.1007/S00003-009-0511-4; aufgerufen am 04.01.2018.

Walker S, Khan-Wasti S, Fletcher M, Cullinan P et al (2007) Seasonal allergic rhinitis is associated with a detrimental effect on examination performance in United Kingdom teenagers: Case-control study. J Allergy Clin Immunol 120(2): 381–387; DOI: http://dx.doi.org/10.1016/j.jaci.2007.03.034, aufgerufen am 25.09.2018.

Hilfreiche Links

https://www.allergieinformationsdienst.de

http://www.allergien-im-garten.de/

https://www.allum.de/

http://www.daab.de/allergien/pollenallergie-heuschnupfen/

https://www.gesundheitsinformation.de/

http://www.pina-infoline.de/

https://www.pollendiary.com/Phd/

https://www.polleninfo.org/country-choose.html

http://www.pollenstiftung.de/ (Smartphone-App Pollen, personalisierte Vorhersage und Vergleich der Pollenbelastung)

https://www.tk.de/techniker (Allergie-App Husteblume – gibt zusätzlich Tipps zur Behandlung)

3

ASTHMA – halt die Luft an!

3.1 Hamsterhusten und Luftnotlaufen

Meine erste Erfahrung mit Asthma hatte ich, als ich
mit meiner damals zweijährigen Tochter in einer Reha-
klinik war. Eine andere Mutter fragte mich nach der Diagnose meiner Tochter. „Neurodermitis", antwortete ich.
„Oje", bekam ich zurück, „das ist ja schlimm. Das hat
mein Sohn zum Glück nicht, er hat nur Asthma". Mich
hat diese Antwort total gewundert. Nur Asthma? Nur
Luftnot? Natürlich ist Neurodermitis sichtbar und war
ja auch bei uns lange Zeit ein quälender Dauerzustand.
Aber das Gefühl, keine Luft zu bekommen, stellte ich
mir auch nicht gerade einfach vor. Im Gegensatz zu
ihren anderen Allergien hat unsere Tochter das Thema
„Asthma" lediglich gestreift. Hier können wir tatsächlich

© Springer-Verlag GmbH Deutschland, ein Teil von
Springer Nature 2019
D. Halm, *Total allergisch – na und?*,
https://doi.org/10.1007/978-3-662-57272-6_3

nur begrenzt mitreden. Aber eine leichte Ahnung, was das bedeutet, hat sie schon.

Probleme traten schon mal während der Pollenflugzeit auf. Trotz Heuschnupfen hat sie immer versucht, Sport zu treiben oder es zumindest ausprobiert. Und wenn es im Mai schon ein bisschen wärmer war, wurde ja auch der Sportunterricht nach draußen verlegt und die Klasse lief auf Tempo, um die Zeit zu stoppen. Unsere Tochter war zwar schnell, aber auch schnell unter Druck. Runde um Runde atmete sie tief die Pollen ein. Am Ende war es ein Gefühl, als ob jemand auf dem Brustkorb sitzt, so hat sie es immer beschrieben. Ein Druckgefühl, als ob man einfach nicht genug Luft bekommt, egal wie oft und tief man atmet. Sie hat das immer als sehr unangenehm empfunden, auch wenn dies bei ihr noch einige Stufen vor richtiger Atemnot war. Tatsächlich musste sie einmal ein Tennismatch abbrechen. Der Pollenflug war so stark, das Spiel so laufintensiv, dass sie zu husten begann und kaum aufhören konnte. Auch bei dem einen oder anderen Fußballturnier musste sie vorher inhalieren, um die 90 min ohne Hustenanfall durchhalten zu können.

Heute als Jugendliche hat sie diese Probleme kaum noch, nur einer löst noch Hustenanfälle aus – unser Hamster. Und dafür kann er nichts, sondern es sind mehr die „Baumaterialien" des Hamsterhauses. Einmal im Monat wird der große Käfig gereinigt und das Streu ausgewechselt, was eine ziemlich staubige Angelegenheit ist. Jedes Mal der gleiche Ablauf: Unsere Tochter holt das alte Heu heraus und füllt neues Streu und Späne ein, irgendwann geht eine lange Niesattacke los, dann beginnt sie zu husten. Und der Husten hält manchmal an – da kann es sein, dass sie schon mal inhalieren muss, um den Anfall zu stoppen. Wir haben nun die Arbeit geteilt, sie kümmert sich um den ausquartierten Goldhamster, während der Rest der Familie den Käfig reinigt. So ein Hamsterhusten hat auch einen klitzekleinen Vorteil!

3.2   Und das hilft: Tipps & Tricks

Ganz schön eng: durch den Strohhalm atmen
Um Asthma in den Griff zu bekommen, sollten Auslöser, so gut es geht, gemieden und parallel die Therapie mit Medikamenten individuell angepasst werden, das ist die wichtigste Strategie.

Typische Symptome bei Asthma sind ein ständiger Hustenreiz, Kurzatmigkeit, eine pfeifende Atmung (vor allem beim Ausatmen), ein Engegefühl in der Brust, anfallsweise auftretende Atemnot oder verstärkte Symptome bei Virusinfekten oder kalter, feuchter Luft. Auch ein andauernder Husten in der Nacht kann ein Zeichen für Asthma sein, manchmal bleibt es auch das einzige Symptom. Eltern sollten aufhorchen, wenn Kinder oft Bronchitis bekommen und ihnen danach das Atmen schwerfällt oder sie pfeifend atmen. Das gilt vor allem für Kleinkinder im Alter von zwei bis fünf Jahren. Bei älteren Kindern sind trockener Husten und Atemnot typische Warnzeichen für Asthma.[1]

Ein akuter Asthmaanfall beginnt meist mit Husten und kann sich so steigern, dass das Kind zunehmend mit

---

[1] http://www.patientenleitlinien.de/Asthma/asthma.html; aufgerufen am 25.09.2018.

Atemnot kämpft. Die Patienten werden dann ruhiger, stützen die Arme auf, um besser Luft zu bekommen, oft sehen sie sehr blass und ängstlich aus. So ein Anfall kann einige Minuten, aber auch Stunden dauern.

Man kann sich das so vorstellen, als wenn man versucht mit einem Strohhalm durch den Mund zu atmen und sich dabei die Nase zuhält. Beim Einatmen gelangt deutlich weniger Luft in die Lunge, das Ausatmen ist gleichzeitig erschwert.[2] Deshalb ist ein Asthmaanfall oft mit großer Angst verbunden. Werden die Atemgeräusche leiser, ist das kein Zeichen einer Besserung, sondern im Gegenteil ein Warnzeichen, dass sich der Zustand verschlechtert. Besonders gefürchtet ist der *Status asthmaticus,* ein schwerer Anfall, der intensivmedizinisch behandelt werden muss, da Medikamente kaum noch wirken und er mehr als 24 h anhält. Zum Glück sind Asthma-Notfälle eher selten, man sollte dann aber wissen, was zu tun ist.

Verhalten im Notfall
- Ruhe bewahren,
- Notfallmedikamente inhalieren,
- Eingeübte Atemtechnik anwenden (Lippenbremse und atemerleichternde Körperhaltungen),
- wenn nach zehn Minuten keine deutliche Besserung eintritt, wieder Notfallmedikamente inhalieren und je nach Arztanweisung zusätzlich Kortisontablette einnehmen,
- falls nötig, einen Notarzt rufen (besonders, wenn der Patient blau anläuft, sich die Beschwerden nicht bessern, wenn Kinder nicht mehr sprechen können).

---

[2]https://www.allergieinformationsdienst.de/krankheitsbilder/allergisches-asthma/grundlagen.html; aufgerufen am 25.09.2018.

Mehr Luft, Luft, Luft: mit Lippenbremse und Kutschersitz

Bahnt sich ein Asthmaanfall an, sollte der Patient nicht nur die Notfallmedikamente nehmen, sondern sich auch mit bestimmten Atemtechniken mehr Luft verschaffen. Besonders bewährt hat sich die Lippenbremse (Abb. 3.1),

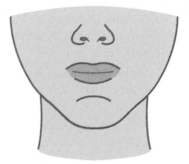

Lippen liegen entspannt aufeinander

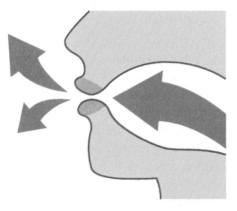

Ausatmen durch verengte Atemöffnung

Abb. 3.1 Lippenbremse. (Mit freundlicher Genehmigung von © Lungeninformationsdienst/Helmholtz Zentrum München 2017)

diese Technik löst das Sekret und belüftet die Lunge. Das Kind legt zunächst die Lippen entspannt aufeinander, presst sie dann zusammen, atmet durch die Nase ein (oder den Mund) und atmet durch die verengte Mundöffnung langsam die Luft aus wie beim „Pfeifen". Das muss unbedingt vorher geübt werden, am besten regelmäßig, damit es im Notfall klappt.

Neben der Atemtechnik gibt es auch Positionen im Sitzen und Stehen, die das Atmen erleichtern können. Beim Kutschersitz setzt man sich auf einen Stuhl, mit dem Oberkörper nach vorne gebeugt. Die Ellenbogen werden auf den Knien abgestützt, dabei ganz ruhig atmen. So erhöht sich das Luftvolumen in der Lunge und die verengten Bronchien können wieder weiter werden, die Lunge wird besser belüftet.

Unterstützung durch die sogenannte Atemhilfsmuskulatur bekommt man bei der Torwartstellung, die sich Kinder besonders gut merken können. Mit leicht gebeugten Beinen, eben wie ein Torwart, stellt man sich hin, in leicht gegrätschter Stellung. Die Hände werden oberhalb der Knie abgestützt, die Ellenbogen sind leicht gebeugt, die Finger zeigen nach innen.[3] Eine andere Position schafft ebenfalls mehr Luft, dabei sollte man sich mit beiden Armen auf einem Tisch abstützen und die Schultern hochdrücken. Sowohl die Lippenbremse als auch die atemerleichternden Haltungen (Abb. 3.2) werden am besten in Asthmaschulungen erlernt (https://www.asthmaschulung.de/).

---

[3]https://www.lungeninformationsdienst.de/therapie/leben-mit-krankheit/atemschulung/index.html#c123460; aufgerufen am 25.09.2018.

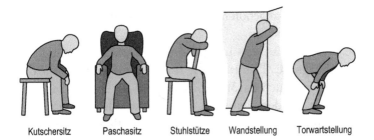

Kutschersitz   Paschasitz   Stuhlstütze   Wandstellung   Torwartstellung

Abb. 3.2 Atemerleichternde Körperhaltungen. (Mit freundlicher Genehmigung von © Lungeninformationsdienst/Helmholtz Zentrum München 2017)

Gerade bei Asthma ist es wichtig, das Gefühl zu haben, gegen den Anfall etwas tun zu können. Hilflosigkeit dagegen verstärkt oft die Panik. Und diese Panik führt wieder zu mehr Atemnot – ein Teufelskreis. Mit diesen Positionen lernt man mit der Luftnot umzugehen, und die Angst vor der nächsten Attacke wird kleiner. Zusätzlich sollten Entspannungstechniken geübt werden, denn neben der Angst können auch Gefühle wie Freude, Stress oder Traurigkeit die Symptome verstärken (Abschn. 8.2).

Doch erst einmal muss die Diagnose „Asthma" gestellt werden. Der Arzt setzt ein Puzzle zusammen: Wie sehr ist das Kind körperlich eingeschränkt, bestehen Allergien, schläft es durch, schnarcht es, welche Medikamente nimmt es? Bei der körperlichen Untersuchung sollte die Nase nicht vergessen werden, auch die oberen Atemwege müssen miteinbezogen und eventuell mitbehandelt werden. Um das Ausmaß der Asthmabeschwerden besser einschätzen zu können, ist der standardisierte „Asthmakontrolltest" hilfreich, der für unterschiedliche

Altersstufen angeboten wird und dem Arzt als Orientierung dienen kann.

Daneben ist eine Lungenfunktionsprüfung wichtig für die Diagnose. Das ist nicht immer ganz einfach, da die Ergebnisse auch davon abhängen, wie gut die Kinder mitmachen. Zudem wird ein Allergietest durchgeführt. Ein Symptomtagebuch kann Hinweise auf Beschwerden und Auslöser geben und sollte am besten täglich ausgefüllt werden. Das erfordert zwar etwas Disziplin, schult aber auch die Wahrnehmung der jungen Patienten: Habe ich nachts gehustet? Hatte ich vorher Kontakt zu einem Tier? Habe ich zusätzlich Sport gemacht? Ist eine Erkältung im Anmarsch? So lernen sie nicht nur ihr Asthma und die individuellen Auslöser besser kennen, es ist auch ein guter Start, um die Krankheit selbstverantwortlich zu managen. Man kann den Reiz bei jüngeren Kindern mit Klebepunkten oder Stickern als Belohnung für das Ausfüllen erhöhen.

Sieben wichtige Asthma-Warnsignale

1. Abnahme der körperlichen Belastbarkeit
2. Peak-Flow-Werte fallen ab
3. Zunahme der Atemnot
4. Verstärkter Husten mit Auswurf
5. Nächtliche Hustenanfälle
6. Steigender Verbrauch des Notfallsprays
7. Anzeichen eines Infekts

(Quelle: DAAB Asthmanotfallpass 2018)

Alles im (Stufen-)Plan: Atemwegserweiterer und Entzündungshemmer

Ist die Diagnose „Asthma" gestellt, geht es darum, den Schweregrad zu ermitteln. Danach richtet sich die medikamentöse Therapie, die immer das Ziel hat, die Entzündung der Atemwege zu lindern. Im Einzelnen heißt das: die Entzündung der Bronchialschleimhaut bekämpfen, die bronchiale Überempfindlichkeit verringern und die Verengung der Atemwege zu behandeln. Eine gute Lungenfunktion, ein ungestörter Nachtschlaf und die Minimierung von Langzeitschäden sind weitere Therapieziele.

Dabei wird zwischen zwei Arten von Medikamenten unterschieden, den **Atemwegserweiterern** (Bedarfsmedikamente), die sofort wirken, und den **Entzündungshemmern** (Langzeitmedikamente), die über einen längeren Zeitraum genommen werden müssen. Wann welches Medikament eingesetzt wird, richtet sich nach einem Stufenplan und muss individuell entschieden werden.

Stufe 1 ist die leichteste Stufe, das Kind bekommt nur 1- bis 2-mal pro Woche Asthmabeschwerden, es braucht lediglich ein schnell wirkendes Medikament für den Notfall. Ab Stufe 2 reicht ein Spray, das die Bronchien erweitert, allein nicht mehr aus. Zusätzlich ist eine antientzündliche Dauertherapie notwendig. Bei Stufe 4 bestehen sehr schwere Symptome, die Erkrankung ist schlecht kontrolliert.

Das Stufenschema dient dazu, die Asthmatherapie den Symptomen entsprechend anzupassen. Bessern sich die Beschwerden, kann man eine Stufe nach unten wechseln und die Medikamente niedriger dosieren. Häufen sich die

Anfälle, etwa in der Pollensaison, muss die Dosierung der Medikamente wieder nach oben angepasst werden. Ziel ist auf jeden Fall, die Kinder so einzustellen, dass sie möglichst beschwerdefrei sind und an sportlichen und schulischen Aktivitäten teilnehmen können. Das Asthma sollte „gut kontrolliert" sein. Mit den Fragen in Abb. 3.3 lässt sich einschätzen, ob die Behandlung mit Medikamenten erfolgreich ist.

Wie gut wirkt die Behandlung mit Medikamenten?

Haben Sie oder Ihr Kind in einer der letzten Wochen ...	Ja	Nein
nachts ohne Beschwerden geschlafen?	☐	☐
tagsüber kaum Beschwerden bemerkt?	☐	☐
die Aktivitäten im Alltag weitgehend ungehindert ausführen können?	☐	☐
die Bedarfsmedikamente nicht häufiger als zweimal in der Woche benötigt?	☐	☐
normale Peak-Flow-Werte gemessen?	☐	☐
keine Asthmaanfälle gehabt?	☐	☐

Abb. 3.3 Fragen zur Behandlung mit Medikamenten. (Mit freundlicher Genehmigung von © BÄK, KBV, AWMF. Asthma. PatientenLeitlinie zur Nationalen VersorgungsLeitlinie, 2. Aufl. Version 1.3.2009 [Bundesärztekammer [BÄK], Kassenärztliche Bundesvereinigung [KBV], Arbeitsgemeinschaft der Wissenschaftlichen Medizinischen Fachgesellschaften [AWMF]. Asthma.])

Zu den Atemwegserweiterern oder Bedarfsmedikamenten gehören die Beta-2-Sympathomimetika, kurz auch Betamimetika genannt, die in zwei Gruppen eingeteilt werden: in schnell und langsam wirkende Medikamente.

Schnell wirkende Betamimetika (Notfallspray) – Diese Atemwegserweiterer sind die wichtigsten Medikamente bei einem Asthmaanfall. Sie werden inhaliert, wirken schnell für etwa 4 bis 6 h, machen die Bronchien weit und lindern so die Luftnot. Asthmatiker sollten sie immer dabeihaben. Nebenwirkungen können Herzrasen, Zittern oder Unruhe sein. Sie haben allerdings keinen Einfluss auf die chronische Entzündungsbereitschaft der Atemwege – wie etwa Kortison. Deshalb besteht die Asthmatherapie in der Regel aus einer Kombination der beiden Medikamente: ein schnellwirkendes Betamimetikum und Kortison, um die Entzündung der Atemwege dauerhaft in den Griff zu bekommen. Nur bei sehr leichtem Asthma reicht ein Notfallspray aus. Als Regel gilt: Braucht das Kind diese schnell wirkenden Betamimetika regelmäßig öfter als zwei- bis dreimal pro Woche, ist eine antientzündliche Dauerbehandlung wahrscheinlich notwendig.

Kortison zählt zu den **Entzündungshemmern** (Langzeitmedikamente) und vermindert auf lange Sicht die Entzündung der Atemwege. Es wird meist als Pulver oder Spray inhaliert, so gelangt es direkt in die Atemwege. Der Vorteil: Man benötigt täglich nur kleine Mengen des Medikaments. Die gefürchteten Kortison-Nebenwirkungen bleiben so aus. Der Nutzen des Medikaments überwiegt hier auf jeden Fall. Allerdings kann es durch Sprayanwendung zu einem Pilzbefall der

Mundschleimhaut kommen. Das Risiko lässt sich ganz einfach reduzieren: nach dem Inhalieren Mund ausspülen, Zähne putzen oder etwas essen! Nur ganz selten ist es erforderlich, hohe Kortisondosen in Tablettenform zu verabreichen. Bei Kindern kann es dadurch zu Wachstumsverzögerungen kommen, das sollte unbedingt kontrolliert werden. Insbesondere für kleine Kinder gibt es als Alternative auch Leukotrien-Rezeptor-Antagonisten (etwa den Wirkstoff **Montelukast**) zum Schlucken. Das sind ebenfalls Entzündungshemmer, die langfristig wirken.

Reicht die Behandlung mit inhalativem Kortison nicht aus, können zusätzlich **lang wirkende Betamimetika** eingesetzt werden. Sie wirken langsamer als das Notfallspray, öffnen aber die Bronchien über einen längeren Zeitraum, etwa 12 h, und schützen vor Atemnot. Sie sollten in jedem Fall immer in Kombination mit Kortison angewandt werden.

Eine Therapie mit Antibiotika ist nur notwendig, wenn ein bakterieller Atemwegsinfekt vorliegt.

Schulung: Unterricht für die Atemwege

Es gibt unterschiedliche Inhalationssysteme für Kinder, denn mit dem Inhalieren ist das so eine Sache, gerade bei kleinen Patienten, die eine schnellere Atemfrequenz haben, kleinere Atemwege und ein anderes Atemmuster als Erwachsene. Da muss nicht nur das richtige Inhalationssystem ausgewählt, sondern die Kinder müssen entsprechend geschult werden. Um Fehler bei der Anwendung zu vermeiden, sollte immer nur mit dem gleichen Gerätesystem inhaliert werden. Kein Scherz – Studien zeigen, dass mehr als jeder zweite Asthmakranke beim Inhalieren Fehler macht.[4]

Zu den gängigsten Inhalatoren im Kindesalter zählen die **Dosieraerosole,** das sind die klassischen Asthmasprays. Sie sind sehr handlich, eigenen sich für viele Medikamente, geben die Wirksubstanz schnell ab und können auch im Notfall eingesetzt werden. Diese Inhalationssysteme funktionieren unabhängig von der Atemstärke und können deshalb von allen Altersgruppen verwendet werden. Für Babies und Kleinkinder gibt es spezielle Inhalierhilfen (sogenannte Spacer) mit Maske. Kinder ab etwa zwei Jahren benutzen Spacer mit Mundstück. Das Prinzip eines solchen Spacers ist es, die Sprühwolke in einer kleinen Kammer bereit zu halten. So haben die Kinder genug Zeit, in Ruhe das Medikament einzuatmen und den Sprühstoß auszulösen. Außerdem verteilt sich der Wirkstoff gleichmäßiger und gelangt tiefer in die Lungen. Kortisonpräparate sollten immer mit Spacer verabreicht werden. Bei Anwendung von Betamimetika sollten Säuglinge und Kleinkinder den Spacer einsetzen, bei größeren Schulkindern und Jugendlichen ist er nicht unbedingt nötig.

Pulverinhalatoren sind etwas komplizierter zu bedienen und eignen sich daher eher für Schulkinder ab etwa sechs Jahren. Sie verwenden keine Treibmittel, daher muss der Patient das Pulver durch seine Atmung verteilen. Das sollte sehr gut trainiert sein. Bei starker Atemnot

---

[4] https://www.lungeninformationsdienst.de/aktuelles/news/lungenemphysem-copd/lungenemphysem-copd/article/viele-patienten-inhalieren-falsch/index.html; aufgerufen am 25.09.2018.

reicht der Atemzug manchmal nicht aus, um das Pulver zu mobilisieren.

Auch **elektrische Vernebler** können von Kindern benutzt werden. Sie funktionieren mittels eines Druckluft-systems, sodass eine regelmäßige und ruhige Atmung beim Inhalieren wichtig ist. Das Medikament wird fein zer-stäubt und dann mit einer Maske oder einem Mundstück inhaliert, das geht auch im Notfall. Allerdings gelten Ver-nebler als sehr unhandlich, sie brauchen Strom und sind aufwendig zu reinigen. Deshalb gehören sie eher nicht zur Standardtherapie bei Asthma, bei Atemwegsinfektionen dagegen schon.

> **Inhalieren leicht gemacht:**
> - Es gibt Übungsgeräte, die anzeigen, welche Fehler gemacht werden.
> - Manche Geräte müssen nachgefüllt werden.
> - Neues Medikament rechtzeitig besorgen, bevor das alte aufgebraucht ist.
> - Manche Geräte und Zusätze (z. B. Spacer) müssen gereinigt werden.
>
> (Quelle: BÄK, KBV, AWMF, Asthma. PatientenLeitlinie zur Nationalen VersorgungsLeitlinie, 2. Aufl. Version 01.03.2009, www.asthma.versorgungsleitlinien.de)

Die Medikation bzw. die Leistung der Lunge sollte mit einem Peak-Flow-Meter überprüft werden, möglichst drei-mal am Tag. Dieses kleine handliche Gerät misst den Luft-strom beim Auspusten. Gibt es zu große Schwankungen bei den Werten, ist der Asthmatiker nicht gut eingestellt. Protokolliert man die Ergebnisse im Symptomtagebuch, kann man den Verlauf der Erkrankung sehr gut beobachten und auch sehen, wann die Medikamente zu gering dosiert sind. Die Werte richten sich nach einem Ampelschema von Grün bis Rot. Bei Grün ist alles in Ordnung, bei Gelb sollten die Medikamente angepasst werden, bei Rot ist der Wert viel zu niedrig, es sollte unbedingt ein Arzt konsultiert werden. Unsere Tochter musste den Peak-Flow-Meter nur für eine kurze Zeit benutzen, fand es aber ganz spannend zu sehen, ob sie mehr pusten konnte als am Vortag.

Spezifische Immuntherapie

Genau wie bei der allergischen Rhinitis kann auch bei allergischem Asthma eine spezifische Immuntherapie (SIT) sinnvoll sein (Abschn. 2.2). Sie funktioniert nach dem gleichen Prinzip wie bei Heuschnupfen. Allerdings muss der Auslöser für die Atemwegsbeschwerden klar definiert sein, das kann entweder mithilfe des Symptomtagebuchs oder mit einer Provokationstestung erfolgen. Je jünger die Patienten und je geringer die Symptome noch sind, desto größer sind die Chancen auf Erfolg. Eine wichtige Voraussetzung ist ein gut kontrolliertes Asthma, sonst ist eine SIT nicht zu empfehlen.[5]

Die Desensibilisierung mit Injektionen dauert drei Jahre. Als genauso wirksam wie die Injektion gilt eine Immuntherapie mit Tabletten, die aber nur für wenige Allergene zur Verfügung steht. Derzeit gibt es sie nur für Gräser (Patienten ab 6 Jahren) und für Milben (ab 12 Jahren).

---

[5]Kopp MV (2014, S. 168 f.).

Das Spektrum soll bald erweitert werden um Birken- und Milbenallergen für jüngere Kinder (ab 6 Jahren). In schweren Fällen, wenn alle Behandlungsmöglichkeiten ausgeschöpft sind, kann eine Therapie mit *Omalizumab* helfen (Abschn. 3.3).

Um das Asthma langfristig gut zu kontrollieren, gehören auch spezielle Schulungen zum Behandlungs- plan. Sie wurden von der Arbeitsgemeinschaft Asthma- schulung im Kindes- und Jugendalter e. V. entwickelt und werden bundesweit für betroffene Patienten und ihre Familien angeboten. Die gesetzlichen Krankenkassen übernehmen in der Regel die Kosten.[6] Ein interdiszipli- näres Team (Arzt, Psychologe, Pädagoge, Kinderkranken- schwester, Sporttherapeut) informiert die Kinder und Jugendlichen über die Krankheit und Therapiemöglich- keiten, übt Inhalationstechniken ein, gibt Tipps zu Sport und Bewegung, trainiert Entspannungsverfahren und zeigt auch Strategien im Umgang mit psychischen Belastungen. Mit der Schulung werden nachweislich die Klinikauf- enthalte weniger, die Fehlzeiten in der Schule sinken, die Patienten sind weniger ängstlich und haben ihr Asthma besser im Griff.

Denn Angst ist ein wesentlicher Faktor bei Asthma. Eltern und auch die jungen Patienten erleben die Erkrankung oft als Belastung. Alles dreht sich um das Ver- meiden von Auslösern und Infekten, die Sorge um das Kind,

---

[6] https://www.asthmaschulung.de/; aufgerufen am 02.10.2018.

schlaflose Nächte kommen dazu. Negative Gefühle können das Asthma verschlechtern und letztendlich zu einem Asthmaanfall führen. Auch hier gilt es, das Kind zu unterstützen, sein Selbstvertrauen und seine Selbstständigkeit zu fördern und die Allergie zu akzeptieren (Abschn. 8.2).

Asthmakinder – aber bitte zum Sport!
Aus Angst vor einem Asthmaanfall werden viele Kinder von ihren Eltern überbehütet und der Sport von der Tagesordnung gestrichen. Doch das ist kontraproduktiv, denn nachweislich kann regelmäßiger Sport die Symptome von asthmakranken Kindern sogar lindern. Wer kontinuierlich die Ausdauer trainiert, senkt seine Herzfrequenz unter körperlicher Anstrengung, gleichzeitig wird das Schlagvolumen des Herzens und damit auch die Atemtiefe erhöht. Dadurch dauert es länger bis Asthmabeschwerden auftreten.[7]

Wer keinen Sport treibt, schwächt das Herz-Kreislauf-System und die Muskulatur. Das kann auf Dauer sogar zu einer Verschlimmerung des Asthmas führen. Allerdings sollten junge Patienten einige Punkte beim Sport beachten, denn die körperliche Belastung kann Atemprobleme auslösen. Sie treten in den meisten Fällen nach der Belastung auf, etwa 90 % aller erkrankten Kinder leiden unter einem solchen Anstrengungsasthma.

---

[7]http://www.daab.de/themenschwerpunkt-asthma/kinder-mit-asthma-unterstu-etzen/; aufgerufen am 02.10.2018.

Und darauf sollten Asthmatiker beim Sport achten

- Das Notfallspray immer dabei haben!
- Atemwerte sollten stabil sein: Peak-Flow-Meter in grüner Zone der Ampel
- Bei leichten Belastungsproblemen vor dem Sport mit Notfallspray inhalieren
- Sport in 3 Phasen: Aufwärmen (10–15 min), Belastung, Ausklingen
- Allergieauslöser wie Pollen oder Tierhaare möglichst meiden
- Auf unspezifische Reize wie kalte Luft, Nebel, Staub oder große Höhen (mehr als 2000 m) achten, sie können Asthma auslösen
- Niemals an die Belastungsgrenze gehen
- Sportlehrer über Asthma und Notfallmedikation informieren
- Übergewicht vermeiden

Auch beim Sport sollten asthmakranke Kinder immer ein bronchienerweiterndes Medikament mit sich führen. Es kann notwendig sein, bereits vor der sportlichen Aktivität zu inhalieren. Ganz wichtig ist, dass das Kind selbst über die Belastung entscheidet und Pausen einlegt. Es eignen sich vor allem Sportarten wie Schwimmen, Skaten, Judo, Segeln, Kanu, Wandern oder Radfahren auf ebener Strecke. Laufintensive Sportarten wie Fußball, Handball, Boxen oder Basketball dagegen können zu einem Belastungsasthma führen. Darauf sollte unbedingt Rücksicht genommen werden. Für Sportmuffel gibt es eine Alternative – das Spielen von Blasinstrumenten trainiert übrigens auch die Atemwege.

Mitbewohner: Millionen von Milben in der Matratze

Die Vorstellung, dass Horden von Spinnentieren im Bett leben, ist ganz schön eklig, doch in den meisten Fällen ist das eine problemlose Symbiose. Bei Asthma aber lösen die Hausstaubmilben oft Beschwerden aus. Deshalb lohnt es sich, das Bett und auch das Kinderzimmer zu sanieren, um die Belastung gering zu halten. Empfehlenswert sind Encasings, das sind milbendichte Überzüge für die Matratze, je nach allergischer Sensibilisierung auch für das Kopfkissen und die Bettwäsche. Da hat sich in den vergangenen Jahren einiges getan, und die Zeit der knisternden „Plastik"-Überzüge ist zum Glück vorbei. Die neuen Schonbezüge haben eine weiche Oberfläche, man schwitzt darunter nicht und man kann sie einfach mit normaler Bettwäsche überziehen.

Alles, was nicht mit Encasings geschützt ist, sollte alle drei Monate bei 60 °C in der Maschine gewaschen werden (Decken, Kissen, Kuscheltiere). Staubfänger wie offene Regale, Gardinen oder Teppiche möglichst aus dem Zimmer verbannen oder oft reinigen. Bettwäsche wechselt und wäscht man am besten wöchentlich, sonst wenigstens alle 14 Tage, bei mindestens 60 °C. Am besten lange Schlafanzüge tragen, um die Zahl der Hautschuppen, von denen die Milben leben, zu reduzieren und abends nicht frisch geduscht ins Bett gehen. Dadurch steigt die Feuchtigkeit im Bett um etwa 20 % und man schafft das „Lieblingsklima" der Milben.

In der Schule und im Kindergarten sollte auf möglichst allergenarme Kuschelecken geachtet werden. Empfehlenswert ist es, regelmäßig die Zimmer zu saugen und feucht zu wischen. Bei Schulausflügen in Jugendherbergen oder Übernachtungspartys kann es sinnvoll sein, eigene Bettwäsche mitzunehmen. Achten Sie darauf, Waschmittel für empfindliche Haut und ohne Duftstoffe zu verwenden, um Haut und Atemwege nicht zusätzlich zu reizen.

Milben mögen keinen Frost: Stofftiere über zwei Tage ins Gefrierfach legen und danach waschen. Auch das vermindert die Zahl der Allergene. Oder man kauft gleich ein Kuscheltier aus milbendichtem Encasing-Material. Neben Kälte vertragen die Spinnentiere auch die Höhe nicht. Ab etwa 1200 m ist die Luft fast milbenfrei. Sie benötigen eine Luftfeuchtigkeit um ca. 70 % und warme Temperaturen von mehr als 20 °C, um sich wohlzufühlen; deshalb sollte das Zimmer regelmäßig gelüftet und eher kühl gehalten werden. Die Allergie taucht in der Regel ab dem Herbst auf, wenn die Heizperiode beginnt. Dann sterben viele der mit bloßem Auge nicht sichtbaren Tierchen ab. Mit ihnen zerfällt auch der allergene Kot und verbindet sich mit dem Hausstaub, das alles wird durch das Heizen aufgewirbelt und verursacht die Beschwerden.

Neben den unliebsamen Milbenmitbewohnern gibt es ja auch noch erwünschte tierische Gäste. Haustiere in einem Haushalt mit einem asthmatischen Kind können, müssen aber kein Problem sein. Wir hatten oft Hunde zu Besuch. Meine Tochter hat auf manche Rassen reagiert, auf andere aber auch nicht. Vögel gingen bei ihr gar nicht, sie wirbelten zu viel Staub auf, das Niesen und Husten setzte sofort ein. Auch Katzenhaare machen oft Probleme, auf diese Tiere besser verzichten!

Bei Ausflügen in den Zoo oder auf den Bauernhof sollte man das Risiko einer allergischen Reaktion im Hinterkopf haben. Die Gegenwart von Tieren ist bei Asthma oft nicht ideal, man muss es ausprobieren oder die meist nicht ganz so interessanten schwimmenden oder schleichenden Alternativen wählen. Tiere ohne Fell eignen sich einfach nicht so zum Streicheln und Schmusen, dafür sind Fische und Schildkröten aber ziemlich allergenarm.

Die Top-Tipps bei Asthma
- Allergieauslöser möglichst meiden (Pollen, Tierhaare, kalte Luft etc.)
- Auf keinen Fall in der Nähe des Kindes rauchen
- Ein Asthmatagebuch führen und mehrmals täglich die Peak-Flow-Werte messen
- Den Notfall üben und im Ernstfall versuchen, ruhig zu bleiben
- Inhalationstechniken trainieren
- Atemtechniken üben
- Entspannungsübungen anwenden
- Regelmäßig Medikamente nehmen – so regelmäßig wie Zähneputzen
- Das Schlafzimmer möglichst milbenarm sanieren
- Sport nach bestimmten Regeln treiben
- Freunde, Familie und Betreuer/Lehrer über die Erkrankung informieren
- An einer Asthmaschulung teilnehmen
- Die Erkrankung nicht dramatisieren, aber auch nicht verharmlosen

3.3   Fakten: Wenn die Allergie in die Lunge rutscht

Asthma im Überblick

Etwa jedes zehnte Kind in Deutschland leidet unter Asthma bronchiale, das zu den häufigsten chronischen Erkrankungen bei Kindern und Jugendlichen zählt. Der Begriff kommt aus dem Griechischen und kann mit „Beklemmung" oder „Keuchen" übersetzt werden. Es handelt sich um eine dauerhafte Entzündung der Bronchialschleimhaut, die eine Überempfindlichkeit der Atemwege zur Folge hat. Werden die gereizt, etwa durch Allergene wie Pollen oder Hausstaubmilben, setzt der Körper eine

allergische Reaktion in Gang und schüttet den entzündlichen Botenstoff Histamin aus.

Die Atemwege werden stärker durchblutet, die Schleimhaut schwillt an und produziert vermehrt Schleim. Die
Bronchien werden dadurch enger und verstopfen vor
allem bei Kindern schneller wegen der geringen Größe
(Abb. 3.4). Das kann dazu führen, dass die Bronchial-
muskulatur verkrampft, das Atmen wird beschwerlich und
die Luft knapp – so beginnt ein akuter Asthmaanfall.[8]
Asthma ist gut behandelbar. Ziel einer Therapie ist immer
eine normale körperliche Belastbarkeit des Kindes und
weitgehende Beschwerdefreiheit, ohne nächtliches Husten
und ohne Asthmaanfälle.[9]

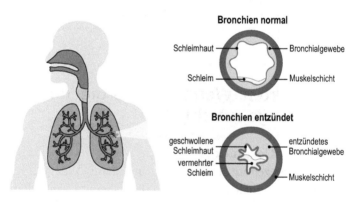

Abb. 3.4 Vergleich normaler und entzündeter Bronchien. (Mit
freundlicher Genehmigung von © Lungeninformationsdienst/
Helmholtz Zentrum München 2017)

---

[8]http://www.daab.de/atemwege/asthma-im-kindesalter/; aufgerufen am 02.10.2018.
[9]Kopp M (2016, S. 403).

Man unterscheidet zwei Formen von Asthma, die allergische und die nichtallergische. Bei Kindern und Jugendlichen handelt es sich in 90 % der Fälle um die Variante mit allergischer Beteiligung, um die es hier auch geht. Die Symptome und die Ausprägung der Erkrankung können sich sehr stark unterscheiden und in ihrer Intensität schwanken.

Meist beginnt Asthma im Vorschulalter, bis zur Pubertät sind Jungen häufiger betroffen als Mädchen, danach kehrt sich das Verhältnis um. Der Anteil der jungen Asthmatiker steigt bis zum Alter von 11 bis 13 Jahren an, dann verändern sich die Zahlen kaum noch.[10] Bei einem Drittel der Kinder verliert sich die Erkrankung nach der Pubertät wieder, bei weiteren 30 % bessert sich das Asthma zumindest bis zum Erwachsenenalter.[11] Viele der jungen Betroffenen leiden an weiteren Allergien wie Neurodermitis, Heuschnupfen oder Lebensmittelallergien. In industrialisierten Ländern kommt die Erkrankung häufiger vor, in Deutschland betrifft sie 8–10 % der Kinder und Jugendlichen, in Australien etwa 32,8 %, in Entwicklungsländern dagegen nur 2 %.[12,13]

Die Zahl der jungen Patienten hat in den vergangenen 20 Jahren deutlich zugenommen. Weltweit geht man von 330 Mio. Asthmatikern aus. Ein Grund, warum

---

[10]Kopp MV (2014, S. 158).

[11]Landschek I (2010, S. 132 ff.).

[12]Sembajwe G, et al. (2010, S. 279 ff.).

[13]https://www.lungenaerzte-im-netz.de/krankheiten/asthma-bei-kindern/wie-haeufig-ist-asthma-bei-kindern/; aufgerufen am 02.10.2018.

die Zahlen steigen, könnte die zunehmende Luftver-
schmutzung und die höhere Konzentration von Pollen in
der Luft sein. Außerdem spielt Vererbung eine Rolle. Leiden die Eltern bereits an Allergien, steigt damit die Wahrscheinlichkeit für den Nachwuchs, allergisches Asthma zu
bekommen, auf 60 bis 80 %.[14]

Nach der KIGGS-Studie (Studie zur Gesundheit von
Kindern und Jugendlichen in Deutschland) hatte jeder
zweite junge Asthmapatient innerhalb der letzten 12 Monate
mindestens einen Asthmaanfall. Knapp 8 % dieser Kinder
mussten in einem Krankenhaus aufgenommen werden. Auch
auf die Fehlzeiten in der Schule wirkt sich das aus. Etwa
20 % der 7- bis 17-Jährigen mit Asthma kamen wegen ihrer
Erkrankung im Schnitt fünf Tage pro Jahr nicht zur Schule.[15]

Allergieauslöser: was den Atem nimmt
Es gibt einige Hauptauslöser für einen Asthmaanfall. Dazu
zählen:

* Kontakt mit einem Allergieauslöser (z. B. Pollen, Haus-
staubmilben, Tierhaare),
* Infektion der Atemwege (Erkältungen),
* Körperliche Belastung,
* Umweltfaktoren (Tabakrauch).

Es hat sich gezeigt, dass vor allem **Tabakrauch** eine große
Rolle spielt. Laut KIGGS-Studie rauchte in etwa jeder

---

[14]Rink et al. (2015, S. 162).
[15]RKI (2008, S. 16).

zweiten Familie (51,1 %) mit einem asthmakranken Kind mindestens ein Elternteil. Das ist nicht nur schlecht für die akute Erkrankung, sondern reduziert auch langfristig die Chance auf Besserung bei den betroffenen Kindern. Auch **Übergewicht** scheint ein Risikofaktor für Asthma zu sein, das bestätigte eine schwedische Studie erneut.[16] Vor allem Kinder, bei denen der Body-Mass-Index (BMI) kontinuierlich im untersuchten Alter von sechs Monaten bis zu acht Jahren anstieg, erkrankten häufiger an Asthma. Vermutet wird, dass das Immunsystem bei Übergewicht Stoffe produziert, die die Entstehung von allergischem Asthma fördern.

Die große Frage ist, wie entsteht Asthma überhaupt, welche Rolle spielen Umwelteinflüsse, Schadstoffe oder die Gene? Mit modernen Analysemethoden suchen Forscher nach Veränderungen im Erbgut und sind fündig geworden: ORMDL3 heißt ein neu entdecktes Gen, das das Risiko, als Kind an Asthma zu erkranken, erhöht. Im Rahmen der europaweiten GABRIEL-Studie sahen sich Wissenschaftler die genetischen Merkmale von mehreren Tausend Kindern genauer an und fanden insgesamt fünf Genvarianten, die bei der Entstehung von Asthma eine Rolle spielen.[17] Allerdings stellte sich auch heraus, dass Gene nur etwa zu einem Drittel an der Erkrankung beteiligt sind. Umwelteinflüsse spielen eine entscheidende Rolle, womit wir wieder im Kuhstall wären!

---

[16]DAAB (2015, S. 14 f.).

[17]https://www.lungeninformationsdienst.de/krankheiten/asthma/forschungsan-saetze/index.html; aufgerufen am 02.10.2018.

Studien zeigen, dass Kinder, die auf einem Bauernhof aufwachsen, offenbar vor allergischen Atemwegserkrankungen besser geschützt sind und seltener Allergien
entwickeln als Stadtkinder (Abschn. 2.3).

Vor allem der Verzehr von frischer Kuhmilch und hof-
eigener Butter scheint protektiv zu wirken und Asthma zu
verhindern, so das Ergebnis einer neueren Studie.[18,19] Die
Rohmilch enthält nicht nur bestimmte Bakterien, sondern
auch einen deutlich höheren Fettanteil als handelsübliche
Milch. Entscheidend sind dabei die Omega-3-Fettsäuren,
die schon lange im „Verdacht" stehen, eine antientzündliche Wirkung zu haben. Wie genau sie wirken, ist allerdings noch nicht klar. Die unerhitzte Bauernhofmilch
enthielt etwa 4 % Fett, die behandelte Milch entweder
3,5 % (vollfett) oder 1,5 % (fettarm). Doch nicht nur der
Fettgehalt ist entscheidend, auch die Zusammensetzung
spielt eine große Rolle. Die Rohmilch enthielt nicht nur
mehr Omega-3-Fettsäuren, sondern auch ein günstigeres
Verhältnis von Omega-6- zu Omega-3-Fettsäuren. Bei den
anderen fettärmeren Produkten war das Verhältnis weniger
ideal, was Entzündungen fördert. Das Risiko, an Asthma
zu erkranken, war bei Kindern, die die Stallmilch tran-
ken, um 49 % geringer. Im Alter von fünf Jahren sank es
sogar erneut, um 71 %. Die Milchspur sollte man in der
Allergieforschung unbedingt verfolgen.

---

[18]Reese I (2016, S. 12).

[19]Brick T et al. (2016), http://www.jacionline.org/article/S0091-6749(15)01731-5/
abstract; aufgerufen am 02.10.2018.

Blick in die Zukunft – neue Antikörper bei Asthma

Asthma ist mit den gängigen Medikamenten in den meisten Fällen gut kontrollierbar. Betroffene erleben oft beschwerdefreie Zeiten, dann werden sie wieder von Asthmaanfällen geplagt. Doch auch ohne Symptome sind die Bronchien nicht gesund, sondern chronisch entzündet. Das kann zu einem Umbau des Lungengewebes führen, dem „Remodeling". Dabei verdicken sich die Bronchialwände, die Schleimproduktion ist erhöht, die Gefahr einer dauerhaften Verengung der Atemwege und Schädigung der Lunge steigt.

Die Asthmaforschung sucht nach neuen Therapieansätzen: In den letzten Jahrzehnten gab es kaum Neuentwicklungen, Patienten wurden nach dem gleichen Schema behandelt. Doch auch hier erweitert seit einigen Jahren eine neue Wirkstoffklasse das Therapiespektrum: Biologika oder auch monoklonale Antikörper werden bei der Behandlung von schwerem allergischem Asthma eingesetzt. In Zukunft sollen diese Medikamente auch bei Neurodermitis eine Rolle spielen (Abschn. 1.3).

Bewährt hat sich bereits der Antikörper *Omalizumab,* der seit 2009 auch für die Behandlung von allergischem Asthma bei Kindern ab sechs Jahren zugelassen ist. Er greift in den Entzündungsprozess ein und bindet einen körpereigenen Antikörper, das Immunglobulin E (IgE). *Omalizumab* stoppt die vermehrte Produktion von IgE, es werden weniger Entzündungsstoffe ausgeschüttet, die allergische Reaktion wird unterdrückt. Ziel dieser Therapie ist es, die Menge an Kortison bei der Asthmabehandlung zu senken. In vielen Studien konnte gezeigt werden, dass tatsächlich weniger Fälle von Atemnot auftraten und Asthmasymptome schwächer waren.

Verschiedene neue Antikörper werden derzeit in Studien getestet, darunter auch *Dupilumab,* das bereits die Zulassung für die Behandlung von Neurodermitis bei Erwachsenen hat. Es könnte auch für die Asthmatherapie das Spektrum der Medikamente erweitern (Abschn. 1.3).

Es tut sich etwas in Sachen „Neuentwicklung von Medikamenten", die nicht nur die Symptome lindern, sondern viel früher einsetzen – und Asthma schon im Ansatz bekämpfen.

Literatur

DAAB (Hrsg) (2015) Asthmanews. Asthmaforschung: Zufall stand Pate. Allergie konkret 02/2015, Mönchengladbach, S 14–15.

Brick T, Schober Y, Böcking C et al (2016) ω-3 fatty acids contribute to the asthma-protective effect of unprocessed cow's milk. J Allergy Clin Immunol 137(6): 1699–1706.e13; http://www.jacionline.org/article/S0091-6749(15)01731-5/abstract; aufgerufen am 02.10.2018.

Bundesärztekammer (BÄK), Kassenärztliche Bundesvereinigung (KBV), Arbeitsgemeinschaft der Wissenschaftlichen Medizinischen Fachgesellschaften (AWMF). Asthma. PatientenLeitlinie zur Nationalen VersorgungsLeitlinie, 2. Aufl. Version 01.03.2009, www.asthma.versorgungsleitlinien.de; aufgerufen am 02.10.2018.

Kopp M (2016) Besonderheiten allergischer Erkrankungen im Säuglings- und Kindesalter. In: Biedermann T, Heppt W, Renz H, Röcken M (Hrsg.) Allergologie. 2. Aufl. Springer, Berlin, Heidelberg, S 395–411.

Kopp MV (2014) Asthma bronchiale im Kindesalter. In: Ott H, Kopp MV, Lange L, Kinderallergologie in Klinik und Praxis. Springer, Berlin, Heidelberg, S 157–172.

Landschek I (2010) Allergien im Griff. Stiftung Warentest, Berlin, S 132–136.

Reese I (2016) Schutz vor Asthma durch Omega-3-Fettsäuren in Bauernhofmilch. Allergo J 25 (3): 12.

Rink L, Kruse A, Haase H (2015) Immunologie für Einsteiger. 2. Aufl, Springer Spektrum, Heidelberg.

RKI (Hrsg), BgZA (Hrsg) (2008) Erkennen – Bewerten – Handeln: Zur Gesundheit von Kindern und Jugendlichen in Deutschland. RKI, Berlin.

Sembajwe G, Cifuentes M, Tak SW et al (2010) National income, self-reported wheezing and asthma diagnosis from the World Health Survey. Eur Respir J 35: 279–286, https://doi.org/10.1183/09031936.00027509; aufgerufen am 12.08.2018.

Hilfreiche Links

https://www.allergieinformationsdienst.de/krankheitsbilder/allergisches-asthma/grundlagen.html

www.allum.de

www.asthmaschulung.de

www.atemwegsliga.de

http://www.awmf.org/leitlinien/patienteninformation.html

www.daab.de (Bewegungsbuch für Kinder mit Asthma kostenfrei bestellen unter info@daab.de)

http://www.daab.de/atemwege/asthma-im-kindesalter/

https://www.faak-koeln.de/

https://www.gesundheitsinformation.de/

https://www.outermedia.de/de/playground/luftikids   (Online-
Kurs für 8- bis 13-Jährige, Ausbildung zu Asthmaexperten)
www.lungenaerzte-im-netz.de
https://www.lungeninformationsdienst.de/   (Asthmatagebuch
kann heruntergeladen werden)
www.pina-infoline.de

4

LEBENSMITTELALLERGIEN – Friede, Freude, Allergieattacke…

4.1 Gefährliche Müslikekse und Eis mit Fischgeschmack

Die „Allergiekarriere" unserer Tochter verlief fast wie aus dem Lehrbuch. Schon kurz nach der Geburt bekam sie Neurodermitis, obwohl ich sie voll stillte. Nach mehr als vier Monaten begannen wir langsam mit der Beikost, ich fütterte Möhrchen zu und stillte weiter. Zunächst ging das gut, doch mit steigender Auswahl im Babymenu gab es die nächste Überraschung: noch mehr Ausschlag und Pickelchen. Willkommen im Club der Lebensmittelallergien! Unser Baby vertrug keine Kuhmilch und reagierte auf Ei. Wir strichen beides vom Speiseplan. Ich führte ein Ernährungstagebuch, was eine zeitraubende Angelegenheit war, und schrieb alles auf, was ich zubereitete, jede

© Springer-Verlag GmbH Deutschland, ein Teil von
Springer Nature 2019
D. Halm, *Total allergisch – na und?*,
https://doi.org/10.1007/978-3-662-57272-6_4

einzelne Zutat beim Kochen, und alles, was unser Kind den Tag über aß und trank. Und da kommt selbst bei einem Baby einiges zusammen. Nicht ohne meine Liste!

Und eine Menge Fragen: Verändert sich die Haut und werden die Ekzeme besser? Gibt es einen Zusammenhang zwischen Hautverschlechterung und bestimmten Lebensmitteln? Neben dem Essen notierte ich auch den Hautzustand, die Stimmung und wie der Schlaf war – ohne neue Erkenntnisse!

Ich versuchte, gesund, frisch und regional zu kochen. Unsere Kinder liebten die Einkäufe auf dem Biobauernhof mit den Schweinchen, der aber nicht gerade die günstigste Einkaufsvariante war. Farb- und Zusatzstoffe mieden wir so gut es ging und Zucker gab es nur in Maßen. Soweit die Theorie, in der Praxis war ausgerechnet unsere Tochter diejenige, die verrückt war nach Schokolade, Gummibärchen oder Waffeln, was es nicht einfacher machte. Doch mit Zucker vorsichtig zu sein und Milch und Ei zu meiden, reichte nicht, es kamen später neue Lebensmittelallergien hinzu. Einmal bekam unsere Tochter einen Ausschlag, nachdem sie eine Kiwi gegessen hatte, dann juckte ihre Lippe, als sie Mortadella-Wurst auf dem Brot hatte. Die Pistazie war offenbar auch ein Problem.

Kuhmilch ging fast das ganze erste Jahr über nicht, aber andere Milchprodukte, wie Joghurt, Butter, Quark, konnte sie essen. Sowohl die Milch- als auch die Hühnereiallergie besserten sich, wir ließen diese Nahrungsmittel eine Weile weg. Nach Absprache mit dem Arzt tasteten wir uns vorsichtig wieder ran. Im zweiten Lebensjahr waren diese Allergien komplett verschwunden und das Leben wurde einfacher, dachten wir. Doch es kam anders.

Erdnüsse und Fisch sind unsere neuen Feinde

Die erste Begegnung mit einer schweren allergischen Reaktion auf ein Lebensmittel machten wir, als unsere Tochter gut zwei Jahre alt war. Die Familie knabberte Erdnüsse, und auch die Kleine wollte ein bisschen probieren. Kurz darauf reagierte sie allergisch und musste sich mehrfach übergeben. Ich erinnere mich vor allem an ihre Ohrmuscheln, die anschwollen, dazu kam starker Juckreiz. Sie war zwar noch bei guter Laune, aber wir waren völlig verunsichert, was wir tun sollten.

Der Allergietest am nächsten Tag brachte Gewissheit: hochgradige Allergie auf Erdnüsse. Von da an änderte sich unser Leben drastisch, ab sofort waren Erdnüsse tabu für uns. Jeder Einkauf dauerte nun doppelt so lange. Ich musste bei allen Lebensmitteln die Zutatenlisten regelrecht studieren und machte „Überstunden" im Supermarkt. Denn nicht immer lässt sich auf den ersten Blick erkennen, in welchen Produkten überall Erdnüsse enthalten sind. Auch heute noch werfe ich gewohnheitsmäßig einen Blick darauf. Selbst bei Lebensmitteln, die schon lange auf dem Markt sind, können Rezepturen verändert werden und plötzlich sind doch Erdnüsse enthalten.

Den nächsten Zwischenfall hatten wir an der Nordsee. Es war warm, unsere knapp dreijährige Tochter schleckte genüsslich ein Vanilleeis im Hörnchen. Und natürlich tropfte bei den Temperaturen das Eis. Mein Mann nahm sich die Waffel, leckte das Eis einmal rund und gab es unserer Tochter zurück. Kurze Zeit später bekam sie einen starken Juckreiz, Pusteln um den Mund, Pusteln überall – schon wieder eine allergische Reaktion. Doch warum? Das Vanilleeis enthielt keine Nüsse. Nur langsam dämmerte es uns. Mein Mann hatte kurz zuvor ein Fischbrötchen gegessen, danach leckte er an dem Eis unserer Tochter. Konnte das der Auslöser gewesen sein? Ja, er war es. Zur Erdnussallergie gesellte sich eine Fischallergie. Wir hatten das nächste Problem!

Essen wurde für uns zu einer komplizierten Angelegenheit: Ernährungsberatung, Zutatenlisten lesen, Spurenhinweise deuten, mit dem Koch sprechen, beim Metzger nachfragen, Nahrungsmittelhersteller anrufen, um gezielt Allergenauskünfte zu erfragen. Das kostete viel Zeit und einige Nerven, aber wichtig war und ist es auch heute noch, dass das Essen für unsere Tochter sicher ist. Ihr Speiseplan wurde zur Streichliste: kein Fisch, keine Erdnüsse, keine Nüsse (vor allem Walnüsse, Cashews, Pistazien und Haselnüsse) und keine Kürbiskerne.

Vorsicht vor allergischen Freunden

Eins haben wir gelernt – man kann nicht vorsichtig genug sein. Ein Freund von uns reagierte ebenfalls stark allergisch auf Erdnüsse. Wenn unsere Tochter in dem Haus mit seinen Kindern spielte, war ich beruhigt: Ich wusste, dort wurden die Hülsenfrüchte ebenso gemieden wie bei uns zu Hause. Ein Trugschluss.

Bis auf den befreundeten Mann war der Rest der Familie nicht allergisch. Die Ehefrau bot also den Kindern einen Teller mit Müslikeksen (wahrscheinlich mit Nüssen und Erdnüssen) und mit Äpfeln an. Die Kekse sollten aufgegessen sein, bevor der stark allergische Vater von einer Dienstreise zurückkam. Leider sahen die Kekse wie die Haferflocken-Kekse aus, die ich zuvor mit meiner damals sechsjährigen Tochter gebacken hatte. Plötzlich hatte sie

einen starken Juckreiz und überall Pusteln, auch Magen-
probleme und fühlte sich unwohl. Sie konnte nicht wirklich erklären, was passiert war.

Eigentlich ist unsere Tochter sehr vorsichtig beim Essen,
sie hatte auch nur von dem angebotenen Obst genommen,
aber es waren wohl kleine Kekskrümel dazwischen. Das
konnten wir nur vermuten, ganz klar war das nicht. Zum
Glück stoppte die allergische Reaktion nach der Gabe des
Antihistaminikums. Wir atmeten auf. Die Mutter hatte
schlichtweg vergessen, dass meine kleine Tochter auch allergisch war. Und so hatten wir einen Allergie-Zwischenfall
in einem Haus, das eigentlich „sauber" war und in dem
sich meine Tochter sicher fühlte. Vertrauen ist gut, aber
Kontrolle ist bei Lebensmittelallergien besser!

Gerade Bäckereien sind für Nahrungsmittelallergiker
ein „unsicheres Pflaster". Nur selten ist das Personal gut
informiert, das ist leider immer wieder unsere Erfahrung.
Viele Verkäufer können keine richtige Auskunft geben,
wissen nicht, wo die Mappe mit den Allergenhinweisen
aufbewahrt wird, kennen den Unterschied zwischen Nüssen, Samen und Erdnuss nicht und sogar in gut sortierten
Bäckereien liegt die zweite Reihe Puddingteilchen teilweise
auf den Nussschnecken oder neben den Mandelhörnchen.
Selbst wenn die Teilchen ohne Allergenspuren gebacken
und in die Verkaufstheke gelegt wurden, spätestens jetzt
haben sie engen Kontakt mit Allergieauslösern und werden vielleicht vermischt. Und auch die Teilchenzange wandert oft quer durch die Auslage.

Als ich vor Kurzem in der Filiale einer großen Bäckerei-
kette nachfragte, ob das Brot Kürbiskerne enthalte, schaute
mich der nicht so gut deutschsprechende Mitarbeiter

fragend an. Kürbiskerne? Das Wort kannte er nicht, eine Kollegin übersetzte, war sich aber auch nicht sicher. Ich dagegen war mir sicher – in diesem Laden kaufe ich nicht mehr ein.

Vorsicht auch bei belegten Brötchen. In einem Sandwichladen entdeckten wir unter dem Salatblatt des vermeintlich harmlosen Salamibrötchens eine grüne Pestosoße – mit Pinienkernen oder Nüssen? Bei Nachfrage zuckte der Fachverkäufer nur mit den Schultern. Es gab weder einen Hinweis, noch eine schriftliche Mappe, noch eine mündliche Auskunft. Einfach nichts. Da besteht noch viel Aufholbedarf bei der Umsetzung der gesetzlichen Vorgaben!

Unsere Tochter lässt sich aber trotz der möglichen Risiken nicht abschrecken, sie kauft Teilchen in Bäckereien, holt sich Eis in der Eisdiele und geht gerne Pizza essen. Im Kindergarten liebte sie das Frühstücksbuffet. Geht alles, weil sie vorsichtig ist, nachfragt und manchmal verzichtet, auch wenn das nervig ist. Eine Lebensmittelallergie hat auch Vorteile, man achtet ganz sicher mehr auf die Zutaten im Essen und wird wählerischer.

4.2   Und das hilft: Tipps & Tricks

Wer lesen kann, ist klar im Vorteil…
Wer eine Lebensmittelallergie hat, verbringt viel Zeit mit LESEN, denn Zutatenlisten müssen genauestens inspiziert werden. Und das immer wieder. Vorsicht vor einer Aufschrift wie „Jetzt mit neuer, verbesserter Rezeptur". Dann die Zutaten noch genauer lesen, da kann plötzlich Milch oder Ei im Produkt enthalten sein. Früher habe ich die

Süßigkeiten, die unsere Tochter zum Beispiel von Geburtstagen im Kindergarten mitbrachte, vorsortiert: Wo sind Erdnüsse drin, wo steht etwas über Spuren, welche sind unproblematisch?

Sobald sie lesen konnte, habe ich sie das selbst machen lassen. Sie hat immer sehr zuverlässig gefragt, ob sie den Schokoriegel oder die Chips essen dürfe. Ich habe ihr dann gesagt, sie solle doch selber mal lesen und entscheiden. Natürlich haben wir das dann nochmal gemeinsam überprüft. Aber das ist der erste Schritt in die Selbstständigkeit und gibt dem Kind auch für die Zukunft Sicherheit. Außerdem kann man das jederzeit und überall üben. Wir haben manchmal eine Art Quiz daraus gemacht, und vor allem während der Grundschulzeit hatte unsere Tochter viel Spaß daran.

Handelt es sich nicht um verpackte Waren mit gedruckter Zutatenliste, sondern um sogenannte lose Ware, wird es schwieriger. Beim Bäcker, an der Eistheke oder beim Metzger ist man auf die Auskunft der Verkäufer angewiesen. Mittlerweile sind die verpflichtet, über Allergene in den Produkten zu informieren. Manchmal ist die Auslage diesbezüglich schon beschildert oder aber es liegt eine Mappe in der Theke. Einige Bäckereien drucken Hinweise auf Allergieauslöser auf dem Kassenbon aus oder hinterlegen auf ihrer Homepage die Zutaten und mögliche Allergene in ihren Broten und Kuchen. Auf den Service, das Brot schneiden zu lassen, sollte man besser verzichten, da ist für einen Allergiker zu viel „Körner-Durcheinander".

Eisdielen sind ebenfalls eine Herausforderung. Mit steigenden Temperaturen und langen Warteschlangen mischen sich oft auch die Eissorten zunehmend. Da sieht man in der Vanilleschale schon kleine Reste vom Nusseis nebenan (Achtung Kreuzkontamination!), und in der Zitrone leuchtet grünes Pistazieneis. Gerade hier ist Vorsicht geboten. Zu den einzelnen Sorten mag es konkrete Allergenangaben geben, aber mit der Verunreinigung sollte man unbedingt aufpassen. (Das kann auch bei der Herstellung schon passieren.) Sagen Sie deutlich, dass Ihr Kind allergisch ist und worauf es reagiert. Und bitten Sie darum, den Eislöffel noch einmal sorgfältig zu säubern.

Bitten Sie auch (oder je nach Alter das Kind selbst) beim Portionieren, die Eiskugel aus einer möglichst sauberen Ecke des Behälters zu holen, wo keine bereits sichtbare Vermischung stattgefunden hat. Ein Restrisiko bleibt natürlich immer und bei einer hochgradigen Allergie sollten Sie um Eisdielen am besten einen großen Bogen machen. Seien Sie kritisch, was die Sauberkeit in der Eisdiele angeht: geht da ganz viel durcheinander, reagieren die Mitarbeiter unwirsch auf die Bitte, strikt zu trennen, oder hat man einfach keinen guten Eindruck, dann sind wir auch schon wieder gegangen – ohne Eis.

Zu Hause hat es sich bewährt, Lebensmittel (mit und ohne Allergieauslöser) getrennt voneinander aufzubewahren: das Müsli mit den Nüssen am besten in einem Fach ganz oben, die Sojamilch nicht neben der Kuhmilch lagern. Sind die Kinder noch jünger, sollte man Produkte mit Allergieauslösern gar nicht erst vorrätig halten. Später kann man verbotene und erlaubte Lebensmittel mit roten oder grünen Aufklebern kennzeichnen. Das ist aber sehr aufwendig und nicht absolut sicher. Bei uns gab es jahrelang einfach keine Nüsse, jetzt stehen sie weit oben im Schrank – wir setzen auf klare Trennung! Auch bei der Zubereitung sollte man vorsichtig sein, wenn man mit Lebensmitteln kocht, die Allergieauslöser sind. Dazu gehört, Arbeitsflächen sorgfältig reinigen, Speisen möglicherweise getrennt zubereiten, Besteck gut abspülen und das allergenarme Gericht immer zuerst vorbereiten.

Allergy Alert – Warnhinweise bei falschen Deklarationen
Der Deutsche Allergie- und Asthmabund (DAAB) bietet einen besonderen, kostenlosen Service für Lebensmittelallergiker an. Bei falsch deklarierten Allergenen in Lebensmitteln informiert er über einen Warnhinweis per E-Mail. Es kann sein, dass ein Allergen aus Versehen in ein Produkt gelangt ist, wo es nicht hingehört, oder es ist möglich, dass die Rezeptur für ein Produkt geändert wurde und nun andere Allergene als zuvor enthalten sind. Auch falsche Etikettierungen kommen vor oder sogar Rückrufe. Die Warnhinweise kann man kostenlos abonnieren, wenn man sich auf der Website des DAAB registriert (https://www.daab.de/service/allergy-alerts-warnhinweise/).

Möchten Sie mehr über Allergene in verpackter Ware wissen, können Sie Lebensmittelunternehmen auch direkt kontaktieren und nach der Deklarierung oder der Spurenkennzeichnung fragen. Die Firmen schicken auch Listen von Produkten zu, die frei von dem jeweiligen Allergen sind. Über das Portal „Nussallergie" (https://www.nussallergie.org/) kann man als Mitglied Vordrucke von Musteranschreiben an die Nahrungsmittelhersteller anfragen oder Antworten der Unternehmen einsehen. Doch nicht vergessen: Listen und Antworten immer wieder überprüfen, ob sie noch aktuell sind.

Um überhaupt einen Überblick zu bekommen, worin die eigenen Allergene enthalten sind oder hinter welchen Zutaten sie sich verstecken können, ist eine individuelle Ernährungsberatung zu empfehlen. Das ist vor allem sinnvoll bei einer Allergie gegen Grundnahrungsmittel wie Milch, Ei oder Weizen. Besonders bei Kindern muss die Nährstoffversorgung im Blick behalten werden.

Kein Mischmasch für Allergiker

Bei Buffets sollten Sie sehr genau hinsehen. Meistens kann man bei privaten Veranstaltungen den Hersteller des Salates nur schwer ausfindig machen und es ist fast unmöglich, die Zutaten herauszufinden. Und selbst wenn, ist man darauf angewiesen, dass derjenige sich sehr genau an sein Rezept erinnert. War Milch drin, sind Mandeln in der Füllung oder Pinienkerne im Salat? Erinnerungslücken könnten eine allergische Reaktion zur Folge haben. Bei privaten Buffets etwa in der Schule oder nach dem Fußballturnier bringen meist Eltern, also Privatpersonen, die Salate oder Frikadellen mit und sind in dem Fall nicht verpflichtet, über Allergene Auskunft zu geben, da sie keine Lebensmittelhersteller sind. Bei einem Buffet von einem professionellen Lieferanten dagegen (Metzger, Hotel, Restaurant etc.) muss der Caterer Auskunft über die verwendeten Zutaten (und möglichen Allergene) geben.

So oder so geht es beim Ansturm auf das Buffet oft durcheinander. Ist gerade kein Löffel zur Hand, wandert das Salatbesteck von der einen Schüssel in die nächste, dabei fallen noch ein paar Nudeln auf die Platte daneben. Deshalb ein etwas unsozialer Tipp: Seien Sie der Erste am Buffet, bevor es drunter und drüber geht. Und konzentrieren

Sie sich auf einfache Dinge, nichts Vermischtes, am besten Salate ohne Soße, Gerichte, bei denen die Zutaten klar erkennbar sind. Für Allergiker kann das ein sehr puristischer, kalorienarmer Abend werden – und vielleicht ist dann nur die Laugenbrezel eine sichere Sache.

Womit wir beim nächsten Tipp sind: Wer eine Lebensmittelallergie hat, sollte auf solche Situationen immer vorbereitet sein und direkt mit der Küche oder dem Caterer sprechen. Bitten Sie um einen frischen Teller aus der Küche oder bringen Sie gleich eigenes Essen mit. Ich habe zum Beispiel für Feiern im Kindergarten oder der Grundschule immer Kuchen selbst gebacken, meiner Tochter schon zu Hause zwei Stücke davon abgeschnitten und extra verpackt mitgenommen (Sie wissen schon, wegen der Vermischung...). Nehmen Sie eigenes Brot mit, eigene Müsliriegel, Obst oder was auch immer Ihr Kind verträgt. Alles andere ist eine sehr unsichere Sache, und man muss entscheiden, ob man dieses Risiko eingehen will.

Das gilt natürlich auch für Restaurants. Lange Zeit war es für uns Stress, essen zu gehen. Man konnte nie wissen, ob der Koch so gewissenhaft zubereitete oder der Kellner die Allergeninformation wirklich in die Küche weitergeleitet hatte. Und leider trat dann oft genug doch eine allergische Reaktion ein. Auch da können Sie deutlich darum bitten, die entsprechenden Auslöser zu meiden. Manchmal muss man die möglichen Folgen sehr drastisch schildern („Es kann lebensgefährlich sein"), damit man ernst genommen wird. Das ist gerade Jugendlichen oft sehr peinlich, aber „alternativlos". Trainieren Sie frühzeitig mit Ihrem Kind, dass es immer nachfragen muss. Halten Sie Ihre eigene Angst im Zaum und probieren

Sie, die Allergie gegenüber Ihrem Kind ganz sachlich zu behandeln. Nach dem Motto: „Es ist halt so und wir kommen damit klar."

Hat man mit einem Restaurant gute Erfahrungen gemacht, sollte man dort Stammgast werden. Ein Restaurant-Hopping birgt für Allergiker immer neue Risiken. Fast-Food–Restaurants bieten da gewisse Vorteile, das Essen wird nach einheitlichen Standards zubereitet. Ob Rom, New York oder München, die Burger enthalten überall die gleichen Zutaten. Eher ungünstig, vor allem bei Erdnuss- und Nussallergien, ist die asiatische, orientalische und mexikanische Küche, die gerne diese Zutaten verwendet. Oder man greift auf die mitgebrachten sicheren Essens-Alternativen zurück. Am besten etwas, das Ihr Kind wirklich gerne mag. Das lindert ein bisschen das Gefühl, auf alles oder zumindest vieles verzichten zu müssen. Unsere Tochter fand manchmal ihre allergenfreien „Ersatzangebote" sogar attraktiver als unser Essen. Andere Kinder übrigens auch!

Ganz schön positiv – Lebensmittellisten
Dabei hilft auch eine Positivliste: Ich habe einfach mal alles aufgeschrieben, was meine Tochter essen darf und nicht, was verboten ist. Die Liste wurde erstaunlicherweise ziemlich lang. Ich habe auch gängige Süßigkeiten aufgelistet oder Limonaden oder Backmischungen, von denen wir wussten, dass sie kein Problem darstellen. Das war für uns alle schön zu sehen, dass das Leben nicht nur aus „geht nicht" besteht, sondern ziemlich viel doch „geht". Diese Listen haben wir dann manchmal auf Kindergeburtstagen mitgegeben oder auch auf die

Klassenfahrt, sie sorgten meist für zusätzliche Beruhigung auf allen Seiten.

Werden die Kinder älter, sind sie zunehmend alleine unterwegs und außerhalb der elterlichen Fürsorge und Kontrolle. Und die sollte ja so oder so weniger werden, was bei Jugendlichen mit Allergien so eine Sache ist. Dennoch sollte man versuchen, die Verantwortung Stück für Stück abzugeben. Jugendliche können beim Arztgespräch selbst Fragen stellen, sich im Restaurant mal trauen, den Kellner oder Koch über ihre Allergie zu informieren und auch die Anwendung der Medikamente üben. In der Theorie kann man verschiedene Situationen, die kritisch werden könnten, schon vorab durchsprechen. Wie verhält man sich auf der Party, was kann man vom Buffet essen und was besser nicht?

Und wenn es doch passiert?

Kommt es doch einmal zu einer allergischen Reaktion, trotz aller Vorsicht, handeln Sie am besten wie folgt: Stoppen Sie sofort die Allergenzufuhr, bewahren Sie Ruhe, geben Sie die Medikamente nach Anweisung des Arztes und kühlen bei Ausschlag oder Quaddeln die entsprechenden Stellen. Man sollte auf jeden Fall bei dem jungen Patienten bleiben und ihn beruhigen. Bei einer schweren allergischen Reaktion ist es wichtig, die Notfallmedikamente zu geben und den Notarzt zu verständigen (Abschn. 5.2).

Ziehen Sie nach so einem Vorfall unbedingt Bilanz und überlegen gemeinsam mit dem Kind, wie es zu der Reaktion kam und wie man die Allergieauslöser beim nächsten Mal besser meiden kann.

Die Top-Tipps bei Lebensmittelallergien

- Bekannte Auslöser meiden
- Zutatenlisten immer überprüfen (Änderungen möglich)
- Immer nach den Zutaten fragen und sich die schriftliche Allergeninformation zeigen lassen (bei loser Ware)
- Kinder sollten möglichst früh lernen, Zutatenlisten zu lesen
- „Nein" sagen lernen, wenn man etwas angeboten bekommt, was das Allergen enthalten könnte
- In Restaurants einfache, ungemischte Speisen auswählen, Buffets und Eisdielen eher meiden
- Eigenes Essen mitbringen, bei Kindergeburtstagen vorher nachfragen oder selber backen
- Keine Misch-Vorratshaltung, sichere Lebensmittel kennzeichnen
- Positivliste mit Lebensmitteln erstellen, die vertragen werden
- Ernährungssymptom-Tagebuch führen und Ernährungsberatung in Anspruch nehmen
- Freunde und Familie über die Allergie informieren
- Allergen-Warnhinweise abonnieren (DAAB – Allergy Alert)

4.3 Fakten: Warum der Körper verrücktspielt

Lebensmittelallergien im Überblick

Die Zahl der Lebensmittelallergiker nimmt zu, doch nicht so sehr wie viele glauben. Umfragen zufolge erklärten zwischen 2000 und 2012 rund 20 % der Bevölkerung in Deutschland, dass sie betroffen seien. Viele sind allerdings keine „echten" Allergiker, sondern ihre Beschwerden gehen auf Unverträglichkeiten oder

Nahrungsmittelintoleranzen zurück. Fast jeder Fünfte verträgt keine Lactose, auch Gluten meiden viele. Diese Erkrankungen sind allerdings stoffwechselbedingt und betreffen nicht das Immunsystem, das wiederum bei einer Nahrungsmittelallergie reagiert.

Tatsächlich haben nur etwa 3 % der Erwachsenen eine echte Lebensmittelallergie, bei Kindern sind es etwa 6 %.[1] Doch auch diese Zahlen sind gestiegen und haben sich in den vergangenen zehn Jahren verdoppelt: In Deutschland leben etwa 2,5 Mio. Nahrungsmittelallergiker. Etwa 750.000 Kindergarten- und Schulkinder reagieren allergisch auf Lebensmittel.

In der Regel beginnen Lebensmittelallergien im Kindesalter. 90 % der Allergien bei Säuglingen und Kleinkindern sind Allergien gegen Grundnahrungsmittel wie Kuhmilch und Hühnereiweiß, gefolgt von Erdnüssen, Soja, Weizen, Baumnüssen oder Fisch.[2] Die Prognose ist recht unterschiedlich. Während die Allergie gegen Kuhmilcheiweiß bei bis zu 80 % der Kinder bis zum Grundschulalter verschwindet, bleiben Erdnuss-, Nuss- und Fischallergien oft bestehen. Nur etwa 20 % der Betroffenen entwickeln im Laufe der Jahre eine Toleranz.

Lebensmittelallergien erster und zweiter Klasse
Bei den Nahrungsmittelallergien gibt es zwei Formen. Die meisten Kinder haben eine sogenannte **primäre Lebensmittelallergie.** Das bedeutet, dass sie auf

---

[1] https://www.allergieinformationsdienst.de/krankheitsbilder/nahrungsmittelallergie/verbreitung.html; aufgerufen am 25.09.2018.
[2] Körner U, Schareina A (2010, S. 8).

Eiweißbestandteile von Nahrungsmitteln allergisch reagieren, die meistens sehr stabil sind, also ihre Allergenität zum Beispiel auch durch Kochen oder Erhitzen nicht verlieren. Das kann zu schweren Reaktionen bis hin zu einem anaphylaktischen Schock führen.

Bei der **sekundären Nahrungsmittelallergie** dagegen stehen nicht so sehr die Lebensmittel als Auslöser im Vordergrund. Diese Allergie ist eine Folge von anderen allergischen Erkrankungen wie Heuschnupfen und wird auch Kreuzallergie genannt (Abschn. 2.2). Denn die eigentliche Sensibilisierung besteht gegenüber Inhalationsgenen wie Birkenpollen. Deren Eiweiße wiederum ähneln in der Struktur den Proteinen der Haselnuss oder Möhre. Diese Ähnlichkeit kann der Körper nicht auseinanderhalten und reagiert allergisch, meist über Juckreiz im Mund oder im Rachen oder mit Schwellungen an der Lippe. Diese Symptome treten verstärkt in der Pollenflugzeit auf. Allerdings verläuft diese Form der Lebensmittelallergie in der Regel milder und betrifft vor allem Jugendliche und Erwachsene.

Eine Lebensmittelallergie entsteht nach dem gleichen Prinzip wie andere allergische Erkrankungen auch. Der Körper hat Kontakt zu einem Allergen, in dem Fall ein Lebensmittel, das er für schädlich hält. Er sensibilisiert sich dagegen, das Immunsystem produziert IgE-Antikörper und beim nächsten Kontakt kommt es zu einer Überreaktion mit allergischen Symptomen. Besonders Kinder mit Neurodermitis sind gefährdet, eine Lebensmittelallergie zu entwickeln. Vermutlich sensibilisieren sie sich über die gestörte Hautbarriere und kommen über die Haut mit dem Allergen in Kontakt.

Dabei reichen schon kleinste Mengen aus, um über diesen Weg Antikörper zu entwickeln. Auch wenn in der

Familie kaum Erdnüsse gegessen werden, finden sich dennoch Erdnussproteine überall in der Wohnung. Sogar in den Betten sind sie nachweisbar, selbst wenn gesaugt und geputzt wird. Essen die Kinder dann das erste Mal das Lebensmittel, in diesem Fall Erdnüsse, können sie schon allergisch darauf reagieren. Und zwar nicht über die Haut mit einer Ekzemverschlechterung, sondern mit Quaddeln, Juckreiz oder Atemnot. Die Neurodermitis ist ein ganz wichtiger Faktor bei der Entstehung von Nahrungsmittelallergien. Es gibt nur wenige Kinder ohne atopisches Ekzem, die auf Lebensmittel allergisch reagieren. Deshalb ist die Hautpflege bei Kindern mit Neurodermitis von enormer Bedeutung, um eine Schutzbarriere aufzubauen.

Allergieauslöser besser erkennen – das regelt ein Gesetz
Seit dem 13.12.2014 regelt die Lebensmittelinformationsverordnung (LMIV) verbindlich in allen Mitgliedsstaaten der EU die Lebensmittelkennzeichnung. Hersteller müssen klar und einheitlich kennzeichnen. Für Allergiker ist damit einiges einfacher geworden, denn seither müssen die häufigsten Allergieauslöser sowohl für verpackte Ware als auch für lose Ware gekennzeichnet werden, wenn sie einem Lebensmittel zugesetzt werden. Das gilt auch für alle aus diesen Allergenen hergestellten Erzeugnisse.

Die 14 Hauptauslöser für Allergien müssen nun auf Verpackungen, und das ist neu, deutlich hervorgehoben werden, also farbig, fett gedruckt oder unterstrichen werden. Und das ist die andere Neuerung: Die verpflichtende Kennzeichnung für Allergieauslöser gilt auch für lose Ware. Das bedeutet, dass nun auch beim Bäcker oder Metzger Auskünfte über Allergene im Dinkelbrötchen oder in der

Fleischwurst verpflichtend sind. Das kann ein Schild sein, ein Aushang oder auch die mündliche Information. Am besten und auch am sichersten aber ist ein Blick in die schriftliche Dokumentation, so empfiehlt es der DAAB.[3] Einen Wermutstropfen gibt es noch: Das Gesetz gilt zwar EU-weit, allerdings ist die Art und Weise der Kennzeichnung bisher nicht einheitlich geregelt, sondern bleibt Sache des jeweiligen Landes. Das verunsichert momentan noch viele Verbraucher und ist irreführend. Allergiker müssen nach wie vor genau die Zutatenliste lesen.

Zu den kennzeichnungspflichtigen 14 Gruppen von Allergieauslösern zählen

1. Glutenhaltiges Getreide (Weizen, Roggen, Gerste, Hafer, Dinkel etc.)
2. Krebstiere
3. Eier
4. Fisch
5. Erdnüsse
6. Soja
7. Milch (einschließlich Laktose)
8. Schalenfrüchte (Mandel, Haselnuss, Walnuss, Cashewnuss, Pekannuss, Paranuss, Pistazie, Macadamianuss)
9. Sellerie
10. Senf
11. Sesamsamen
12. Schwefeldioxid
13. Lupine
14. Weichtiere (Mollusken)

Quelle: Lebensmittelinformationsverordnung (LMIV)

---

[3]DAAB, Lebensmittelkennzeichnung, https://www.daab.de/ernaehrung/lebensmittel-kennzeichnung/; aufgerufen am 02.10.2018.

Vor allem bei loser Ware gibt es noch große Unterschiede in der Deklaration und Auskunftspflicht. Eine Berliner Studie untersuchte am Beispiel von 50 Bäckereien, wie häufig versehentliche Reaktionen auf unverpackte Nahrungsmittel vorkamen und wie gut das Verkaufspersonal über Allergien und Inhaltsstoffe informiert war.[4] An der Umfrage nahmen 200 Eltern von Kindern mit einer Kuhmilchallergie teil, es wurden auch Mitarbeiter von Bäckereien zu Inhaltsstoffen befragt. Vier von zehn Eltern berichteten, dass ihr Kind auf ein unverpacktes Lebensmittel bereits allergisch reagiert hatte, bei 10 % kam es sogar zu einem anaphylaktischen Schock. Ein Drittel der Eltern hatte falsche Informationen über Inhaltsstoffe erhalten, obwohl sie nachgefragt hatten.

Grund zur Sorge war auch die Selbsteinschätzung der Bäckereimitarbeiter selbst. Die große Mehrheit sah sich gut informiert über mögliche Allergene in den Lebensmitteln. Die Mitarbeiter empfahlen angeblich sichere Produkte wie Teilchen, Brote oder Brötchen ohne Milch. In der anschließenden Laboruntersuchung enthielten aber 40 % dieser Produkte Kuhmilch, teilweise in hohen Mengen. In 2/3 der Bäckereien lagen Nahrungsmittel mit hochpotenten Allergenen nicht getrennt von anderen Produkten. Und auch bei der Auskunft über den Herstellungsprozess war ¼ der Mitarbeiter nicht darüber informiert, ob die von ihnen empfohlenen Produkte räumlich getrennt von anderen Allergieauslösern wie Milch, Ei oder Nüssen hergestellt worden waren.

---

[4]Trendelenburg V et al. (2015, S. 591–597).

Diese Ergebnisse sollten zu denken geben und werden hoffentlich in Zukunft dazu führen, dass Mitarbeiter in Bäckereien oder Metzgereien besser in Sachen „Allergie" geschult werden.

Im Kennzeichnungslabyrinth: den Spuren auf der Spur

„Kann Spuren von Erdnuss enthalten", „kann Erdnuss enthalten", „In diesem Betrieb werden auch Erdnüsse verarbeitet" – solche Hinweise finden sich oft neben der gesetzlich geregelten Zutatenliste auf verpackter Ware. Dabei handelt es sich um Allergene, die zwar nicht Teil der Rezeptur sind, aber durch den Verarbeitungsprozess in das Produkt gelangen können. Doch was genau bedeuten diese Hinweise? Kann man das entsprechende Lebensmittel gefahrlos essen oder nicht? Bis zu 10 % der Lebensmittel mit derartigen Spurenkennzeichnungen enthielten tatsächlich das Allergen, das war das Ergebnis verschiedener Untersuchungen.[5] Und dabei wurden nicht immer nur kleine Mengen gefunden, was viele Allergiker glauben. Sie meiden derart gekennzeichnete Produkte nicht, weil sie nur eine Spur des Allergens vermuten, tatsächlich können auch größere Mengen enthalten sein. Grund dafür ist eine fehlende gesetzliche Kennzeichnungspflicht von Spuren.

Der Hinweis auf Spuren ist für die Hersteller freiwillig, also nicht per Gesetz geregelt. Fehlt er auf der Verpackung, heißt das nicht, dass nicht doch Spuren eines Allergens

---

[5]Lange L (2014, S. 245).

enthalten sein könnten. *Kein* Hinweis bedeutet also nicht automatisch *kein* Allergieauslöser. Der Hersteller hat einfach auf eine Angabe verzichtet. Der Verbraucher kann nicht sicher sein, dass sein Allergen nicht enthalten ist.

Umgekehrt bedeutet aber ein Hinweis auf „Spuren" nicht gleich, dass die genannten Allergieauslöser in kleinen Mengen im Produkt zu finden sind. Tatsächlich kann das Produkt völlig frei davon sein. Viele Herstellerfirmen drucken mittlerweile solche Sätze auf ihre Nahrungsmittel aus produkthaftungsrechtlichen Gründen, um sich in jedem Falle abzusichern, falls doch mal jemand allergisch reagiert und gegen sie klagen sollte. Zudem wollen sie keine Garantie für Lieferanten übernehmen, die von außerhalb Zutaten in eine Fabrik bringen und so möglicherweise doch Erdnüsse oder Milchbestandteile in die Produktionshallen geraten. Oder es wird auf derselben Anlage Schokolade mit und ohne Nüsse produziert. So entstehen auch Warnhinweise auf den Packungen, etwa „Auf der Fertigungsstrecke werden ebenfalls Produkte mit Haselnüssen hergestellt". In einer Untersuchung mit europäischer Schokolade wurden bei 79 % der Produkte mit einem solchen Hinweis tatsächlich auch Allergene nachgewiesen, in diesem Fall Nüsse. Allerdings enthielten auch 53 % der Schokoladen ohne Hinweis Nüsse.[6]

Für den Allergiker ist das nicht nur verwirrend, sondern auch unsicher. Egal was drauf steht, mit Hinweis, ohne Hinweis, es sagt nichts darüber aus, ob der eigene Allergieauslöser tatsächlich enthalten ist. Zudem ist bis heute

---

[6]Pele M et al. (2007, S. 1334–1344).

rechtlich nicht geregelt, wie viel genau eine „Spur" ist. Ist das schon eine halbe Erdnuss oder sind das nur wenige Milligramm? Alles kann sich hinter so einem Hinweis verbergen. Wer auf Nummer sicher gehen will, müsste ganz viele Produkte meiden. Oder nur die Nahrungsmittel kaufen, die zwar einen Allergenhinweis tragen, bei denen aber das entsprechende eigene Allergen nicht aufgeführt ist. Deshalb fordert unter anderem der DAAB (Deutscher Allergie- und Asthmabund), die Schwellenwerte gesetzlich und damit verbindlich zu regeln, um die Sicherheit für Patienten mit Lebensmittelallergien zu erhöhen.

Bei Erdnuss etwa ist klar, dass bei einer Menge von weniger als 0,2 mg Erdnussprotein in einem Produkt nur 1 % aller Erdnussallergiker reagiert, 99 % reagieren also nicht allergisch. Auch ein etwas erhöhter Schwellenwert von 1,5 mg Erdnussprotein schützt immer noch 95 % aller Erdnussallergiker. Das wurde kürzlich in einer groß angelegten Studie anhand von fast 400 Provokationstestungen auf drei Kontinenten überprüft[7]. Das Ergebnis: Weniger als die erwarteten 5 % der Patienten reagierten auf die Menge, nur 2 % zeigten (leichte) allergische Symptome, die gar nicht oder höchstens mit einem Antihistaminikum behandelt wurden. Das bedeutet, selbst wenn man den Grenzwert leicht erhöht, müssen 95 % der Allergiker keine Angst vor einer Reaktion haben, weniger als 5 % reagieren auf diese Erdnussmenge und dann nur leicht.

Mit einer solchen Festsetzung eines Schwellenwertes zur mengenmäßigen Definition von „Spuren" könnten diese

---

[7]Hourihane J OB, Allen KJ, Shreffler WG et al. (2017), https://www.jacionline.org/article/S0091-6749(17)30324-X/fulltext; aufgerufen am 02.10.2018.

besser einschätzbar und dadurch viele Nahrungsmittel für Allergiker sicherer sein. Eine sogenannte „Nulltoleranzgrenze" ist nicht nur technisch und juristisch nicht machbar, sie ist auch medizinisch nicht notwendig.

Prävention – Lebensmittelallergien verhindern

Angesichts der steigenden Zahlen von Lebensmittelallergien und der Gefahr eines allergischen Schocks stellt sich die Frage: Kann man die Entstehung einer Allergie verhindern? Viele Jahre wurde frischgebackenen Eltern empfohlen, bei ihren Kindern bestimmte Lebensmittel, die häufig Allergien auslösen, komplett zu meiden. Durch die Karenz sollte verhindert werden, dass die Kleinen auf diese Lebensmittel eine Allergie entwickelten. Aus den Augen aus dem Sinn – so lautete der Plan für das Immunsystem. Wo nichts ist, kann nichts allergisch reagieren. Vor allem im ersten Lebensjahr wurde der Speiseplan zusammengestrichen: möglichst keine Nüsse, kein Fisch oder Hühnerei, Milch so spät wie möglich für die Babys. Doch erstaunlicherweise trat genau das Gegenteil ein. Mit dieser Karenz-Empfehlung stieg die Zahl der Kinder, die auf Lebensmittel allergisch reagierten.

Die Wissenschaftler machten eine Kehrtwende um 180 Grad. Da offenbar ein Meiden der Lebensmittel genau zum gegenteiligen Effekt führte, die Allergien verstärkten sich, musste demnach die Einführung der entsprechenden Nahrungsmittel zu einer Toleranz führen. So die Theorie. Und so wurde das auch in der Praxis getestet: mit Erdnüssen, einem der häufigsten Auslöser für Lebensmittelallergien im Kindesalter.

Bereits jedes 200ste Kind in Deutschland entwickelt in den ersten drei Jahren eine Erdnussallergie, das sind 1–2 % aller Kinder. Die Zahl der Menschen mit einer Erdnussallergie hat sich in den USA und anderen Staaten in den vergangenen 5–8 Jahren verdoppelt.[8] Zu 80 % bleibt die Allergie auf Erdnüsse auch im Erwachsenenalter bestehen und kann schwere allergische Reaktionen hervorrufen (Abschn. 5.3).

Die Erdnuss zählt im botanischen Sinn nicht zu den Nüssen, sondern zur der Gruppe der Hülsenfrüchte. Kreuzreaktionen sind sowohl zu anderen Hülsenfrüchten wie Sojabohnen, Erbsen oder Linsen als auch zu Nüssen möglich. Allerdings muss ein Erdnussallergiker nicht automatisch alle Hülsenfrüchte und/oder Nüsse meiden. Im Einzelfall sollte ärztlich abgeklärt werden, ob tatsächlich eine Allergie vorliegt und zwar nicht nur über einen Blut- oder Hauttest. Ein solcher Allergietest zeigt lediglich eine Sensibilisierung an, also eine mögliche Bereitschaft, allergisch zu reagieren. Von einer Allergie spricht man erst, wenn der Verzehr des Lebensmittels auch Beschwerden hervorruft. Ohne diesen Nachweis sollte ein Nahrungsmittel nicht (prophylaktisch) gemieden werden.

Erdnussfreie Zone ade – her mit den Erdnüssen
In der LEAP-Studie (**L**earning **E**arly **A**bout **P**eanut) zeigte sich, dass Kinder mit einem hohen Allergierisiko (Neurodermitis und bestehende Ei-Allergie) durch den frühzeitigen und regelmäßigen Verzehr von Erdnüssen vor

---

[8]Lange L (2014, S. 229).

einer Allergie geschützt wurden. Sie entwickelten keine Erdnussallergie.[9] Mehr als 600 Kinder zwischen vier und 11 Monaten wurden in zwei Gruppen eingeteilt, die eine Gruppe aß weiter konsequent keine Erdnüsse. Die andere erhielt dreimal die Woche die Hülsenfrucht, in Form von Erdnussbutter oder Erdnussflips. In der Vermeidungsgruppe entwickelten 17 % der Kinder bis zum 5. Lebensjahr eine Allergie, in der „Erdnuss-erlaubt"-Gruppe dagegen erkrankten nur 3 % der Kinder, das sind in dieser Gruppe also 80 % weniger allergische Kinder.

Die frühe und regelmäßige Gabe von potenten Allergenen wie der Erdnuss scheint die Kinder mit hohem Allergierisiko zu schützen. Allerdings gelten diese Ergebnisse nur für Kinder, die bereits an einer Neurodermitis erkrankt waren, aber noch keine Erdnussallergie entwickelt hatten. Zudem kommen die Daten aus England, wo tendenziell Erdnüsse eine größere Rolle auf dem täglichen Speiseplan spielen als in Deutschland. Kein Frühstück ohne Peanut-Butter... Ob diese Daten tatsächlich auf Deutschland und auf alle Kinder (auch Nicht-Hochrisiko-Kinder) übertragbar sind, ist noch sehr fraglich.

In den USA wurden die Leitlinien zur Prävention aufgrund der Studienergebnisse bereits geändert, mit der Empfehlung, Kinder zwischen dem 4. und 6. Lebensmonat mit schwerer Neurodermitis dem Arzt vorzustellen und sie auf Allergien zu testen. Falls sie noch nicht allergisch auf Erdnuss reagieren, soll die Hülsenfrucht unter ärztlicher Aufsicht eingeführt werden. In Deutschland

---

[9]Du Toit G et al. (2015), http://www.nejm.org/doi/full/10.1056/NEJ-Moa1414850#t=articleTop; aufgerufen am 25.09.2018.

laufen derzeit Studien, die überprüfen, ob die Ergebnisse aus Großbritannien auf die hiesige Bevölkerung übertragbar sind. Dann könnten auch die deutschen Leitlinien zur Allergieprävention entsprechend geändert werden.

Ähnliche Untersuchungen gibt es auch zu Hühnerei. Eine Studie an der Berliner Charité kam zu dem Ergebnis, dass die frühzeitige Gabe von Hühnereiweiß vor einer Allergie schützen kann.[10] Allerdings scheint man Ei noch früher als zwischen dem 4. und 6. Lebensmonat einführen zu müssen, um eine Allergie zu verhindern. Weitere Untersuchungsergebnisse stehen noch aus.

Auch zum Thema „Stillen" gibt es neue Erkenntnisse.[11] Die frühere Annahme, dass ausschließliches, langes Stillen die Entstehung von Allergien verhindert, widerlegen neuere Studien. Danach hat die Muttermilch zwar einen grundsätzlich förderlichen Einfluss auf die Entwicklung der Babys, die Dauer des Stillens aber wirkt sich nicht präventiv in Bezug auf Allergien aus. Beikost kann demnach ab dem 4. Monat langsam, entsprechend der Entwicklung und der Neugier des Nachwuchses, zugefüttert werden. Ergänzend kann durchaus weiter gestillt werden.

Und es gibt einen weiteren Richtungswechsel in der Allergieprävention. Es ist alles an Nahrungsmitteln erlaubt, bereits im ersten Lebensjahr, was die Familie auch isst. Die Empfehlung, potente Allergene zu meiden, gilt heute nicht mehr. Nüsse und Erdnüsse gehören auch

---

[10]Bellach J et al. (2016), http://dx.doi.org/10.1016/j.jaci.2016.06.045; aufgerufen am 25.09.2018.
[11]Jelding-Dannemand E et al. (2015, S. 1302 f.).

dazu, allerdings sollten sie in den ersten drei Lebensjahren wegen der Gefahr, sie zu verschlucken, nur in verarbeiteter Form gegeben werden. Es gibt noch mehr Faktoren, die vor einer Allergie schützen: auf keinen Fall rauchen und Einführung der Beikost zwischen dem 4. und 6. Lebensmonat unter fortgesetztem Stillen. Wird all das von Eltern berücksichtigt, gibt es Hoffnung, dass die Zahl der Kinder mit Lebensmittelallergien in Zukunft sinken könnte.

Literatur

Bellach J, Schwarz V, Ahrens B, Trendelenburg V et al (2017) Randomized placebo-controlled trial of hen's egg consumption for primary prevention in infants. J Allergy Clin Immunol 139(5): 1591–1599.e2, DOI: http://dx.doi.org/10.1016/j.jaci.2016.06.045; aufgerufen am 25.09.2018.

Du Toit G, Roberts G, Sayre PH, Bahnson HT et al (2015) Randomized trial of peanut consumption in infants at risk for peanut allergy. N Engl J Med 2015; 372:803-813; http://www.nejm.org/doi/full/10.1056/NEJMoa1414850#t=article Top; aufgerufen am 25.09.2018.

Hourihane J OB, Allen KJ, Shreffler WG et al. (2017) Peanut Allergen Threshold Study (PATS): Novel single-dose oral food challenge study to validate eliciting doses in children with peanut allergy. J Allergy Clin Immunol 139(5): 1583–1590, https://www.jacionline.org/article/S0091-6749(17)30324-X/fulltext; aufgerufen am 02.10.2018.

Jelding-Dannemand E, Malby Schoos AM, Bisgaard H (2015) Breastfeeding does not protect against allergic sensitization in early childhood and allergy-associated disease at age 7 years.

J Allergy Clin Immunol 136(5): 1302-8.e1-13. https://doi.org/10.1016/j.jaci.2015.02.023. Epub 2015 Apr 3. http://www.jacionline.org/article/S0091-6749(15)00272-9/pdf; aufgerufen am 25.09.2018.

Körner U, Schareina A (2010) Nahrungsmittelallergien und -unverträglichkeiten in Diagnostik, Therapie und Beratung. Haug, Stuttgart.

Lange L (2014) Nahrungsmittelallergie. In: Ott H, Kopp MV, Lange L (Hrsg) Kinderallergologie in Klinik und Praxis. Springer, Berlin, Heidelberg, S 227–250.

Ott H, Kopp MV, Lange L (2014) Kinderallergologie in Klinik und Praxis. Springer, Berlin, Heidelberg.

Pele M, Brohée M, Anklam E, Van Hengel AJ (2007) Peanut and hazelnut traces in cookies and chocolates: Relationship between analytical results and declaration of food allergens on product labels. Food Additives and Contaminants, 24(12): 1334–1344, http://www.tandfonline.com/doi/abs/10.1080/02652030701458113; aufgerufen am 25.09.2018.

Trendelenburg V, Enzian N, Bellach J, Schnadt S et al (2015) Detection of relevant amounts of cow's milk protein in non-pre-packed bakery products sold as cow's milk-free. Allergy 70: 591–597, https://doi.org/10.1111/all.12588; aufgerufen am 25.09.2018.

Hilfreiche Links

http://www.ak-dida.de/ (Ernährungsberatung bei Lebensmittelallergien)

https://www.alleleland.de (kindgerechte Informationen zu Lebensmittelallergien und Anaphylaxie)

https://www.allergieinformationsdienst.de/

http://www.daab.de/ernaehrung/lebensmittel-kennzeichnung/ (Lebensmittelkennzeichnung)

https://www.daab.de/service/allergy-alerts-warnhinweise/ (kostenlose Warnhinweise bei falsch deklarierten Allergenen)

https://www.bll.de/de/lebensmittel/kennzeichnung/lebens-mittelinformationsverordnung

http://www.gpau.de/

https://www.nussallergie.org/

5

SONDERFALL ANAPHYLAXIE – ein Schock für alle

5.1 Fischstäbchen-Duft und Walnuss-Krümel

Während andere Familien sich über Geburtstagsein-
ladungen der Kinder freuten, bedeutete das für mich,
neben der Sorge einer allergischen Reaktion, in der Regel
mehr Arbeit. Ich konnte meine Tochter in der Grundschulzeit nicht einfach zu einem Geburtstag schicken,
ganz ohne Vorbereitung. Mit der Einladung begann jedes
Mal der gleiche Ablauf: Ich rief die Gastgeber an und
erkundigte mich, ob schon klar war, welchen Kuchen
es geben würde. Ich bekam Zutatenlisten von Backmischungen zugemailt oder eigene Kuchenrezepte vor-
gelesen, um dann zu entscheiden, ob der Kuchen von

© Springer-Verlag GmbH Deutschland, ein Teil von
Springer Nature 2019
D. Halm, *Total allergisch – na und?*,
https://doi.org/10.1007/978-3-662-57272-6_5

unserer Tochter ohne Risiko gegessen werden konnte oder nicht.

Die meisten waren sehr hilfsbereit und sogar dankbar für Hinweise. Denn ich merkte, auch auf der „anderen" Seite herrscht Unsicherheit im Umgang mit der Allergie. Wenn ich erklärte, warum für meine Tochter Erdnüsse und Nüsse tabu sind, kam meist die Frage: „Was ist denn mit Eiern oder Mehl?" Ja, kein Problem, einfach „nur" Nüsse und „nur" Erdnüsse sind das Problem. Aber so konnten wir gleich alle Fragen klären. Erinnern Sie sich noch an die Positivliste aus Kap. 4, Lebensmittelallergien (Abschn. 4.2)? Die habe ich auch schon mal den Gastgebern mitgegeben, die dafür sehr dankbar waren. Sie konnten einen Blick darauf werfen und mussten mich nicht bei jeder Kleinigkeit anrufen. Das gab allen ein sicheres Gefühl.

Kuchen am Fließband

Wenn ich unsicher war oder die Eltern nicht erreichen konnte, backte ich eigene Kuchen, die meine Tochter dann mitbrachte und problemlos essen konnte. Das kam in der Regel gut an und entlastete auch die Gastgeber. Mal auf die Schnelle einen Bananen- oder Zitronenkuchen backen, Muffins oder Cup cakes zaubern – für mich kein Problem, ich habe für viele Geburtstagskinder mitgebacken.

Meistens erschienen wir überpünktlich zu den Feiern, mindestens zehn Minuten zu früh. Auch wenn meine Tochter es nicht immer toll fand, die Erste auf der Party zu sein. Ich wollte die Zeit nutzen, um noch einmal in Ruhe, vor dem Ansturm der kleinen Gäste, über das

Essensthema zu sprechen. Was gab es an Süßigkeiten oder Chips, waren Erdnüsse dabei? Falls ja, habe ich darum gebeten, die Erdnüsse durch etwas Anderes zu ersetzen, um das Risiko einer allergischen Reaktion noch weiter zu reduzieren. Oder ich habe gleich Alternativen mitgebracht, unproblematische Weingummis oder nussfreie Schokolade. Eigentlich bin ich da immer auf offene Ohren gestoßen. Außerdem nutzte ich die Zeit, um kurz die Notfallmedikamente zu erklären.

Die Eltern waren sehr kooperativ. Manche ließen sich ausführlich den Adrenalininjektor zeigen, viele legten das Set aber gleich zur Seite und ich konnte nur hoffen, dass sie richtig reagieren und meiner Tochter im Fall der Fälle Medikamente geben würden. Es war immer eine Art Gratwanderung, in kurzer Zeit die wichtigsten Dinge zu erklären, ohne die Gastgeber zu verschrecken. Wussten sie, wann der Autoinjektor nötig ist, hatten Sie meine Tochter während der Buffetschlacht im Auge, die Erdnüsse und Nüsse wirklich weggepackt?

Während der Feier saß ich nicht ganz so entspannt zu Hause und ließ mein Handy nicht aus den Augen. Ich wollte jederzeit erreichbar sein und einen möglichen Anruf nicht verpassen. Dieser Bereitschaftsdienst legte mich aber auch gewissermaßen lahm. Und ich war jedes Mal froh, wenn ich meine Tochter wieder abholen konnte – gesund und munter.

Wie Fischstäbchen uns eine Fahrt im Krankenwagen bescherten

Als unsere Tochter gut zwei Jahre alt war, besuchte sie eine Kindertagesstätte. Jede Gruppe wurde von zwei

Erzieherinnen betreut. In unserer Gruppe war eine der Erzieherinnen gleichzeitig noch Krankenschwester, ein Glücksfall, dachte ich. Sehr ausführlich besprachen wir die Allergie und was im Falle eines Falles zu tun sei. Ich hatte ein gutes Gefühl. In der Regel holte ich meine Tochter am frühen Nachmittag ab, nach dem Mittagsschlaf. Vorher aßen die Kinder zusammen, für mich der kritische Teil. Ein Notfallset mit Medikamenten lag in der Kita bereit, meine Tochter bekam in der Regel eigenes Essen mit. Es war alles geklärt und sauber getrennt – bis es Fischstäbchen gab.

Von der Fischallergie wussten alle, und natürlich bekam meine Tochter keine Fischstäbchen serviert. Doch als ich sie an diesem Tag kurz nach dem Mittagessen abholen wollte, kam mir die Erzieherin schon aufgeregt entgegen. Meine Tochter habe irgendwie allergisch reagiert und saß weinend dort. Ich fragte sofort, welche Medikamente sie denn schon gegeben habe. Denn welcher Auslöser es gewesen war, das war jetzt erst einmal zweitrangig. Die Erzieherin sagte, sie habe nichts verabreicht und lieber auf mich gewartet, da sie ja wusste, dass ich um halb eins sowieso kommen werde. Das heißt, mein Kind saß bereits seit etwa 15 min mit einer beginnenden allergischen Reaktion dort, ohne Medikamente, obwohl alles an Ort und Stelle lag, mehr oder weniger neben ihr. Ich war fassungslos, untersuchte sie kurz, gab ihr sofort Antihistaminika und ließ den Krankenwagen rufen.

Am Hals hatten sich tatsächlich Quaddeln gebildet. Zumindest von außen war eine Reaktion sichtbar, ob das von innen auch so war und die Atemwege reagierten, konnte ich nicht beurteilen. Statt nach Hause fuhren wir also in die Klinik – offensichtlich halfen die Medikamente, meiner Tochter ging es schnell besser. Nach dem ersten Schreck fand sie die ungeplante Fahrt im Rettungswagen ganz spannend. Ein besonderes Abenteuer!

Aus heutiger Sicht hätten wir den Adrenalininjektor geben müssen, doch damals war man mit der Gabe viel zögerlicher. Wir verbrachten eine Nacht zur Kontrolle in der Klinik, ohne weitere Reaktion. Was war passiert? So genau konnten wir das im Nachgang nicht mehr klären. Alle Kinder hatten Fischstäbchen gegessen, nur unsere Tochter nicht. Auch das Besteck war sauber getrennt worden, so die Erzieherinnen. Und doch kann allein der Fischdunst in der Luft beim Servieren so vieler Portionen eine solche Reaktion ausgelöst haben. Oder aber es wurde doch Besteck vertauscht oder meine Tochter hat die falsche Gabel abgeleckt. Das kann natürlich, trotz aller Vorsicht, passieren. Was aber nicht passieren sollte, ist, dass Medikamente nicht gegeben werden. Auch dann nicht, wenn die Mutter kurze Zeit später kommt oder erwartet wird. Denn hier geht es um einen möglichen sich anbahnenden anaphylaktischen Schock, der schnell behandelt werden muss und lebensbedrohlich sein kann. Natürlich war hier Angst im Spiel, Angst vor der Verantwortung, und das ist menschlich auch nachvollziehbar, dennoch wäre es besser gewesen gleich zu handeln und Medikamente zu geben.

Wie ein Walnussbaum eine Geburtstagsfeier beendet
Nach dem Fisch- kam der Walnusszwischenfall. Meine achtjährige Tochter war zu einer Kindergeburtstagsfeier eingeladen. Die Mutter selbst kannte sich mit

Lebensmittelallergien aus, sie war schon wegen verschiedener allergischer Schocks im Krankenhaus gewesen. Außerdem half bei dem Geburtstag eine andere Mutter, die Krankenschwester war. Ich war beruhigt. Meine Tochter war umgeben von „Allergieprofis", die von der Gefahr wussten und das Essen hatten wir vorher auch abgesprochen. Das Risiko hielt sich in Grenzen – dachte ich.

Freunde fragten uns, ob wir nicht Lust hätten, uns in einem Biergarten zu treffen. Eigentlich blieb ich in der Nähe, wenn meine Tochter auf einem Kindergeburtstag war. Doch in dem Fall dachte ich, es sei nicht nötig, alles ist gut organisiert. Wir saßen gutgelaunt zusammen, als mein Handy klingelte. Die ziemlich panische Mutter war dran und meinte, ich solle sofort kommen, meine Tochter habe aus Versehen mit Walnüssen gespielt und ihre Lippe werde gerade dick und kribbele. Ich ließ alles stehen und liegen und machte mich schnell auf den Weg.

Als ich auf dem Geburtstag ankam, saß meine Tochter dort aufgelöst neben der anderen Mutter, die Krankenschwester war. Sie kühlte die Schwellung am Mund, Antihistaminika hatte sie auch schon verabreicht. Ich war erst einmal beruhigt, das war genau richtig gelaufen. Die in Sachen „Allergie" erfahrene Gastgeberin aber war komplett aus der Fassung, dass es ausgerechnet auf ihrer Party passiert war. Meine Tochter hatte mit mehreren Kindern im Garten gespielt und Walnüsse aufgesammelt. Dabei waren über die Hände Minipartikel der Walnuss wohl in die Augen, in den Mund und so in die Schleimhäute gelangt. Dieser Kontakt hatte ausgereicht, um eine allergische Reaktion auszulösen.

Ich nahm meine Tochter mit nach Hause und beobachtete sie. Sie war ganz ruhig, ein bisschen ängstlich, sehr blass und es dauerte eine ganze Weile, bis die Schwellung zurückging. Und sie übergab sich. Ich war kurz davor, das erste Mal in meinem Leben den Adrenalininjektor zu benutzen. Und ich merkte, wie routiniert ich allen die Handhabung erklärte und wie nervös ich wurde, als ich nun selbst in einer solchen Situation war. Zum Glück ging es glimpflich aus und die Reaktion stoppte. Doch bei einigen hat dieser Geburtstag Spuren hinterlassen, vor allem bei der Gastgeberin. Wenn sie mich sieht, spricht sie mich heute noch auf den Walnuss-Schock an. Nur meine Tochter war beim Lesen dieses Zwischenfalls ganz überrascht – sie konnte sich überhaupt nicht daran erinnern!

5.2 Und das hilft: Tipps & Tricks

Wichtig: eine Anaphylaxie erkennen

Eine Anaphylaxie, also ein beginnender allergischer Schock, ist immer ein Notfall. Das Wichtigste ist, eine solch heftige und potenziell lebensbedrohliche Reaktion rechtzeitig zu erkennen und sofort zu stoppen. Bei einer Anaphylaxie können schnell, schon innerhalb von Minuten nach Kontakt mit dem Allergen, Symptome auftreten. Typischerweise sind zwei Organsysteme betroffen, es gibt also nicht nur eine örtlich begrenzte Reaktion wie eine Schwellung der Schleimhäute, etwa der Lippen, sondern auch Symptome der Atemwege (Luftnot) oder Herz-Kreislauf-Probleme (Schwindel).

Erste Anzeichen eines allergischen Schocks sind Kribbeln und Hitzegefühl an den Handinnenflächen oder den Fußsohlen, metallischer Geschmack im Mund, Angstgefühle, Hitzewallungen, Unruhe, Benommenheit oder Blässe. Zu beachten ist, dass vor allem kleine Kinder diese Symptome nur schwer äußern können. Sie zeigen sich häufig unruhig oder ziehen sich zurück, werden ängstlich oder teilweise ungewohnt aggressiv. Ihr Verhalten verändert sich. Ältere Kinder und Jugendliche beschreiben ein „Gefühl drohenden Unheils".[1]

Zu den mittelschweren Symptomen zählen Hautausschlag, Schwellungen an Lippen, Augen oder Gesicht, Übelkeit, Erbrechen, Kopfschmerzen, Krämpfe, Stuhl- und Harndrang, Husten und Kurzatmigkeit. Diese Beschwerden können sich noch verstärken, das kann schwere Atemnot sein, starker Blutdruckabfall, Bewusstlosigkeit, Herz-Kreislauf- oder Atemstillstand sind möglich.

Auch wenn sofort Notfallmedikamente verabreicht werden, kann in etwa 10–20 % der Fälle nach Abklingen der Symptome ein erneutes Aufflammen der Reaktion nach 6 bis 12 h auftreten.[2] Es sollte immer ein Notarzt gerufen und das Kind in einer Klinik überwacht werden.

---

[1]Ring J et al. (2014, S. 39).
[2]Fischer J und Biedermann T (2016, S. 225).

Notruf absetzen

WER	Hier ist…(Name)
WARUM	wegen z. B. anaphylaktischem Schock, Asthmaanfall, Atemnot
WAS	benötigen Notarzt; ggf. verabreichte Medikamente nennen
WO	Ort, Straße, Anfahrtsbesonderheit nennen
WIE ERREICHBAR	Telefonnummer angeben und telefonische Erreichbarkeit sicherstellen
WARTEN	bis zur Bestätigung und Rückfragen beantworten

(Quelle: DAAB)

Nicht ohne mein Notfallset (oder positiv: Soforthilfe-Set)
Eins ist klar: Wer einmal einen allergischen Schock erlitten
hat oder sicher ist, dass er ein hohes Anaphylaxierisiko
besitzt, der muss sein Notfallset immer bei sich haben.
Und die Betonung liegt auf IMMER. Das ist natürlich lästig, das empfinden vor allem Jugendliche so, aber nur mit
den Medikamenten kann eine schwere Reaktion gestoppt
werden. Man sollte sich nicht darauf verlassen, dass
man die Zeit hat, die Medikamente noch von zu Hause
zu besorgen. Im schlimmsten Fall geht es um Minuten.
Wir haben das Notfallset immer als eine Art Lebensversicherung gesehen. Also, keine Diskussion: Das Set gehört
in den Ranzen, die Handtasche, ins Handgepäck oder an
die Gürtelschnalle, immer griffbereit. (Manchmal nimmt

es etwas den Schrecken, wenn man Wörter positiv besetzt. Statt Notfallset können Sie es auch Soforthilfe-Set nennen, mehr dazu in Abschn. 11.2).

Leider kann man so ein Set nicht als solches fertig bestückt bestellen, die Medikamente müssen einzeln verordnet werden und richten sich nach dem Gewicht des Kindes. Eine kniffelige Sache ist die Aufbewahrung. Die meisten Taschen, die es dafür gibt, sind sehr knapp bemessen und man muss schon gut packen, um alles zu verstauen. Das Set soll ja noch leicht zu transportieren sein. Am besten probiert man aus, mit welchem Modell das Kind optimal klarkommt. Wir haben anfangs längliche Plastikbrotdosen benutzt, die waren sehr stabil und konnten auch von außen gut beschriftet werden. Der Nachteil: Sie sind sehr sperrig und unhandlich. Wir haben dann später beim Hersteller des Autoinjektors eine weiche Tasche mit Reißverschluss bestellt, die einfacher mitzunehmen und auch zu verstauen ist. Mittlerweile werden Taschen mit einem Bauchgurt angeboten, im Internet findet man verschiedene Anbieter.

Umstritten ist, ob ein Patient ein oder zwei Adrenalin-Autoinjektoren dabeihaben soll. Die Europäische Arzneimittelagentur (EMA) empfiehlt, dass Anaphylaxiegefährdete immer zwei Autoinjektoren zur Hand haben sollten. In seltenen Fällen kann eine zweite Adrenalingabe notwendig sein und es wird als sicherer angesehen, auf einen zweiten Adrenalinpen zurückgreifen zu können. In Deutschland gibt es dazu noch keine klare Empfehlung.

Und diese Medikamente gehören in das Notfallset (bzw. Soforthilfe-Set)

1. Adrenalin-Autoinjektor – stabilisiert den Kreislauf und die Atemwege,
2. Antihistaminikum – bekämpft die allergische Reaktion der Haut und Schleimhaut,
3. Kortison – wirkt antientzündlich (vor allem bei einer Spätreaktion),
4. bronchienerweiterndes Spray (bei Asthma-Patienten).

Außerdem: Anaphylaxiepass (vom Arzt ausgefüllt)

Bei einem allergischen Schock ist **Adrenalin** *(Epinephrin)* das wichtigste Mittel, das *zuerst* gegeben werden sollte. Es verengt die Blutgefäße, steigert den Blutdruck und stabilisiert so innerhalb von 5 bis 10 Minuten den Kreislauf. Außerdem entspannt es die Muskulatur der Bronchien, das Atmen wird so erleichtert, Schwellungen bilden sich zurück. Als eine Art Spritze wird es durch die Haut in den äußeren Oberschenkelmuskel injiziert. Das kann, wenn es sehr schnell gehen muss, auch durch einen leichten Hosenstoff gegeben werden. *Am sichersten ist es, wenn der Arzt gleich zwei Injektoren verschreibt.* Die Dosierung richtet sich nach dem Gewicht der Kinder, es gibt Junior-Pens für Jüngere bis 25 kg und höher dosierte Autoinjektoren für Patienten über 25 kg.

Histamin ist der Botenstoff für Entzündungen. Ein **Antihistaminikum** blockiert die Strukturen (Rezeptoren) im Körper, an die Histamin binden kann, verhindert damit also die Histaminwirkung. Es wirkt der allergischen Reaktion vor allem der Haut entgegen. Das Mittel gibt es in Tropfen- oder Tablettenform. Unsere Tochter hat es als Schmelztabletten dabei, dann kann es auch ohne Wasser eingenommen werden und man muss in einer Stresssituation nicht auch noch Tropfen zählen. Allerdings wirkt das Medikament erst nach etwa 30 min.

Kortison hat eine entzündungshemmende Wirkung. Es wird vor allem gegeben, um eine später erneut auftretende allergische Reaktion zu verhindern. In manchen Fällen, und das ist nicht vorhersehbar, muss man trotz Behandlung mit einer Spätreaktion rechnen. Kortison kann als Saft, Tabletten oder Zäpfchen verabreicht werden, das ist abhängig vom Alter der Kinder. Es wirkt allerdings erst nach 60 min und wird eher prophylaktisch eingesetzt.

Die Tabletten sind sehr klein und leicht zu schlucken. Noch leichter ist natürlich, den Saft zu trinken, allerdings muss es dann schon eine ganze Flasche sein, was bei einem Kind in Panik auch ein Problem sein kann. Bei kleineren Kindern kommen Zäpfchen infrage. Ist das Kind alt genug, kann man mit ihm besprechen, in welcher Form die Medikamente im Set aufbewahrt werden sollten.

Bei Neigung zu Asthma bzw. Symptomen an den Atemwegen gehört auch ein bronchienerweiterndes Spray, ein **Asthmaspray** (Betamimetikum), ins Notfallset. Es kommt bei Luftnot, Schluckbeschwerden oder Engegefühl im Hals zum Einsatz.

Notwendig ist auch der **Anaphylaxiepass,** der vom Arzt ausgestellt wird. Der beinhaltet neben Angaben zum Patienten und einem Foto auch die Allergieauslöser und vor allem wie und welche Medikamente gegeben werden sollen. Das ist besonders wichtig für den Fall, dass das Kind nicht mehr in der Lage ist, sich selbst zu behandeln oder zu jung ist, um das zu tun.

Der Autoinjektor mag Hitze und Kälte nicht

Achtung – den Autoinjektor möglichst im Schatten und nicht über 25 °C lagern, denn der Wirkstoff reagiert empfindlich auf Hitze und Licht. Im Sommer die Notfallmedikamente auf keinen Fall im Auto hinter die Windschutzscheibe legen! Bei hohen Temperaturen kann man das ganze Set in einer Kühlbox oder Kühltasche aufbewahren, wenn man unterwegs ist. Geht das nicht, reicht in der Regel auch ein Kühlpack, den man in die Tasche neben das Set legt oder damit umwickelt. Legen Sie alles am besten nach unten und achten Sie darauf, dass die Tasche nicht der Sonne ausgesetzt ist, sondern im Schatten steht. Das gilt auch für Ranzen in der Schule auf dem Pausenhof oder für Taschen beim Schulsport. Wer im Sommer ins Freibad geht, kann eine isolierte Thermoskanne als Aufbewahrung für den Pen nutzen.

Doch nicht nur Hitze, auch Kälte kann problematisch sein. Im Kühlschrank sollte ein Adrenalininjektor nicht aufbewahrt werden, da seine Mechanik dann blockieren kann und Einfrieren verträgt er gar nicht. Im Winter empfiehlt es sich, das Medikament vor Minustemperaturen zu schützen. Man kann es zusätzlich mit einem Schal oder Tuch umwickeln und im Rucksack oder in großen Jackentaschen nah am Körper transportieren. Die isolierte Thermoskanne kann auch bei Kälte zur Aufbewahrung des Sets verwendet werden.

Adrenalin ist in der Regel 12 bis 24 Monate haltbar, deshalb unbedingt auf das Verfallsdatum achten. Ich habe mir meistens schon den Termin vorgemerkt, wann der Pen abläuft, um dann rechtzeitig ein Rezept für einen neuen zu besorgen. Oder man lässt sich von den Herstellern der Adrenalininjektoren an das Rezept erinnern. Die bieten einen solchen Dienst über ihre jeweilige Website an. Zwischendurch immer mal wieder prüfen, ob sich das Adrenalin verfärbt hat oder sich die Konsistenz verändert. In dem Autoinjektor ist ein Sichtfenster eingebaut, durch das man die Flüssigkeit sehen kann. Wirkt sie rosa oder bräunlich, sollte der Autoinjektor unbedingt ersetzt werden. Beim Kauf in der Apotheke das Verfallsdatum prüfen, man sollte nur einen Pen kaufen, der noch mindestens ein Jahr haltbar ist.

Das Notfallset anwenden – Trau dich!
Und nun kommt der schwierigste Teil der Notfallbehandlung. So habe ich das jedenfalls immer empfunden – trotz intensiver Schulung. Wann genau ist der Zeitpunkt, um das Notfallset anzuwenden und in welcher Reihenfolge gibt man die Medikamente? Das ist nicht immer leicht zu erkennen (Abb. 5.1), da eine anaphylaktische Reaktion sehr unterschiedlich verlaufen kann. *Es ist wichtig zu wissen, dass bei einem sonst gesunden Kind keines der Medikamente schwere Nebenwirkungen verursacht. Antihistaminikum, Kortison und selbst Adrenalin werden in der Regel gut vertragen.* Es gilt also, vor allem, wenn man unsicher ist, die Mittel lieber einmal zu viel als einmal zu wenig anzuwenden. Nichts ist schlimmer als eine schwere allergische Reaktion laufen zu lassen, ohne einzugreifen oder zu spät zu reagieren.

Die wichtigste Frage ist, ob man sicher Kontakt mit dem Allergen hatte oder nicht. Ist man nicht wirklich sicher und hat nur leichte Beschwerden, kann man erst einmal abwarten und das Antihistaminikum nehmen. Treten aber schon etwas heftigere Beschwerden auf oder weiß man sicher, dass man das fragliche Allergen zu sich

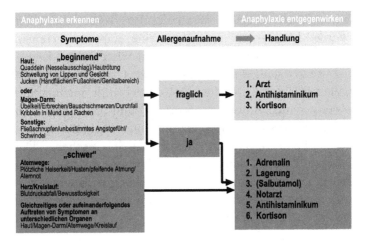

Abb. 5.1 Anaphylaxie-Notfallmanagement. Aus: Manual AGATE Anaphylaxieschulung, 1. Aufl. (Mit freundlicher Genehmigung von © Arbeitsgemeinschaft Anaphylaxie Training und Education 2008)

genommen hat, dann sollte man nach dem folgenden Schema handeln und sofort das Adrenalin verabreichen. Die Allergenzufuhr sollte direkt gestoppt und Hilfe geholt werden.

Wir haben immer wieder die Erfahrung gemacht, dass vor allem die Anwendung des Adrenalinpens große Überwindung kostet. Der Gedanke, dass man eine Nadel in den Oberschenkelmuskel setzt, ist für die meisten mit großen Ängsten verbunden. Und auch das Wort „Adrenalin", das die meisten im Zusammenhang mit Herzproblemen kennen, scheint zusätzlich abzuschrecken. Dabei ist die Anwendung des Pens ganz einfach und auch für Laien gemacht – das Medikament beinhaltet nur eine Einmaldosis, die Nadel ist nicht zu sehen und die Injektion wird automatisch ausgelöst, wenn der Pen vorher entsichert wurde. Meist muss man dazu eine Kappe abnehmen. Dann drückt man den Autoinjektor wie eine Art Kugelschreiber fest in die äußere Seite des Oberschenkels, löst aus und zählt langsam bis zehn. Jeder Pen ist nochmal mit einer genauen Anweisung bedruckt, und im beiliegenden Anaphylaxiepass ist die Handhabung ebenfalls erklärt. Man kann eigentlich nichts falsch machen. Der Wirkstoff ist ein körpereigenes Hormon, das bei einem herzgesunden Kind keine Nebenwirkungen hat. Der einzige Schaden wäre, das Medikament im Notfall nicht zu geben.

Üben, üben, üben: Das Training nicht vergessen!

Um die Hemmschwelle etwas abzubauen, kann man auch mit abgelaufenen Autoinjektoren trainieren, die wir alle aufgehoben haben, um damit selbst zu üben oder anderen Personen, etwa Erziehern oder Lehrern, die Anwendung zu demonstrieren. Wir haben mit transparenten Plastikwasserflaschen geübt. Dann kann man sehen, wie der Pen funktioniert, dass die Nadel nicht sehr lang und auch sehr dünn ist. Man sieht auch, wie das Medikament aus der Nadel läuft. Um das Verabreichen zu üben, eignen sich auch Apfelsinen oder Grapefruits.

Besonders sicher ist das Training mit sogenannten Dummies, die man bei den Herstellerfirmen oder beim DAAB anfordern kann. Sie sehen original aus wie der Autoinjektor, nur dass sie keine Nadel haben und natürlich auch kein Adrenalin enthalten. Solche Trainingspens kann man an betreuende Personen ausleihen oder es direkt an ihnen bzw. ihrem Oberschenkel ausprobieren. Der Pen macht beim Auslösen ein „klackendes" Geräusch, was viele erst einmal erschreckt. Aber es ist gut, das Geräusch zu kennen, denn so weiß man, wie es sich anhört, wenn der Autoinjektor angewendet wird. Nur unbedingt den Probepen getrennt von dem echten Adrenalininjektor aufbewahren, am besten noch deutlich beschriftet. Da sich die Injektoren zum Verwechseln ähnlich sehen, sollte im Notfall nicht der falsche, also der Pen ohne Medikament, gegeben werden.

Nicht zu vergessen – alle sollten regelmäßig trainieren, das gilt für das allergische Kind genauso wie für die ganze Familie. Die Handhabung ist zwar einfach, aber es geht um eine kritische Situation, in der vielleicht alle in Stress geraten. Und man sollte im Ernstfall nicht mehr überlegen müssen, sondern wissen, was zu tun ist. Wiederholen Sie alle drei bis sechs Monate das Training mit dem Adrenalininjektor. Das ist deshalb so wichtig, weil die meisten Reaktionen zu Hause auftreten (40 %). In 10 % der Fälle kommt es in Kindergarten oder Schule zur allergischen Reaktion.[3] Wechseln Sie nicht den Autoinjektor und benutzen Sie nicht verschiedene Typen von Pens, das erschwert die Handhabung im Notfall, da sie alle etwas unterschiedlich anzuwenden sind. Am besten man bleibt bei dem Pen, den man kennt und mit dem man trainiert hat.

Der behandelnde Arzt sollte unbedingt einen Anaphylaxie-Notfallplan (Abb. 5.2) ausstellen. Er beinhaltet

---

[3]Hompes S et al. (2009, S. 395).

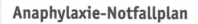

Anaphylaxie-Notfallplan

Name, Vorname:

Foto

Geburtsdatum:

Bekannte **Anaphylaxie**-Auslöser

Asthma?
☐ ja (höheres Risiko für schwere Reaktion)

Plan ausgestellt von (Arzt):

Datum / Unterschrift

Im Notfall bitte verständigen: Name / Tel. / mobil

Wo wird das Notfallset aufbewahrt?

☐ Ermächtigungsbescheinigung der Eltern
zur Gabe der Medikamente liegt vor

Handhabung Adrenalin-Autoinjektor

AUFKLEBER ZUR ANWENDUNG DES VERSCHRIEBENEN
ADRENALIN-AUTOINJEKTORS AUFBRINGEN

Herausgeber   Unterstützt durch

Anzeichen beginnender Reaktion

Haut:
- Quaddeln (Nesselausschlag), Hautrötung
- Schwellung von Lippen und Gesicht
- Jucken (Handflächen/ Fußsohlen/ Genitalbereich)

oder

Magen-Darm:
- Übelkeit/ Erbrechen/ Krämpfe/ Durchfall
- Kribbeln in Mund und Rachen

Sonstige:
- Fließschnupfen/ Unbestimmtes
  Angstgefühl, Schwindel

Erste Hilfe-Maßnahmen
1. Beim Patient / Kind bleiben
   Notarzt verständigen: 112 anrufen
2. **Antihistaminikum und Kortison** verabreichen

Name des Antihistaminikums und Menge eintragen

Name des Kortisons und Menge eintragen
3. **Adrenalin-Autoinjektor** bereit halten und
   **Patient auf weitere Anaphylaxie-Anzeichen
   hin beobachten**

Anzeichen schwerer Reaktion

Atemwege:
- Plötzliche Heiserkeit/ Husten/
  pfeifende Atmung/ Atemnot

Herz-Kreislauf:
- Blutdruckabfall/ Bewusstlosigkeit

▶ **Gleichzeitiges oder aufeinander folgendes Auftreten
  von Symptomen an unterschiedlichen Organen:**
  Haut/ Magen-Darm/ Atemwege/ Kreislauf
▶ Jede Reaktion nach _____
  (z.B. Wespenstich, Verzehr von Kuhmilch/ Erdnuss etc.)

Erste Hilfe-Maßnahmen
1. **Adrenalin-Autoinjektor** seitlich in den
   Oberschenkelmuskel **verabreichen**

Name des Adrenalin-Autoinjektors eintragen
2. **Patientenlagerung**
   bei Atemnot: hinsetzen
   bei Kreislaufbeschwerden: hinlegen
   bei Bewusstlosigkeit: stabile Seitenlage
3. **Bei Atemnot** soweit verordnet zusätzlich Spray geben

Name des Sprays eintragen – 2 Hübe, ggf. wiederholen
4. **Notarzt** verständigen: **112 anrufen**
5. **Notfallkontakt** verständigen (siehe Eintrag links)
6. Zusätzlich **Antihistaminikum und Kortison** geben (s.o.)

Im Zweifelsfall Adrenalin Autoinjektor verabreichen!

GPA   DGAKI
AeDA   NSRA

© Deutscher Allergie- und Asthmabund · An der Eickesmühle 15-19 · 41238 Mönchengladbach · www.daab.de · 02166 / 6478 82-0

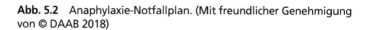

Abb. 5.2 Anaphylaxie-Notfallplan. (Mit freundlicher Genehmigung
von © DAAB 2018)

genau wie der Notfallpass die Daten und ein Foto des Kindes, worauf es allergisch reagiert und welche Medikamente wann zu verabreichen sind. Der Plan ist größer als der Anaphylaxiepass, den das Kind ja im Set bei sich trägt, und sollte gut sichtbar im Kindergarten oder in der Schule aufgehängt werden. (Anaphylaxiepass und -plan kostenfrei über den DAAB zu beziehen: www.daab.de). Dann dürfte eigentlich nichts mehr schiefgehen!

Kleinere Kinder kann man zusätzlich mit spezieller Kleidung ausstatten, die mit großer Schrift oder auffälligen Symbolen auf das Anaphylaxierisiko hinweisen. Eine andere Möglichkeit sind Notfallarmbänder, SOS-Kapseln oder Notfall-Schlüsselanhänger mit den wichtigsten Informationen. Der DAAB hat eigene Aufkleber entwickelt, die durch Bilder anzeigen, welches Allergen nicht gegessen werden darf. Die können Sie auf die Brotdose oder den Garderobenhaken kleben.

Mit AGATE die Anaphylaxie im Griff

Mittlerweile wird in einigen medizinischen Zentren und Arztpraxen ein standardisiertes und evaluiertes Trainingsprogramm angeboten: die AGATE-Schulung (**A**rbeitsgemeinschaft **A**naphylaxie-**T**raining und **E**dukation e. V.). In diesem insgesamt sechsstündigen Kurs vermitteln Ärzte, Psychologen und Ernährungsberater Hintergrundwissen zur Anaphylaxie für betroffene Patienten und Eltern von gefährdeten Kindern. Inhalte der Schulung sind die korrekte Anwendung des Notfallsets, Strategien zur Allergenvermeidung und ein gutes Notfallmanagement. Und auch die Kinder und Jugendlichen üben intensiv, wann und wie man den Adrenalininjektor setzt, wie man sich bei den ersten Symptomen verhält oder wie man einen Notruf absetzt. Vor allem aber auch, wie man das Risiko eines Schocks durch Allergenvermeidung senken kann. Es ist erwiesen, dass bei vielen Patienten die Lebensqualität durch das Anaphylaxierisiko stark eingeschränkt ist. Sie haben Angst vor einem allergischen Schock, der außer Kontrolle gerät und lebensbedrohlich sein kann.[4] Eine gute Schulung kann ein gutes Stück der Angst nehmen. Die meisten Teilnehmer fühlen sich danach deutlich sicherer im Umgang mit der Anaphylaxie und haben weniger Angst, im Notfall zu handeln. Mittlerweile werden auch Schulungen für Lehrer angeboten. Wer kein AGA-TE-Schulungszentrum vor Ort hat, findet Schulungen in Form von Webinaren beim DAAB.

Kinder sollten möglichst früh den Umgang mit dem Notfallset lernen, ab dem 6./.7. Lebensjahr ist das sinnvoll. Ich kann das aus eigener Erfahrung bestätigen. Verschiedene Szenarien durchzuspielen, nimmt etwas den Stress und vermittelte unserer Tochter mehr Sicherheit. Auch der Austausch mit anderen betroffenen Familien ist hilfreich, man kann sich den einen oder anderen Kniff im Umgang mit der Erkrankung abgucken. Außerdem ist es beruhigend, vor allem für Jugendliche, wenn man sieht, dass man mit seinen Problemen nicht alleine dasteht.

In der Theorie ist das alles ganz einfach, in der Praxis hapert es schon mal. Denn gerade Jugendliche neigen dazu, ihre Allergie, vor allem wenn länger nichts

---

[4]Lange L (2014, S. 265).

vorgefallen ist, nicht mehr ganz so ernst zu nehmen. Viele finden es uncool oder lästig, das Notfallset mitzunehmen und ständig daran zu denken, dass man es dabeihat, das klappt auch nicht immer. Am liebsten wird es unauffällig transportiert, was schwierig ist, wenn alle Medikamente darin verstaut sind, denn dann ist es kaum zu übersehen. Hinzu kommt, dass Jugendliche grundsätzlich risikobereiter und impulsiver sind als Erwachsene und in der Regel auch eher bereit, potenziell gefährliche Nahrungsmittel bewusst zu probieren.[5]

Schmetterlinge im Bauch: kritische Küsse

Es ist ein zusätzlicher Schutz, wenn Freunde über die Allergie Bescheid wissen, denn die spielen in dem Alter eine wichtige Rolle. Da Teenager oft in Gruppen unterwegs sind, ist es sinnvoll, die engsten Freunde über die Lebensmittelallergie zu informieren und mit ihnen zu besprechen, wie die Medikamente verabreicht werden oder wie man sich im Notfall verhalten sollte. Sie müssen nicht die ganze Krankengeschichte kennen, aber die wichtigsten Fakten über die Allergie. Dazu gehört auch, eine allergische Reaktion im Ansatz zu erkennen, um entsprechend handeln zu können. Fremde würden vielleicht eine ganz andere und vielleicht falsche Diagnose stellen. So ist man gleich auf der richtigen Fährte und kann sofort die richtigen Medikamente verabreichen. Freunde können daher wichtige Unterstützer sein.

---

[5]Wood RA und Kraynak J (2008, S. 231).

Wenn die Liebe ins Spiel kommt, wird es noch schwieriger. Jugendliche trauen sich meist nicht, sich einem möglichen Partner zu offenbaren und gleich beim ersten Date über die Allergie zu sprechen. Hat jemand eine schwere Lebensmittelallergie, ist das aber notwendig. Ein harmloser Kuss kann eine allergische Reaktion auslösen. Wissenschaftler untersuchten die Menge der Erdnussallergene, die sich im Speichel befanden, nachdem eine Testperson ein Brot mit Erdnussbutter gegessen hatte. Gemessen wurde vor und nach dem Zähneputzen. Noch vier Stunden nach der Zahnreinigung konnten Erdnussallergene nachgewiesen werden.[6] Deshalb sollten Jugendliche mit dem Partner unbedingt offen über ihre Lebensmittelallergie reden, auch wenn es unangenehm ist. Steht das erste Date noch an, kann man zumindest ein paar Sicherheitsmaßnahmen ergreifen. Am besten nicht zum Essen treffen, sondern ein Picknick mit sicheren Lebensmitteln organisieren und mit dem Küssen warten, bis man über das Thema „Allergie" sprechen kann. Und das kann ein erster Beziehungs- oder auch Charaktertest sein. Reagiert der Partner mit Unverständnis, sollte man ihn am besten schnell vergessen.

In der Situation eines allergischen Schocks kann es für den Allergiker unmöglich werden, selbst zu handeln oder er ist noch zu jung dafür. Eine Person sollte unbedingt bei dem Patienten bleiben und ihn beruhigen, denn Aufregung und auch Angst in dem Moment der Anaphylaxie können die Reaktion zusätzlich verstärken. Deshalb ist es gut, wenn alle über die Allergie informiert sind. Neben der Gabe der

---

[6]Wood RA und Kraynak J (2008, S. 234).

Medikamente und der Verständigung des Notarztes, was zuerst passieren sollte, hilft es auch, die betroffenen Stellen zu kühlen, wenn die Lippe anschwillt oder Quaddeln entstehen. Da reicht schon ein kalter Waschlappen oder ein Kühlpack. Das verschafft etwas Linderung, bis die Medikamente wirken und der Arzt eintrifft. Enge Kleidung sollte gelockert werden. Auch die Lagerung des Patienten ist wichtig. Bei massiven Atembeschwerden sollte der Kutschersitz angewendet werden; dabei sitzt der Patient leicht nach vorne gebeugt in entspannter Position (Abschn. 3.2). Bei Kreislaufbeschwerden lagern Sie seine Beine hoch, ist der Patient bewusstlos, bringen Sie ihn in die stabile Seitenlage.

Anaphylaxieanalyse: Warum ist es passiert?
Ist alles überstanden, ist es wichtig sich zu erinnern. Wie kam es zu dem allergischen Schock, was hat die schwere Reaktion ausgelöst? Hat man die Allergenzufuhr schnell gestoppt, hat man die Zutaten genau gelesen, war das Buffet vermischt? Hat der Koch eine falsche Auskunft gegeben? Diese Informationen dienen dazu, aus dem Schock zu lernen und bestenfalls einen solchen Vorfall in Zukunft zu vermeiden. Denn Vorbeugen ist bekanntlich besser als heilen, das gilt hier in besonderem Maße. Bei etwa 15 % der Patienten mit schweren Nahrungsmittelallergien hat sich gezeigt, dass nach der ersten Anaphylaxie innerhalb eines Jahres ein erneuter Schock auftrat, obwohl sie ausführlich über das Risiko aufgeklärt wurden.[7] In dem

---

[7]Lange L (2014, S. 266).

Fall ist es wichtig, eine Ernährungsberatung in Anspruch zu nehmen.

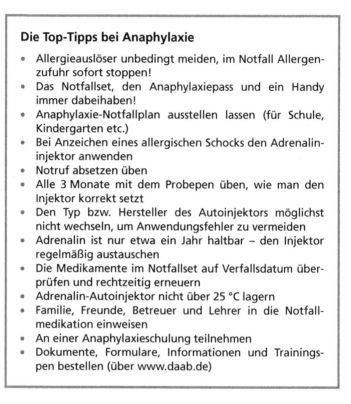

Die Top-Tipps bei Anaphylaxie

- Allergieauslöser unbedingt meiden, im Notfall Allergenzufuhr sofort stoppen!
- Das Notfallset, den Anaphylaxiepass und ein Handy immer dabeihaben!
- Anaphylaxie-Notfallplan ausstellen lassen (für Schule, Kindergarten etc.)
- Bei Anzeichen eines allergischen Schocks den Adrenalininjektor anwenden
- Notruf absetzen üben
- Alle 3 Monate mit dem Probepen üben, wie man den Injektor korrekt setzt
- Den Typ bzw. Hersteller des Autoinjektors möglichst nicht wechseln, um Anwendungsfehler zu vermeiden
- Adrenalin ist nur etwa ein Jahr haltbar – den Injektor regelmäßig austauschen
- Die Medikamente im Notfallset auf Verfallsdatum überprüfen und rechtzeitig erneuern
- Adrenalin-Autoinjektor nicht über 25 °C lagern
- Familie, Freunde, Betreuer und Lehrer in die Notfallmedikation einweisen
- An einer Anaphylaxieschulung teilnehmen
- Dokumente, Formulare, Informationen und Trainingspen bestellen (über www.daab.de)

5.3   Fakten: Die Zahl der Anaphylaxien steigt

Anaphylaxie im Überblick
Der Begriff der Anaphylaxie hat seinen Ursprung im Griechischen und bedeutet etwa „überstarke, fehlgeleitete

Schutzreaktion".[8] Und die ist gar nicht so selten, denn etwa einer von 100 Menschen hat mindestens einmal im Leben eine anaphylaktische Reaktion. Oder anders formuliert – pro Jahr trifft es bis zu 16.000 Menschen in Deutschland.

Eine Anaphylaxie ist die schwerste Form einer allergischen Reaktion. Auch hier reagiert das Immunsystem über, und zwar so heftig, dass es zu einer lebensbedrohlichen Situation kommen kann. So ein „allergischer Schock" kann sich innerhalb von wenigen Minuten entwickeln und schlimmstenfalls tödlich enden. Genaue Zahlen gibt es nicht, man vermutet 1-3 Todesfälle jedes Jahr bei Erwachsenen pro eine Mio. Einwohner.[9] Um einen besseren Überblick zu bekommen, wurde 2005 das Anaphylaxieregister, eine gemeinsame Datenbank für Deutschland, Österreich und die Schweiz, gegründet (https://www.anaphylaxie.net/). An diese Datenbank melden Ärzte und Kliniken Patienten mit anaphylaktischen Reaktionen, es werden Auslöser, Umstände und Therapie der Reaktion dokumentiert, und es wird beobachtet, wie sich die Fallzahlen entwickeln.

Schwere allergische Reaktionen bei Kindern und Jugendlichen nehmen zu

Allergische Schocks scheinen im Kindesalter deutlich zu steigen. Laut einer australischen Studie nahm die Zahl stationärer Aufnahmen aufgrund einer Anaphylaxie durch Lebensmittel innerhalb von 11 Jahren bis 2004/2005

---

[8]Ring J (2004, S. 138).
[9]Lange L (2014, S. 252).

allein um 350 % zu. Diese drastische Entwicklung zeigt sich auch in Großbritannien und den USA. Glücklicherweise enden aber schwere allergische Reaktionen bei Kindern und Jugendlichen nur sehr selten tödlich.[10]

Bei der Altersverteilung zeigt sich, dass Anaphylaxien schon bei Säuglingen vorkommen können. Die meisten Fälle schwerer allergischer Reaktionen treten zwischen null und drei Jahren auf, dann erst wieder bei Jugendlichen im Alter zwischen 14 und 17 Jahren. Die Häufung bei Säuglingen hängt möglicherweise mit der hohen Zahl an Lebensmittelallergien in den ersten Jahren zusammen. Bei den Jugendlichen geht man davon aus, dass mit zunehmendem Alter der jungen Allergiker weitere Nahrungsmittelallergien dazukommen, ausgelöst durch Heuschnupfen. Das sind dann die Kreuzallergien bzw. pollenassoziierte Nahrungsmittelallergien. Bei der Geschlechterverteilung liegen die Jungen deutlich vorne, bei 67 % aller Anaphylaxien waren die Patienten männlich. Erst im Erwachsenenalter steigt dann auch wieder der Anteil der betroffenen weiblichen Allergiker.[11]

Achtung Allergieschock: Gefahr durch Erdnüsse
Bei Kindern und Jugendlichen sind Nahrungsmittel die häufigsten Auslöser für eine schwere allergische Reaktion. Laut Anaphylaxieregister waren (im Zeitraum 2007–2015) in 66 % der Fälle Lebensmittel die Ursache für eine Anaphylaxie, gefolgt von Insektenstichen (19 %)

---

[10]Lange L (2014, S. 252).
[11]Hompes S et al. (2009, S. 396).

Tab. 5.1 Häufige Auslöser schwerer anaphylaktischer Reaktionen bei Kindern und Erwachsenen. (Aus: Ring J et al. (2014). Mit freundlicher Genehmigung von © Springer 2018)

Auslöser	Kinder	Erwachsene
Nahrungsmittel (%)	58	16
Insektengifte (%)	24	55
Arzneimittel (%)	8	21

und Arzneimitteln.[12] Nach den Leitlinien der Deutschen Gesellschaft für Allergologie und klinische Immunologie zeigt sich ein ähnliches Ergebnis, danach waren 58 % der Anaphylaxien ausgelöst durch Lebensmittel, 24 % durch Insektengifte und 8 % durch Arzneimittel (Tab. 5.1).[13]

An erster Stelle der „gefährlichen" Allergene stehen Erdnüsse, die in jedem Alter Anaphylaxien auslösen können. Bis zum Alter von zwei Jahren sind vor allem Kuhmilch und Hühnereier der Grund für schwere Reaktionen, im Vorschulalter wechselt das zu Haselnuss und Cashewkernen. Im Erwachsenenalter sieht das anders aus, die Mehrzahl der schweren allergischen Reaktionen ist auf Insektenstiche zurückzuführen (55 %), Arzneimittel (21 %) und Nahrungsmittel (16 %) sind hier weniger häufig. Allerdings sind diese Daten nicht repräsentativ, da es keine Meldepflicht gibt. Eine Untersuchung mit Berliner Notfallmedizinern etwa zeigte, dass der häufigste Grund für anaphylaktische Notfalleinsätze auch bei Erwachsenen Lebensmittelallergien waren.

---

[12]Grabenhenrich LB et al. (2016, S. 1128).
[13]Ring J et al. (2014, S. 38).

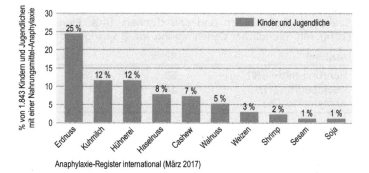

Anaphylaxie-Register international (März 2017)

Abb. 5.3 Die zehn häufigsten Nahrungsmittelallergene als Auslöser schwerer allergischer Reaktionen bei Kindern. (Mit freundlicher Genehmigung von © Worm M, Anaphylaxieregister. Berlin 2018)

Nach dem Anaphylaxieregister (Abb. 5.3) wurden zwischen 2007 und 2015 insgesamt 1970 Fälle auf Nahrungsmittel gemeldet, bei 297 Fällen davon war die Erdnuss der Auslöser für die schwere Reaktion. Dabei ging es um die Altersgruppe von Kindern und Jugendlichen zwischen 0 und 17 Jahren.[14] Auch für den einzigen gemeldeten Todesfall eines Kindes war die Erdnuss der Auslöser. Bei einer bundesweiten Umfrage von Kinderärzten wurden Erdnüsse und Baumnüsse mit jeweils 20 % als häufigste Auslöser für Anaphylaxien bei Kindern aufgeführt.[15] Immer häufiger sind Cashewkerne an anaphylaktischen Reaktionen beteiligt.

---

[14]Grabenhenrich LB et al. (2016, S. 1130), http://dx.doi.org/10.1016/j.jaci.2015.11.015; aufgerufen am 02.10.2018.

[15]Mehl A et al. (2005, S. 1440–1445).

Auch regionale Verzehrsvorlieben spiegeln sich in der Häufigkeit von Anaphylaxien wider. Bei Erwachsenen sind in den USA und Großbritannien vor allem Erdnüsse der Grund für schwere allergische Reaktionen, in Küstenregionen gilt das für Fisch und Meeresfrüchte und in Israel ist das der Sesam.[16] Auch in Deutschland steigt die Zahl der Erdnussallergiker. Warum gerade die Erdnuss so heftige Reaktionen verursacht, ist noch nicht endgültig geklärt. Die meisten Allergiker reagieren auf bestimmte Eiweiße der Erdnuss, sogenannte Speicherproteine, die vor allem für das Wachstum der Pflanze wichtig sind. Sie sind so stabil, dass auch Erhitzen oder Magensäure sie nicht zerstören können. Es wird vermutet, dass diese Stabilität der Proteine ein Grund für die schweren allergischen Reaktionen sein könnte.

Anaphylaxie: Körper im Ausnahmezustand

Doch was macht die Anaphylaxie so gefährlich? Im Unterschied zu einer herkömmlichen allergischen Reaktion verläuft sie nicht nur viel schwerer, sondern es können verschiedene Organsysteme betroffen sein, zum Beispiel Haut und Atemwege oder Magen-Darm-Trakt und das Herz-Kreislauf-System. Kinder und Jugendliche reagieren bei Anaphylaxien am häufigsten über die Haut (92 %) oder die Atemwege (74 %). Erst danach folgen Beschwerden am Magen- und Darmbereich oder am Herz-Kreislauf-System.

---

[16]Körner U und Schareina A (2010, S. 42).

Problematisch ist, dass eine Anaphylaxie sehr unterschiedlich ausgeprägt sein kann und die Schwere der Reaktion nicht vorhersagbar ist. Sie kann spontan aufhören, aber auch schnell lebensbedrohlich werden. Zunächst harmlos erscheinende Beschwerden können sich zu einem Schock entwickeln. Daher ist es wichtig, bei den ersten Anzeichen zu handeln. Ein höheres Risiko für eine schwere Anaphylaxie haben Lebensmittelallergiker, die zusätzlich Asthmatiker sind. Körperliche Anstrengung kann einen allergischen Schock verstärken oder sogar erst auslösen. Das gilt auch für Infekte, Stress und Alkohol oder bestimmte Medikamente wie Betablocker bei Bluthochdruck.

Im Prinzip entsteht ein anaphylaktischer Schock nach den gleichen Regeln wie eine Allergie, nur als extreme Variante. Auch hier erkennt der Antikörper, das Immunglobulin E, den vermeintlich gefährlichen Eindringling. Um ihn zu bekämpfen, schüttet die mit IgE-Antikörpern bestückte Mastzelle vor allem den Botenstoff Histamin aus, der eine zentrale Rolle bei anaphylaktischen Reaktionen spielt. Er wird dann in sehr großen Mengen freigesetzt, da der Körper das Allergen, mit dem er in Berührung gekommen ist, als besonders bedrohlich und unverträglich einstuft.

Die Wände der Blutgefäße sind beim anaphylaktischen Schock durchlässiger, die Gefäße weiten sich, und es kann Flüssigkeit durch die Gefäßwände austreten, dadurch sinkt der Blutdruck. So können lebenswichtige Organe wie Herz, Lunge und Gehirn nicht mehr ausreichend mit

Blut versorgt werden, Kreislaufprobleme sind die Folge, der Puls wird flach. Um den Blutdruck wieder zu erhöhen, schüttet der Körper Adrenalin aus, der Herzschlag wird schneller. Nun konzentriert sich alles auf die Körpermitte, die wird verstärkt durchblutet, damit Herz und Hirn mit Sauerstoff versorgt werden. Die kleinen Blutgefäße werden enger gestellt, die glatte Muskulatur, die auch in den Bronchien vorkommt, zieht sich zusammen, das führt zur Verengung von Atemwegen und Atemnot, Panik ist die Folge. Durch die massive Freisetzung des Histamins und anderer Substanzen gelangt Flüssigkeit aus den Blutgefäßen in das Gewebe, es kommt zum Flüssigkeitsmangel, die Organe sind unterversorgt, der Herz-Kreislauf-Stillstand setzt ein.

Trotz dieser gefährlichen Reaktion wird der Adrenalininjektor nur sehr zurückhaltend verwendet. Am häufigsten bekommen Kinder und Jugendliche Antihistaminika und Kortison verabreicht.[17] Sie werden in fast 70 % der Fälle gegeben, der Pen dagegen nur in 18 %. Das zeigt, wie notwendig es ist, Familien, Betreuer, Erzieher oder Lehrer zu schulen. Die Anwendung des Notfall-Pens sollte nicht nur einmal erklärt werden.

Jugendliche – laufen lieber ohne…
Das Wichtigste ist natürlich, das Set überhaupt bei sich zu haben. Während bei kleinen Kindern die Eltern in der Regel dafür sorgen, dass das Notfallset mitgenommen oder vor Ort deponiert wird, sollten Jugendliche zunehmend

---

[17]Worm M et al. (2014, S. 367, 369).

selbst an die wichtigen Medikamente denken. Doch das ist oft ein Problem. Die Rate von Jugendlichen und jungen Erwachsenen, die ein Notfallset dabeihaben, ist niedrig. Sie liegt nur bei etwa 15 bis 60 %.[18] Je länger die letzte schwere allergische Reaktion zurückliegt, desto nachlässiger sind die jungen Allergiker bei der Mitnahme des Adrenalin-Autoinjektors. Gerade in der Pubertät ist es vielen unangenehm, „anders" zu sein, sie verschweigen die Allergie oder wollen nicht darüber reden. Gleichzeitig aber beschreiben sie, dass es sie entlasten würde, wenn Freunde über die Allergie Bescheid wüssten und auch über die Notfallmedikamente informiert wären. Das zeigt, wie wichtig es ist, offen mit der Allergie umzugehen und über die Schwere der Allergie zu informieren. Auch das Umfeld sollte in die Handhabung eingeweiht werden, zu viel Coolness ist da der falsche Weg. Manche Jugendliche ziehen sich aus Angst vor einer negativen Reaktion ihres Freundeskreises aus ihrem sozialen Leben zurück, ein erhöhter Leidensdruck und ein Verlust an Lebensqualität sind die Folge.

Andere Jugendliche dagegen gehen verstärkt Risiken ein, auch beim Essen. Sind die Zutaten unbekannt, probieren sie kleine Mengen, um zu testen, ob sie es vertragen oder ob Beschwerden auftreten. Laut einer britischen Studie hatte ein Drittel der Jugendlichen bei einer allergischen Reaktion die Zutatenliste vorher nicht überprüft.[19]

---

[18]Lange L (2013, S. 15).
[19]Lange L (2013, S. 14).

Erdnuss in Minimengen – Therapie der Zukunft?

Noch sicherer wäre es natürlich, einen anaphylaktischen Schock von vorneherein zu vermeiden. Dafür muss der Auslöser aber konsequent gemieden werden. Doch gerade bei Erdnüssen ist das fast unmöglich, denn (unbeabsichtigte) „Spuren" oder kleine Mengen der Hülsenfrucht sind in vielen Nahrungsmitteln zu finden. Die permanente Gefahr einer schweren Reaktion kann vor allem für Kinder und Jugendliche sehr belastend sein. Auf jedem Geburtstag, jeder Party, in der Schulkantine müssen sie auf der Hut sein. Immerhin leiden rund ein Prozent der Kinder in Industrieländern an einer Allergie gegen Erdnüsse, in Deutschland reagiert jedes zehnte Kind im Allergietest positiv. Deshalb wird versucht, eine Immuntherapie für Erdnussallergiker zu entwickeln, ähnlich einer Desensibilisierung, wie es sie schon für Allergiker mit Heuschnupfen, Hausstaub oder Insektengift gibt. Dabei werden kleine, stetig steigende Dosen des Allergens verabreicht, um das Immunsystem so zu stimulieren, dass der Körper auch größere Erdnussmengen toleriert.

Vor 20 Jahren gab es die ersten Versuche mit einer Spritzentherapie, doch die Nebenwirkungen und allergischen Reaktionen waren so heftig, dass die Behandlung abgebrochen werden musste. Einige neuere Studien machen wieder Hoffnung. In einer britischen Studie mit 99 Kindern und Jugendlichen zeigte die Immuntherapie gute Ergebnisse.[20] Die 7- bis 16-Jährigen wurden in zwei

---

[20]Anagnostou K et al. (2014), http://www.thelancet.com/journals/lancet/ article/PIIS0140-6736(13)62301-6/fulltext; aufgerufen am 25.09.2018.

Gruppen eingeteilt. Die eine Hälfte nahm über ein halbes Jahr steigende Mengen von Erdnussprotein zu sich. Anfangs wurden 2 mg Erdnussmehl in andere Lebensmittel gemischt, im Verlauf der Studie wurde die Dosis auf bis zu 800 mg gesteigert, das entspricht etwa fünf Erdnüssen. Die zweite Gruppe der jungen Allergiker dagegen wurde nicht behandelt und mied weiterhin die Hülsenfrüchte.[21]

Nach Abschluss der ersten Phase vertrugen 84 % der behandelten Kinder und Jugendlichen 800 mg Erdnussprotein, etwa 62 % konnten sogar 1400 mg Erdnussprotein ohne Probleme essen. Zu den häufigsten Nebenwirkungen zählten Juckreiz im Mund oder Übelkeit und Erbrechen. In der Kontrollgruppe dagegen, also die Kinder, die Erdnüsse weiter mieden, war keiner desensibilisiert. Alle reagierten nach wie vor auf Erdnuss allergisch.

Im Anschluss bekamen auch diese Kinder die orale Immuntherapie, schließlich konnten 91 % aller Studienteilnehmer 800 mg Erdnussprotein vertragen, 54 % von ihnen sogar die Menge von 1400 mg. Diese Therapie befindet sich weiterhin in der klinischen Entwicklung. Einige Kinder reagierten jedoch sehr heftig und vertrugen die Immuntherapie überhaupt nicht. Nun muss geklärt werden, wer davon profitieren kann und wer nicht und wie es mit der Langzeitwirkung aussieht. Ist die Desensibilisierung von Dauer oder muss sie erneuert

---

[21]Plaum P (2014), https://deutsch.medscape.com/artikel/4901862; aufgerufen am 25.09.2018.

werden? Wie viele Erdnüsse muss ein Allergiker regelmäßig essen, damit er tolerant bleibt?[22] Da sind noch viele Fragen offen.

Eine andere Studie testet die Immuntherapie über ein Hautpflaster, das permanent kleinste Mengen Erdnussantigene in die Haut abgibt.[23] In einer weiteren Studie bekamen die Kinder Tropfen mit einer Erdnusslösung unter die Zunge.

Auch wenn eine Einführung der Immuntherapie gegen Erdnussallergie aktuell noch nicht möglich ist, so wurde eins aber deutlich: Die Lebensqualität der jungen Allergiker und ihrer Familien, die an der jeweiligen Studie teilnahmen, besserte sich. Sie hatten weniger Angst, dass schon kleinste Mengen der Erdnuss eine Reaktion auslösen könnten. Den meisten Betroffenen geht es gar nicht darum, tatsächlich Erdnüsse essen zu können. Wer sie als möglicherweise lebensbedrohlich erlebt hat, wird sie kaum in den Speiseplan aufnehmen wollen. Doch ohne Angst beim Bäcker ein Teilchen kaufen zu können, das ist ein Wunsch, den viele allergische Kinder und Jugendliche haben.[24] Schließlich ist die Chance sehr hoch, dass eine Erdnussallergie ein Leben lang besteht, nur in etwa 20 % der Fälle verschwindet sie von alleine wieder. Und

---

[22]Blümchen K et al. (2010, S. 83–89), http://dx.doi.org/10.1016/j.jaci.2010.04.030; aufgerufen am 25.09.2018.

[23]Harrison L (2017) https://deutsch.medscape.com/artikelansicht/4905851; aufgerufen am 25.09.2018.

[24]Plaum P (2014) https://deutsch.medscape.com/artikel/4901862; aufgerufen am 25.09.2018.

so wäre es ein großer Erfolg, wenn es gelänge, für die Erdnussallergie, als erste Lebensmittelallergie, eine Therapie zu
etablieren. Auch für andere Nahrungsmittelallergien wird
an einer solchen Immuntherapie geforscht.

Literatur

Anagnostou K, Islam S, King Y et al (2014) Assessing the effi-
cacy of oral immunotherapy for the desensitisation of peanut
allergy in children (STOPII): a phase 2 randomised controlled trial. Lancet 383(9925): 1297–1304, http://www.thelan-
cet.com/journals/lancet/article/PIIS0140-6736(13)62301-6/
fulltext, aufgerufen am 25.09.2018.

Blümchen K, Ulbricht H, Staden U, Dobberstein K et al (2010)
Oral peanut immunotherapy in children with peanut anaphylaxis. J Allergy Clin Immunol 126(1): 83–91.e1., https://doi.
org/10.1016/j.jaci.2010.04.030; aufgerufen am 25.09.2018.

Fischer J, Biedermann T (2016) Anaphylaxie. In: Biedermann
T, Heppt W, Renz H, Röcken M (Hrsg) Allergologie 2. Aufl.
Springer, Berlin, Heidelberg, S 223–230.

Grabenhenrich LB, Dölle S, Moneret-Vautrin A, Köhli A
et al (2016) Anaphylaxis in children and adolescents: The
European Anaphylaxis Registry, J Allergy Clin Immunol
137(4): 1128–1137.e1, DOI: http://dx.doi.org/10.1016/j.
jaci.2015.11.015; aufgerufen am 02.10.2018.

Harrison L (2017) Immuntherapie gegen Erdnussallergie: Geht
bei Kindern auch per Pflaster. Medscape, 22. März 2017,
https://deutsch.medscape.com/artikelansicht/4905851; aufgerufen am 25.09.2018.

Hompes S, Beyer K, Köhli A, Nemat K et al (2009) Anaphylaxie im Jugendalter. Kinder- und Jugendmedizin 9: 393–339.

Körner U, Schareina A (2010) Nahrungsmittelallergien und -unverträglichkeiten in Diagnostik, Therapie und Beratung. Haug, Stuttgart.

Lange L (2014) Anaphylaxie. In: Ott H, Kopp MV, Lange L, Kinderallergologie in Klinik und Praxis. Springer, Berlin, Heidelberg, S 251–267.

Lange L (2013) Lebensqualität und Alltagsstrategien von Kindern und Jugendlichen mit Anaphylaxie und Nahrungsmittelallergie. Pädiatrische Allergologie 16(2): 12–17.

Manual AGATE Anaphylaxieschulung, 1. Aufl. Arbeitsgemeinschaft Anaphylaxie Training und Education, 2008.

Mehl A, Wahn U, Niggemann B (2005) Anaphylactic reactions in children – a questionnaire-based survey in Germany. Allergy 60: 1440–1445, https://doi.org/10.1111/j.1398-9995.2005.00909.x; aufgerufen am 25.09.2018.

Plaum Petra (2014) Angstfrei essen als Erdnussallergiker – orale Immuntherapie punktet trotz Nebenwirkungen. Medscape, 31. Januar 2014, https://deutsch.medscape.com/artikel/4901862; aufgerufen am 25.03.2018.

Ring J (2004) Angewandte Allergologie, 3. Aufl. Urban & Vogel, München.

Ring J, Beyer K, Biedermann T, Bircher A, Duda D, Fischer et al (2014) Guideline for acute therapy und management of anaphylaxis. S2 guideline of DGAKI, AeDA, GPA, DAAU, BVKJ, ÖGAI, SGAI, DGAI, DGP, DGPM, AGATE and DAAB. https://doi.org/10.1007/s40629-014-0009-1; Leitlinie zu Akuttherapie und Management der Anaphylaxie. Allergo J Int 23: 36–52; https://www.awmf.org/uploads/tx_szleitlinien/061-025l_S2k_Akuttherapie_anaphylaktischer_Reaktionen_2013-12.pdf; aufgerufen am 18.08.2018.

Wood RA, Kraynak J (2008) Nahrungsmittel-Allergien für Dummies. Wiley-VCH, Weinheim.

Worm M, Eckermann O, Dölle S et al (2014), Triggers and Treatment of Anaphylaxis. Dtsch Arztebl Int 111(21): 367–375, DOI: https://doi.org/10.3238/arztebl.2014.0367, aufgerufen am 18.08.2018.

Hilfreiche Links

http://www.anaphylaxie-experten.de

https://www.anaphylaxie-experten.de/anaphylaxie-was-ist-zu-tun/notfallset/index.html (Was muss ein Anaphylaxie-Notfallset enthalten?)

https://www.anaphylaxie.net/ (Statistiken zu Fallzahlen Anaphylaxie)

http://www.anaphylaxieschulung.de/

https://daab.de/

http://www.daab.de/netzwerke/service-fuer-praxis-und-klinik/ (hier können Broschüren, Anaphylaxiepässe und Notfallpläne kostenfrei bestellt werden), auch möglich über www.pina-infoline.de

http://www.ecarf.org/info-portal/erkrankungen/anaphylaxie/

http://www.gpau.de/elternratgeber/

https://www.kinderaerzte-im-netz.de/news-archiv/meldung/article/hilfe-bei-anaphylaktischer-reaktion-rechtlicher-rahmen-aus-sicht-der-ges-unfallversicherung/

https://www.nussallergie.org

Taschen für die Adrenalininjektoren bzw. das Notfallset können über die Hersteller bezogen werden oder über private
Anbieter (Beispiele):

http://www.anabag.de/ oder https://www.chaosatelier.de/kurt-
der-bauchgurt/

6

SCHULE UND KITA – Allergie als Hausaufgabe

6.1 „Extrawurst" für Veganer, Vegetarier und Allergiker

Die Schule ist ein Ort voller Überraschungen, vor allem für Allergiker. An einem heißen Tag gab es spontan Eis für alle, leider mit Nüssen. Zum Glück hat unsere Tochter die Eiswaffel nicht gegessen, aber im ganzen Klassenraum krümelten die Haselnussstückchen herum. Ob durch direkten oder indirekten Kontakt, die kühle Erfrischung löste bei unserer Tochter eine leichte allergische Reaktion aus, vielleicht kam auch die Angst vor einer Reaktion dazu, und ich bekam einen Anruf aus dem Schulsekretariat. Zum Glück ging es ihr schnell wieder besser und die Eisüberraschung wurde nicht zum Notfall.

© Springer-Verlag GmbH Deutschland, ein Teil von
Springer Nature 2019
D. Halm, *Total allergisch – na und?*,
https://doi.org/10.1007/978-3-662-57272-6_6

Auch vom Kindergarten bekam ich solche Anrufe. Da hatte jemand Schokoküsse mitgebracht, die unsere damals vierjährige Tochter von zu Hause kannte und bei denen sie genüsslich zugriff. Eine aufgeregte Erzieherin rief mich an und meinte, auf der Packung stehe, dass es Spuren von Erdnuss enthalten könne, was sie nun tun solle. Sie war kaum zu beruhigen. Ich fragte sie, wie es denn meiner Tochter gehe. Die war bester Laune – und völlig ohne allergische Reaktion. Und das ist tatsächlich ein Problem, wenn andere betreuen. Für eine fremde Person ist es einfach schwer, die Allergie und ihre Symptome richtig einzuschätzen. Da wird einerseits leicht überreagiert, aber andererseits die Situation auch unterschätzt oder nicht ernst genommen und zu langsam reagiert. Ich war auf jeden Fall froh, dass ich den Anruf bekommen hatte, denn es ist besser nachzufragen als abzuwarten. Ob sich eine allergische Reaktion anbahnt, lässt sich meist schnell klären, und das war hier nicht der Fall.

In der Grundschule gab es wegen der vielen Geburtstagsfeiern noch häufiger Überraschungen. Bei etwa 30 Kindern feiert fast immer einer und bringt meistens keine Kohlrabischnitze und Radieschen mit, sondern Kuchen und Schokomuffins. Auf dem Elternabend hatte ich zwar gebeten, dass möglichst auf Nüsse und Erdnüsse verzichtet werden soll. Manche Familien waren sehr aufmerksam und riefen mich vorher noch an, um das Rezept abzustimmen oder brachten sogar Extra-Süßigkeiten mit, aber viele vergaßen das natürlich auch wieder. Also richteten wir für solche Fälle eine Schatzkiste ein. Die stand immer gut gefüllt in der Nähe des Lehrerpults.

Gab es Geburtstagskuchen mit unbekannten Zutaten, dann durfte sich meine Tochter etwas aus ihrer Dose aussuchen. Das war überhaupt kein Problem, und oft fand sie ihre nussfreie Alternative sogar besser. In der weiterführenden Schule dagegen verlor die Schatzkiste allmählich an Bedeutung. In der Unterstufe versorgte sich unsere Tochter dann schon fast von allein aus der berühmten Ersatzbox. Ab der Mittelstufe wurde die Box aber aussortiert. Mit etwa 12 Jahren fragte unsere Tochter andere nach den Zutaten und entschied dann, ob sie die Muffins essen konnte oder den Kuchen lieber stehen ließ. Bisher hat dieses Selbstmanagement geklappt und für den Fall der Fälle sind die Medikamente ja immer dabei. Auf Überraschungen sind wir vorbereitet!

Häh??? – Manche verstehen es einfach nicht!
Ein besonderes Erlebnis sind Klassenfahrten und für Allergiker-Eltern eine unruhige Zeit. Vor allem wenn im Vorfeld schon klar ist, dass es Fischstäbchen geben wird, in einer Unterkunft weit weg vom nächsten Dorf und kein Arzt weit und breit. Klingt romantisch, aber für meine Tochter könnte der Ausflug zum allergischen Problem werden. Ich suchte das Gespräch mit dem Betreuerteam und stellte fest, dass wir Konkurrenz bekommen hatten... von Veganern und Vegetariern, alle wünschten eine „Extrawurst". Nun wollten auch andere den Speiseplan nach ihren Vorstellungen ändern. Das Küchenteam, von den ganzen Sonderwünschen und Unverträglichkeiten überrollt, wollte nicht auf jeden Rücksicht nehmen und lieber bei seiner Menüauswahl bleiben.

Es dauerte eine Weile, bis ich den Betreuern verständlich machen konnte, dass es sich bei meiner Tochter nicht um eine Abneigung gegen Fisch, sondern tatsächlich um eine Lebensmittelallergie mit möglicherweise schweren gesundheitlichen Folgen handelte. Den Fisch zu meiden, reichte nicht, allein den Dampf einzuatmen, könnte eine schwere allergische Reaktion auslösen. Natürlich stellen sich auch die Schulen bzw. die Jugendherbergen zunehmend auf Veganer und Vegetarier ein und passen den Essensplan an, allerdings geht es hier in der Regel nicht um Schüler, die von Lebensmitteln krank werden können. Und das ist ja der entscheidende Unterschied. Am Ende gab es – nach langer Abwägung – dann doch keinen Fisch. Zum Glück! Bei einer anderen Klassenfahrt wurden die Fischstäbchen durch Hähnchen ersetzt, in diesem Fall ganz unkompliziert.

Aber auch mit anderen Eltern erlebt man so seine Überraschungen. Im Kindergarten sollte es ein gemeinsames Frühstück der Kinder geben, die Eltern schnippelten Gemüse und belegten Brötchen. Eine Mutter öffnete plötzlich ein Riesenglas Schokocreme – mit Haselnüssen. Ich fragte sie, ob wir das denn nicht einfach weglassen könnten, da meine Tochter allergisch auf Nüsse reagiert und meistens endet so etwas in einer Schmiererei: Schoko an allen Messern, in allen Mündern und meine Tochter zwischendrin. Entspanntes Essen sieht für uns anders aus. Die Mutter blickte mich völlig entsetzt an, dass ich den Nougataufstrich streichen wollte, und meinte: „Die Kinder haben auch mal eine Belohnung verdient!" Schokocreme als Belohnung für Zwei- bis Sechsjährige?

Ich war sprachlos und blieb es leider auch. Das Glas mit der Schokocreme kam auf den Tisch und ich musste mal wieder besonders auf meine Tochter aufpassen.

Mitschüler – Risiko oder Rückhalt?

In der Schule haben wir vor allem positive Erfahrungen gemacht. Die meisten Mitschüler waren sehr fürsorglich und nahmen Rücksicht auf die Lebensmittelallergien unserer Tochter. Nur wenige Schüler, zum Glück war das die Ausnahme, testeten einen vermeintlichen „Schwachpunkt" aus. Ein Kind hielt unserer Tochter einmal einen Nussriegel direkt unter die Nase und wedelte damit: „Hier, guck mal, sind Nüsse drin". Wahrscheinlich gedankenlos, aber unsere Tochter hat das schon getroffen und mich maßlos geärgert. Ich habe versucht, mit ihr zusammen Strategien zu entwickeln bzw. ein paar schlagfertige Kommentare zu überlegen, um besser darauf vorbereitet zu sein.

Auf einer Klassenfahrt aß ein Kind demonstrativ neben dem Bett unserer Tochter Cashewkerne. Als unsere Tochter bat, das sein zu lassen und erklärte, dass sie darauf allergisch reagiere, wurde die nächste Packung geöffnet. Da hat wohl jemand den Ernst der Lage nicht verstanden. Aber mit solchen Reaktionen muss man auch leben können oder leben lernen.

Die meisten Mitschüler gingen glücklicherweise ganz selbstverständlich mit der Allergie unserer Tochter um. Sie erinnerten andere daran, welche Lebensmittel tabu waren und mehr noch, sie verzichteten sogar freiwillig auf Nussriegel – aus Solidarität.

6.2   Und das hilft: Tipps & Tricks

Die gleiche Sprache sprechen – in Kindergarten und Schule

Gibt man sein Kind in andere Hände, in den Kindergarten oder in die Schule, muss man loslassen, Verantwortung und Ängste abgeben. Aber auch die andere Seite fühlt sich nicht immer wohl dabei, Erzieher und Lehrer haben ebenfalls Angst, Fehler zu machen, Notfallsituationen nicht zu erkennen, Medikamente verabreichen zu müssen oder ein Kind zu betreuen, das mehr Aufwand oder Arbeit bedeutet. Wichtig ist, nicht nur das eigene Kind und die damit verbundenen Probleme zu sehen, sondern auch die Betreuer und ihre Sicht der Dinge oder sogar Bedenken zu verstehen. Es geht nicht darum, den Lehrern oder Erziehern nur mitzuteilen, wie das Kind am besten versorgt wird. Es geht darum, einen gemeinsamen Weg zu finden, wie am besten für alle und am sichersten für das Kind mit der Allergie umgegangen werden kann. Das sollte die Grundlage für ein ausführliches Gespräch sein.

Machen Sie sich vorher Notizen und konzentrieren Sie sich auf das Wesentliche, das für die Betreuer wichtig zu wissen ist. Kein 100-Punkte-Plan, besser die (maximal) zehn wichtigsten Informationen zur Allergie. Sachlich zu bleiben, ist besser als zu emotional heranzugehen. Sie wollen verstanden und nicht als hysterische und überbesorgte Eltern wahrgenommen werden. Das Ziel ist: Die Allergie nicht dramatisieren, aber auch nicht auf die leichte

Schulter nehmen, das ist die Basis für ein gutes Notfall-
management. Der Fokus sollte darauf liegen, wie man
Allergieauslöser vermeiden kann, um gar nicht erst in eine
Notfallsituation zu geraten.

Versuchen Sie nicht, das Thema in einem Zehn-
Minuten-Sprechstunden-Zeitfenster abzuhandeln, sondern bitten Sie um einen Termin ohne Zeitdruck, bei
dem der Lehrer nicht schon die nächste Unterrichtsstunde im Kopf hat oder der Betreuer auf dem Sprung in
den Feierabend ist. Informieren Sie ihn über die Art der
Allergie Ihres Kindes, was die Auslöser sein können, wie
die Symptome zu erkennen sind und welche Medikamente genommen werden müssen. Geben Sie ihm einen
Notfallplan mit Passfoto des Kindes, der im Lehrerzimmer oder im Kindergarten für alle Verantwortlichen
sichtbar ausgehängt wird. Zusätzlich bietet der DAAB
ein neutrales Din-A3-Plakat an, auf dem nochmal das
Notfallmanagement erklärt wird. Auch eine (möglichst
schriftliche) Übertragung der Personensorge zur Medikamentengabe auf Lehrer und Erzieher ist hilfreich (Ein
Formular „Ermächtigungsbescheinigung" (Abb. 6.1) ist
kostenfrei beim DAAB erhältlich). In einem Kindergarten sollten alle Betreuer Bescheid wissen, in der Schule
zumindest die Lehrer, die das Kind am häufigsten unter-
richten.

Erzieher und Lehrer sind verpflichtet, in einem Notfall,
dazu zählt ein allergischer Schock, Erste Hilfe zu leisten
und sind dabei automatisch und per Gesetz von einer Haftung ausgeschlossen. Meiner Erfahrung nach ist dennoch
die größte Sorge bei Betreuern, dass sie durch die (falsche)
Anwendung der Medikamente nachher zur Verantwortung

**Ermächtigung der Eltern / Sorgeberechtigten
zur Gabe der Anaphylaxie Notfallmedikamente
Haftungsausschluss**

_____
Name der Einrichtung

_____
Straße

_____
PLZ, Ort

Das Kind _____ geb. am _____

hat gemäß den Angaben im individuell ausgestellten Anaphylaxie-Notfallplan / Attest des behandelnden
Arztes eine schwere Allergie. Die Durchführung der im Anaphylaxie-Notfallplan aufgeführten Maßnahmen
sind daher bei der angegebenen Symptomatik und / oder ggf. sicherem Allergenkontakt notwendig.

**Die Eltern / Sorgeberechtigten ermächtigen hiermit das Personal der o.g. Einrichtung, die
im Anaphylaxie-Notfallplan beschriebenen Maßnahmen durchzuführen und die Medikamente
entsprechend der beschriebenen Symptomatik zu verabreichen.**

Zu diesem Zweck wurde

Frau / Herr _____ am _____

_____ am _____

_____ am _____
(Name Erzieher / Lehrer)   (Datum)

von _____
(Name Eltern / Sorgeberechtigte / ggf. Arzt)

eingewiesen und wird die Maßnahmen zur Behandlung des anaphylaktischen Notfalls durchführen mit

_____
(Medikamente)

Aufbewahrungsort: _____

**Die Durchführung o.g. Maßnahmen sind im Rahmen der ersten Hilfe in Notfallsituationen durch
die gesetzliche Unfallversicherung abgesichert. Es besteht ein grundsätzlicher Haftungsausschluss,
wenn nach bestem Wissen gehandelt wird. Regressansprüche sind ausgeschlossen, solange nicht
vorsätzlich falsch gehandelt wird. (s. DGUV Information 202-091 „Medikamentengabe in Schulen"
bzw. 202-092 „Medikamentengabe in Kindertageseinrichtungen")**

_____   _____
Datum   Erzieher / Kita-Leitung – Lehrer / Schulleitung

_____
Erziehungsberechtigte / ggf. Arzt

© Deutscher Allergie- und Asthmabund · An der Eickesmühle 15-19 · 41238 Mönchengladbach · www.daab.de · 0 21 66 / 64 78 8-20

Abb. 6.1 Ermächtigungsbescheinigung der Eltern zur Gabe der
Anaphylaxie-Notfallmedikamente. (Mit freundlicher Genehmigung
von © DAAB 2018)

gezogen werden. Doch die Sorge ist unbegründet. Die Deutsche Gesetzliche Unfallversicherung (DGUV) als zuständiger Versicherungsträger stuft die anaphylaktische Reaktion als Notfall ein und sichert somit jegliche Art der Erste-Hilfe-Leistung sowohl für den Patienten, als auch für den Ersthelfer ab.

Man sollte auch darauf hinweisen, dass die Notfallmedikamente nur sehr geringe bis keine Nebenwirkungen haben, also selbst bei einer fraglichen allergischen Reaktion sollten sie besser gegeben werden. Von ansonsten gesunden Kindern werden sie in der Regel gut vertragen (Abschn. 5.2).

Vergessen Sie nicht, auch die Erzieher oder Lehrer zu fragen, welche Wünsche sie noch haben oder wie Sie sie unterstützen können. Manche freuen sich über zusätzliches Informationsmaterial oder Hinweise auf Links im Internet, um das eine oder andere nachzulesen. Eine allergische Erkrankung ist fast immer sehr komplex, und es braucht etwas Zeit, um die ganzen Informationen zu verarbeiten. Vielleicht ist ein weiteres Gespräch notwendig, um noch offene Fragen zu beantworten.

Im Fall einer schweren Lebensmittelallergie nutzen Sie das Gespräch auch, um die Anwendung des Adrenalininjektors zu trainieren. Der Notfallpen verliert so ein bisschen von seinem Schrecken. Ich kann nicht behaupten, dass die Lehrer begeistert waren, wenn ich um solche Termine bat, aber eigentlich ist das ein Pflichttermin, wenn man einen allergischen Schüler in der Klasse hat. Wir haben den Trainingspen (ohne Medikament und Nadel) auch schon mal den Klassenlehrern mitgegeben, so konnten auch Kollegen ihn in Ruhe ausprobieren.

Auch die Wortwahl hat einen Einfluss auf die Wahrnehmung und Sichtweise: so klingt *„Adrenalin-Pen"* weniger dramatisch als *„Spritze"*. Das gilt übrigens auch für das *Notfallset*. Manche nennen es lieber *Soforthilfe-* oder *Erste-Hilfe-Set*. Zum Glück mussten wir den Adrenalininjektor noch nie einsetzen – und auch dieser Hinweis hilft und beruhigt ungemein. Es ist und bleibt ein Notfallmedikament, das zum Glück nur selten angewendet werden muss. Aber für diesen Fall sollten alle gut vorbereitet sein, und dafür zu sorgen, bleibt in erster Linie Sache der Eltern. Die können aber auf professionelle Unterstützung hinweisen. Der DAAB bietet kostenlose Webinare für Erzieher und Lehrer zum Thema Anaphylaxie und Lebensmittelallergien an (www.daab.de). AGATE veranstaltet Schulungsprogramme für Lehrer und Erzieher (http://www.anaphylaxieschulung.de/). Es gibt aber auch Ärzte, die in die Schulen kommen oder in ihrer Praxis Lehrer und Erzieher zum Thema „Anaphylaxie" schulen.

> **Tipps für das Elterngespräch mit Kindergarten oder Schule: Diese Aspekte sollten Sie bei Anaphylaxie erwähnen: (Quelle: DAAB)[1]**
> - Anaphylaxie ist eine ernst zu nehmende Erkrankung, die im Notfall ein schnelles sicheres Handeln erfordert
> - Je nach Schweregrad der Reaktion kann die Zeit bis zum Eintreffen des Notarztes zu lang sein, sodass das Kind auf lebenserhaltende Erste-Hilfe-Maßnahmen seitens des Personals angewiesen ist

---

[1]DAAB (2014, S. 1).

- Die Erste-Hilfe-Maßnahme im anaphylaktischen Notfall besteht in der Gabe von Adrenalin durch den Adrenalin-Autoinjektor, eine für den Gebrauch durch den Laien konzipierte Injektion.
- Die Handhabung und Anwendung des Adrenalin-Autoinjektors ist einfach und schnell erlernbar.
- Es gibt eindeutige und genaue Handlungsanweisungen für das Verhalten bei auftretenden allergischen Beschwerden anhand des Anaphylaxie-Notfallplans.
- Anaphylaktische Reaktionen sind selten, da der Fokus auf dem Meiden des Auslösers liegt.
- Händigen Sie Notfallpläne, die Ermächtigungsbescheinigung und Informationsmaterial aus – und einen Probepen zum Üben.

Außerdem muss unbedingt besprochen werden, wo der Adrenalin-Autoinjektor aufbewahrt werden soll, damit alle Verantwortlichen jederzeit darauf Zugriff haben. Ein Notfallset hinter einer verschlossenen Tür hilft im Ernstfall nicht. Es hat sich bewährt, dass das Kind – je nach Alter – selbst immer ein Set mit Notfallmedikamenten bei sich trägt, bei kleineren Kindern sollte die Aufbewahrung geklärt werden. Ein zweites Set, zumindest ein zweiter Autoinjektor, sollte im Kindergarten oder in der Schule dauerhaft deponiert werden. Bei Ausflügen unbedingt daran denken, ihn mitzunehmen oder das Kind daran erinnern. Wichtig ist für diesen Fall, klare Regeln zu schaffen, wer ist wann für was zuständig? Auch der Umgang mit Nahrungsmitteln sollte besprochen werden: Kann das Kind am Essen teilnehmen, kann die Kantine oder der Caterer die Allergie berücksichtigen, ist es möglich, eigenes Essen aufzuwärmen? Es sollte alles getan werden, um

Allergieauslöser zu meiden und eine (sichere) Essensalter-
native bereitzustellen.

Keine Erdnüsse in der Bastelecke

Das fängt schon beim Basteln an, besonders in der
Winterzeit kommt da einiges an Material mit allergischem
Potenzial auf den Tisch. Erdnüsse im Weihnachtsteller,
Schiffchen aus halben Walnüssen, Plätzchen backen mit
Weizenmehl, Milch oder Ei. Hat man Allergiker in der
Gruppe, sollte man auf Alternativen umsteigen. Schon
mit wenigen kleinen Handgriffen kann ein Kindergarten
sicherer gemacht werden.

Vor dem Essen sollten Tische gründlich gereinigt werden, sollten sie eigentlich sowieso! Eine Allergie kann der
Anlass sein, da noch stärker drauf zu achten. Alternativ ist
es möglich, von einem Teller oder einer Serviette zu essen,
falls doch zu viele Krümel auf dem Tisch sind. Nach dem
Essen Händewaschen, am besten für alle, nicht vergessen
und die Tische säubern. Ein Kind mit einer Lebensmittelallergie muss früh lernen, dass es nicht alles essen darf.
Snacks mit anderen tauschen, vom Brot des Nachbarn
abbeißen, Strohhalme teilen: das ist für ein allergisches
Kind tabu.

Neben einem Spielpartner zu sitzen, der genüsslich die
Nuss-Schoko-Creme verspeist und an den Händen hat,
die man selber nicht verträgt, kann ein Grund sein, sich
woanders hinzusetzen. Man sollte das ernst nehmen, denn
Kinder, die einmal einen allergischen Schock erlebt haben,
fühlen sich von den für sie „kritischen" Lebensmitteln oft
regelrecht bedroht und können verunsichert oder sogar

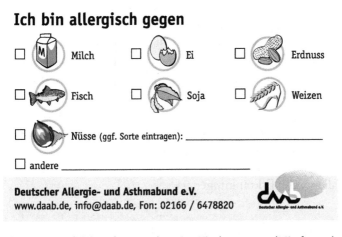

Abb. 6.2 Aufkleber für Brotdose im Kindergarten. (Mit freundlicher Genehmigung von © DAAB 2018)

panisch reagieren. In dem Fall sollte man die betroffenen Kinder aufklären, dass allein durch die Anwesenheit von allergieauslösenden Lebensmitteln im Raum keine Gefahr oder Bedrohung ausgeht (abgesehen vom Fisch, wenn er gerade gekocht wird, die Dämpfe können bei einem Fischallergiker schon eine Reaktion auslösen). Das ist ein wichtiger Punkt, um Angstreaktionen vorzubeugen, aber auch die Lebensqualität zu erhalten.

Für Kinder im Vorschulalter, die noch nicht lesen können, sind Aufkleber (Abb. 6.2) mit dem entsprechenden Allergen für Brotdose oder Garderobenhaken hilfreich, oder sie basteln selbst eine Art Collage mit den Dingen, die sie nicht essen dürfen. Mit diesem spielerischen Ansatz lernen auch die anderen Kinder mehr über die Allergie.

Auch die Elternabende bieten sich an, um über die Allergie Ihres Kindes zu informieren. Ich habe zum Beispiel gebeten, Erdnüsse nicht mit in den Kindergarten oder in die Schule zu bringen und möglichst auf Nüsse als Snack zu verzichten. Man kann natürlich auch einen Brief an die Eltern schreiben, ein solcher Abend bietet aber die Gelegenheit für direkte Nachfragen. Die meisten Eltern reagierten verständnisvoll. Das ist ein weiterer Schritt, um das Risiko soweit wie möglich zu minimieren. Auf jeden Fall wachsen das Bewusstsein und auch die Sensibilität für allergische Erkrankungen.

> **Das fällt in die Zuständigkeit von Schule oder Kita: (Quelle: DAAB)[2]**
>
> - Die Unterlagen von Eltern und behandelndem Allergologen einsehen
> - Kinder mit Lebensmittelallergien integrieren und möglichst an allen Aktivitäten beteiligen
> - Dafür sorgen, dass Allergieauslöser während der Mahlzeiten sowie während des Unterrichts oder in Projekten keine Verwendung finden
> - Je nach Größe der Einrichtung ein Kernteam bestimmen, das mit den Eltern und dem Kind einen Präventionsplan erarbeitet, der dann an andere Beteiligte weitergegeben wird
> - Dafür sorgen, dass jeder Mitarbeiter, der regelmäßig Kontakt mit dem Kind hat, die Symptome einer anaphylaktischen Reaktion kennt und weiß, was im Notfall zu tun ist.

---

[2]DAAB (2014, S. 4).

- Personal benennen, das geschult in der Gabe der Notfallmedikamente ist.
- Das Notfallset an einem einfach zugänglichen, sicheren Ort aufbewahren, der gut erreichbar ist.
- Die Maßnahmen des Notfallmanagements anhand des Notfallplans einüben.
- Ausflüge und Klassenfahrten mit den Eltern bezüglich der Allergie abstimmen.
- Mobbing und Diskriminierung von Kindern mit Lebensmittelallergien ernst nehmen.

Nicht nur Kindergarten und Schule sollten ihren Teil zum Allergiemanagement beitragen, auch das Kind muss Verantwortung übernehmen. Es sollte lernen, sich sofort zu melden, wenn es sich komisch fühlt oder eine allergische Reaktion einzusetzen beginnt, damit frühzeitig Medikamente gegeben werden können. Das ist natürlich abhängig vom Alter des Kindes. Kinder unter drei Jahren verstehen in der Regel noch nicht, dass sie eine Lebensmittelallergie haben und essen durcheinander, nehmen sich von anderen Tellern oder fassen alles an. Da sollte man sehr wachsam sein. Drei- bis Vierjährige verstehen langsam, dass sie bestimmte Nahrungsmittel nicht essen dürfen, schaffen es schon zu widerstehen, brauchen aber noch Unterstützung von Erwachsenen.[3] Achten Sie bei der Wahl des Kindergartens darauf, ob schon Erfahrung mit allergischen Kindern besteht, wie kooperativ die Betreuer sind und letztendlich, ob Sie ein gutes Gefühl haben, Ihr Kind dort abzugeben.

---

[3]Wood RA und Kraynak J (2008, S. 212 f.).

Und das gilt nicht nur für Lebensmittelallergien. Unsere Tochter saß in der Grundschule direkt am offenen Fenster, während die Birkenpollen flogen. Heftige Niesattacken waren die Folge. Die Lehrerin setzte sie auf mein Bitten um, auf die gegenüberliegende Seite des Raums, die Beschwerden ließen nach. Manche Kinder mit Neurodermitis haben eine kleine Cremedose dabei, um zwischendurch die Haut zu fetten und zu pflegen.

Schüler mit Allergien müssen lernen, darauf zu achten, was ihnen guttut und was nicht. Wenn sie Beschwerden haben, sollten sie das kommunizieren. Das erfordert eine große Portion Mut und Selbstvertrauen, deshalb sollte man mit den Kindern immer wieder darüber sprechen und das auch üben.

Das fällt in die Zuständigkeit der Eltern: (Quelle: DAAB)[4]

- Informieren Sie die Kita/Schule über die Allergie Ihres Kindes
- Arbeiten Sie zusammen mit der Einrichtung einen Plan aus, der sich an den Bedürfnissen des Kindes orientiert und alle Aspekte abdeckt (Unterricht, Essen, AGs, Schul-Betreuung)
- Stellen Sie schriftliche medizinische Unterlagen, Instruktionen und Medikamente entsprechend der ärztlichen Verordnung zur Verfügung. Verwenden Sie den Anaphylaxie-Notfallplan mit einem Foto Ihres Kindes
- Kennzeichnen Sie die Medikamente eindeutig und tauschen Sie sie nach Gebrauch oder Ablauf der Haltbarkeit aus

---

[4]DAAB (2014, S. 3).

- Trainieren und besprechen Sie mit allen Beteiligten den Notfall
- Schulen Sie Ihr Kind altersgemäß, damit es sichere und unsichere Lebensmittel erkennt
- Üben Sie, wie es unsichere Lebensmittel vermeiden kann
- Trainieren Sie mit Ihrem Kind, das Zutatenverzeichnis zu lesen
- Besprechen Sie mit Ihrem Kind, wann es die Betreuer über eine mögliche allergische Reaktion informieren muss
- Stellen Sie Notfall-Kontakte zur Verfügung

Allergieunterricht auf dem Stundenplan

Je älter das Kind ist, desto mehr Verantwortung sollte es übernehmen. In weiterführenden Schulen wechseln die Lehrer fast mit jeder Unterrichtsstunde, nicht alle wissen von der Allergie des Kindes oder haben sie im Schulalltag schon wieder vergessen (Der Notfallplan hängt hoffentlich im Lehrerzimmer und die unterrichtenden Lehrer wurden idealerweise informiert; Abschn. 5.2).

Hier kommen nun die Freunde und Klassenkameraden ins Spiel. Auch sie sollten gut informiert sein und im Ernstfall wissen, was zu tun ist, den Lehrer um Hilfe bitten und das Notfallset holen.

In der weiterführenden Schule war unsere Tochter nicht mehr die einzige Allergikerin, es kam ein anderer Schüler mit einer schweren Erdnussallergie dazu. Zusammen mit der Lehrerin besprachen wir, dass die beiden ihren Mitschülern erzählen, auf was sie genau reagieren, was sie gar nicht vertragen, wie sich eine allergische Reaktion anfühlt und welche Medikamente sie dann brauchen. Eine Unterrichtsstunde ganz lebensnah, bei der Klasse kam das gut an. Außerdem durften sich die anderen Schüler das Notfallset ansehen. Die beiden allergischen Schüler zeigten mit einem Probepen, wie der Adrenalin-Autoinjektor funktionierte.

Allein vor der Klasse zu stehen, wäre sicherlich problematisch gewesen, aber zu zweit fühlten sich die beiden etwas stärker. Es gehört trotzdem viel Mut dazu, sich mit zehn Jahren vor die anderen Mitschüler hinzustellen. Auch die Klassenlehrerin braucht sehr viel Fingerspitzengefühl, damit in einer solchen Situation alle respektvoll miteinander umgehen. Sicher ist eine solche „Präsentation" nicht für jeden das Richtige und sollte nur infrage kommen, wenn das Kind oder der Jugendliche einverstanden ist und das auch möchte.

Wenn es gelingt, das Ganze sachlich und vielleicht auch ein bisschen mit Neugier und Humor vorzustellen und die anderen Schüler so die Möglichkeit haben, Fragen zu stellen, dann profitieren alle Seiten. In der Klasse unserer Tochter waren nach dieser praktischen „Allergie-Unterrichtsstunde" nicht nur alle gut informiert, sondern nahmen noch mehr Rücksicht. Und es war eine gute Übung, selbstbewusst mit der Allergie umzugehen, denn das bietet zusätzlichen Schutz. Wird die Erkrankung geheim gehalten, ist es deutlich schwieriger für andere, richtig zu reagieren und sofort zu helfen.

Beruhigende Fakten für Lehrer und Erzieher:
- Eine Anaphylaxie tritt nur selten auf
- Die Handhabung des Adrenalininjektors ist einfach
- Bei herzgesunden Kindern sind Nebenwirkungen sehr unwahrscheinlich
- Lehrer und Erzieher sind von der Haftung ausgeschlossen, sie müssen im Notfall handeln

Auf große Fahrt – was zu beachten ist

Eine große Herausforderung für alle sind Klassenfahrten. Sprechen Sie rechtzeitig mit den Lehrern über „Sonderwünsche": Gibt es Bettwäsche für Allergiker? Wie sieht der Essensplan in der Jugendherberge aus? Bei Lebensmittelallergien hat es sich bewährt, direkt mit den Köchen vor Ort Kontakt aufzunehmen. Die meisten Herbergsküchen sind mittlerweile nicht nur gut geschult, sondern auch sehr offen für allergische Sonderwünsche und in der Regel bemüht, eine Lösung zu finden.

In einem Fall wurden die geplanten Fischstäbchen für uns vom Speiseplan gestrichen, in einem anderen Fall wurde das mitgegebene (erdnuss- und nussfreie) Müsli meiner Tochter in der Küche separat aufbewahrt, um eine Vermischung mit anderen Sorten zu vermeiden. Eventuell ist es auch möglich, dass das Kind eigene Speisen oder Selbstgekochtes tiefgefroren mitbringt. Schöner und entspannter ist es allerdings, wenn es zusammen mit den anderen essen kann. Die meisten Kinder und Jugendlichen wollen keine Sonderbehandlung. Auf jeden Fall ist es gut, das Essensthema vorher abzuklären, um mögliche allergische Reaktionen zu vermeiden. Das ist eine Extra-Hausaufgabe, die sich aber lohnt.

Und wenn das eigene Kind unterwegs ist, dann sollte man natürlich immer über Handy erreichbar sein. Auch das Kind sollte ein eigenes Notfallhandy mit eingespeicherten Kontakten der Eltern dabeihaben. Manchmal habe ich mich dabei erwischt, wie ich dachte, oh 14 Uhr, kein Anruf, also das Mittagessen scheint ohne Probleme verlaufen zu sein… kurzes Aufatmen bis zum Abendessen. Der Essensrhythmus in der Jugendherberge bestimmt den eigenen Alltag, aber zum Thema „Entspannung" und Loslassen später noch mehr… (Abschn. 9.2).

Mutig gegen Mobbingattacken

Und was passiert, wenn man alles geregelt hat, das Notfallmanagement ist klar, die Lehrer oder Erzieher wissen Bescheid, die besten Freunde sind informiert – das Allergierisiko ist in trockenen Tüchern, aber dann sticheln die Klassenkameraden? Natürlich ist eine Lebensmittelallergie auch eine Art Schwäche, die Kinder oder Jugendliche manchmal ausnutzen können.

Wichtig ist, solche Mobbingattacken möglichst schnell zu stoppen, um eine Eskalation zu vermeiden. Manchmal muss auch die Schule aktiv werden, vor allem, wenn es sich nicht nur um Sticheleien mit Worten, sondern auch um körperliche Angriffe handelt, etwa wenn einem Schüler ein Allergen mit Absicht ins Essen untergejubelt wird. Dann sollte unbedingt ein Lehrer informiert und eingeschaltet werden. Bei sprachlichen Attacken helfen vor allem zwei Strategien:[5]

- **Ignorieren:** Ziel der Sticheleien ist, das Kind zu ärgern und zu testen, ob es die Fassung verliert. Ruhig bleiben und die Mobber ignorieren, ist als Taktik auf jeden Fall einen Versuch wert. Im besten Falle verlieren die Schüler die Lust am Ärgern. Das erfordert aber sehr viel Gelassenheit und führt nicht immer zum Erfolg.
- **Ein Gespräch führen:** Das Kind kann mit dem anderen sprechen, sagen, wie es sich fühlt und es bitten, damit aufzuhören. Das ist allerdings ein riskantes Manöver und mag bei guten Freunden klappen. Uneinsichtige Schüler dagegen kann das sogar herausfordern, weiter zu sticheln. Wird weiter gemobbt, sollte man sich unbedingt Hilfe bei Eltern oder Lehrern holen.

Falls möglich, sollte das Kind selbstbewusst auftreten und sofort sagen, auch in Gegenwart von anderen Mitschülern, wenn ihm ein Spruch oder eine Handlung nicht passt. Zum Beispiel „Lass das bitte sein, ich bin allergisch dagegen". Manchmal reicht es auch schon, etwas Unerwartetes zu erwidern. Am besten legt man sich für solche Situationen einen Spruch parat. Zum Beispiel „Ach, heute ist nussfreier Tag!". Fragen Sie gezielt nach Hänseleien, denn viele Kinder trauen sich nicht, zu Hause davon zu erzählen. Außerdem können sie den Kindern

---

[5]Wood RA und Kraynak J (2008, S. 226 f.).

vor Augen führen, dass auch nichtallergische Kinder Ziel von Sticheleien sein können. Mobbing sollte immer ernst genommen werden.

Die Top-Tipps für Schule und Kindergarten

- Kindergarten und Schule über die Allergie informieren, in kleinen Schritten (ruhiges Gespräch)
- Gut vorbereitet in ein Gespräch gehen (ausgefüllte Formulare, Notfallplan mit Foto des Kindes, Informationen über rechtliche Situation)
- Gespräch nicht mit Informationen überfrachten, die wichtigsten Punkte besprechen
- Bei Anaphylaxie gemeinsam mit Erziehern/Lehrern ein Kernteam bestimmen, das im Notfall reagieren kann
- Handhabung des Adrenalininjektors trainieren (Übungspen)
- Positive Begriffe verwenden: Pen statt Spritze, Soforthilfe-Set statt Notfallset etc.
- Bei Lebensmittelallergie: kein Essen tauschen, evtl. eigenes Essen mitbringen, Schatzkisten mit verträglichen Süßigkeiten/Alternativen in Schule und Kindergarten deponieren
- Keine Bastelarbeit mit Allergieauslösern
- Kinder in möglichst alle Aktivitäten integrieren, Schulausflüge gut planen
- Kinder anleiten, ihre Allergieauslöser zu erkennen und zu meiden
- Kinder auf Sticheleien vorbereiten und gezielt danach fragen

---

6.3 Fakten: Was Schulen dürfen, sollen und müssen

Dürfen sie oder dürfen sie nicht? Müssen Erzieher und Lehrer im Notfall Medikamente verabreichen oder nicht? Darüber herrscht immer noch Unklarheit und Unsicherheit, auf Seiten der Eltern, aber auch der Erzieher und Lehrer. Wer muss wann, wie handeln?

Der entscheidende Unterschied ist dabei, ob es sich um einen Notfall handelt, in dem das Kind Medikamente braucht, etwa bei einem allergischen Schock, oder ob es sich um eine reine Medikamentengabe ohne Notfall handelt, zum Beispiel bei Heuschnupfen.

Klar geregelt? Im Notfall müssen Lehrer und Erzieher Erste Hilfe leisten

In einem Notfall sind alle, wirklich alle Personen gesetzlich verpflichtet, Hilfe zu leisten. Sie unterstehen danach gemäß § 2 Abs. 1 Nr. 13a SGB VII (Sozialgesetzbuch) automatisch der gesetzlichen Unfallversicherung (DGUV). Das bedeutet auch, dass sie nicht für Schäden haften, die durch ihre Erste Hilfe entstehen. Diese Regelung gilt auch, nach Auskunft des DGUV, für die anaphylaktische Reaktion, denn ein allergischer Schock ist ein Notfall. Dazu gehört demnach ebenso die Verabreichung des Adrenalin-Autoinjektors. Leider haben noch nicht alle Bundesländer die Anaphylaxie in den Gesetzestext ausdrücklich aufgenommen, was wünschenswert wäre, um Missverständnisse zu vermeiden. Das hat einen Grund: Schulen und Kitas sind Ländersache, d. h. es gibt kein bundesweit geltendes Kita-Gesetz. Bei den Schulen gibt es zwar gemeinsame Rahmenbedingungen, aber letztendlich liegt die Entscheidungshoheit in der Hand der 16 Bundesländer und die regeln das Thema unterschiedlich.

Das zeigt sich deutlich am Beispiel des Adrenalininjektors. Eine Befragung des DAAB im Jahr 2014 ergab, dass in sieben Bundesländern (Baden-Württemberg, Brandenburg, Hamburg, Rheinland-Pfalz, Saarland, Sachsen und Sachsen-Anhalt) der Autoinjektor als Erste-Hilfe-Maßnahme eingestuft wird, was die Kitas betrifft. Für die Schulen wurde er in sechs Bundesländern so aufgenommen (Baden-Württemberg, Berlin, Brandenburg, Hamburg, Sachsen-Anhalt, Schleswig-Holstein).[6] Einheitlich ist anders… Da sollte sich unbedingt etwas ändern und gesetzlich nachgebessert werden.[7]

Vorbildlich dagegen verhält sich Hamburg. Es gibt konkrete Ansprechpartner in Sachen „Anaphylaxie" für Schulen, es gibt eine rechtliche Regelung zur Medikamentengabe, der Adrenalininjektor wird als Erste-Hilfe-Maßnahme eingestuft. Ein Vorzeigemodell für die anderen Bundesländer.

Trotz unterschiedlicher Regelungen ist laut der DGUV dennoch klar: Im Notfall muss gehandelt und auch Adrenalin verabreicht werden. Für Lehrer und Erzieher ist wichtig zu wissen, dass sie bei (unabsichtlich) fehlerhafter Anwendung der Medikamente im Notfall nicht für ihre Hilfeleistung haften müssen. Angestellte Lehrkräfte sind

---

[6]DAAB (2016), Symposium.
[7]Schmidt K (2015, S. 20 f.).

über die gesetzliche Unfallversicherung geschützt, Lehrer im Beamtenverhältnis über das Dienstunfallrecht.

Klar abgegrenzt werden sollte die Erste Hilfe von einer regulären Medikamentengabe, in der es nicht um einen Notfall geht. Dann besteht grundsätzlich keine Verpflichtung seitens der Schule oder des Kindergartens, dem Kind oder Schüler Medikamente zu verabreichen. Und das ist der entscheidende Unterschied zum Notfall. Dennoch gibt es einige Bundesländer, die es unter gewissen Umständen ermöglichen, dass Medikamente gegeben werden.[8] Dafür müssen bestimmte Vorgaben erfüllt werden: Ein Attest des Arztes liegt vor, die Eltern übertragen die Medikamentengabe ausdrücklich auf die Erzieher oder Lehrer und besprechen ausführlich, wie die Medikamente gegeben werden müssen, etwa in welcher Dosis.

Lebensmittelallergien: In jeder Klasse gibt es einen Schüler

Wie wichtig klare Regeln sind, zeigt die Statistik: Mittlerweile sitzt in jeder Klasse ein Schüler mit einer Lebensmittelallergie.[9] Ein großes Problem ist das Mittagessen, vor allem in den Kindergärten. Das zeigte eine Befragung von 144 Familien mit betroffenen Kindern im Alter von null bis sechs Jahren. Nur 42 % der Kinder mit Nahrungsmittelallergien können am Mittagessen teilnehmen, etwa

---

[8]Schnadt S (2015, S. 15).

[9]https://www.bzfe.de/inhalt/lebensmittelallergien-3737.html; aufgerufen am 02.10.2018.

die Hälfte bringt eigene Speisen mit.[10] Das allerdings wird nicht in allen Einrichtungen gern gesehen, nicht alle erlauben das Aufwärmen von eigenen Gerichten. Eine spezielle Allergiekost vom Caterer bekommen 3 % der Kinder. Einen Aufpreis zwischen 0,50 EUR und drei Euro pro Mahlzeit zahlen Familien für ein allergenfreies Essen. In der Befragung war das jede zehnte Familie.

Untersucht wurde auch die Allergenkennzeichnung der Speisen in den Einrichtungen. Immerhin 63 % der befragten Familien bekamen Informationen über enthaltene Allergene, meistens durch entsprechende Vermerke im Speiseplan. Mager sah es allerdings bei den Hinweisen auf Spuren aus, in 75 % der Kindertagesstätten gab es dazu keine Informationen, die ja gesetzlich auch nicht verpflichtend sind.

Doch wie sieht es aus, wenn beim Schulfest Mütter selbst Kuchen backen und anbieten? Hier ist die Regelung klar: Eine Kennzeichnung ist nicht nötig, aber natürlich nett. Wenn man seine Zutaten im Kopf hat, kann auch ein nussallergisches Kind vielleicht doch ein Stück Zitronenkuchen nehmen. Lebensmittel verpflichtend kennzeichnen müssen per Gesetz, nach der Lebensmittelinformationsverordnung (LMIV), nur Personen oder Einrichtungen, die eine Tätigkeit ausüben, die mit der Produktion, der Verarbeitung und dem Vertrieb von Lebensmitteln zusammenhängt (Abschn. 4.2).

---

[10]Schreiber L (2015, S. 34 ff.).

Werden die Allergieauslöser gemieden, können Kinder mit Nahrungsmittelallergien ohne Probleme am Schulalltag teilnehmen, und es sollte das oberste Ziel sein, die betroffenen Schüler zu integrieren.

Mobbing-Ziel: Kinder mit Lebensmittelallergie

Eine neuere Studie aus den USA zeigte, dass Kinder mit Lebensmittelallergien häufiger gemobbt wurden als die Vergleichsgruppe.[11] Sie wurden gezielt wegen ihrer Allergie geärgert, mit Nahrungsmitteln beworfen oder gezwungen, die Allergene zu berühren. Mehr als 30 % der befragten Kinder im Alter von acht bis 17 Jahren hatten schon Hänseleien dieser Art erlebt. Knapp die Hälfte von ihnen erzählte ihren Eltern nicht davon, um diesen noch mehr Sorgen zu ersparen. Wurde das Thema allerdings zu Hause angesprochen, ging es ihnen deutlich besser.

Gerade Jugendliche wollen nicht „anders" sein als Gleichaltrige und vermeiden es, über ihre Erkrankung und die Notfallmedikamente mit ihren Freunden zu sprechen. Im Vergleich zu jüngeren Patienten berichten vor allem ältere Kinder eine größere Einschränkung ihrer Lebensqualität. Die zunehmende Selbstständigkeit in der Schule, bei Ausflügen oder Partys macht ihnen Angst.

Werden sie zudem wegen der Allergie geärgert, empfinden sie das als sehr belastend und haben höhere Fehlzeiten in der Schule als die Vergleichsgruppe. Viele versuchen sogar, ihre Erkrankung geheim zu halten. Das führt dazu,

---

[11]Shemesh E et al. (2013, S. 10 ff.) http://pediatrics.aappublications.org/content/pediatrics/131/1/e10.full.pdf; aufgerufen am 02.10.2018.

dass sie den Adrenalininjektor nicht bei sich tragen oder ihn vor den Freunden verstecken. Die Form und Größe des Pens ist ein weiterer Grund, dass Jugendliche ihn nicht mitnehmen. Ihnen ist es unangenehm, dass er etwa bei engen Kleidungsstücken deutlich zu sehen ist. Sie fürchten, Kommentaren ihrer Mitschüler ausgesetzt zu sein. Dabei wünschen sich die Betroffenen gleichzeitig, dass ihr soziales Umfeld über die Lebensmittelallergie informiert ist. Das wäre für sie eine große Erleichterung.[12]

Die schwierigste Zeit für die Familien ist der Schuleintritt ihrer allergischen Kinder. Im Alter von sechs bis 11 Jahren verstehen diese zwar ihre Erkrankung, sind aber noch nicht in der Lage, sich selbst zuverlässig vor Allergieauslösern zu schützen.[13] Als belastend empfinden es junge Allergiker (und ihre Familien) deshalb auch, wenn ihre Nahrungsmittelallergie nicht ernst genommen wird. Nicht alle Betreuungspersonen zeigen Verständnis dafür und zweifeln sogar an, dass sie tatsächlich schwere gesundheitliche Auswirkungen haben kann.[14] Außerdem besteht die Sorge, dass Schüler mit Allergien von schulischen Aktivitäten ausgeschlossen werden (Abb. 6.3).

Eltern neigen dazu, ihre Kinder überzubehüten, aus Sorge, dass sie in der Schule nicht sicher vor einer allergischen Reaktion sind. Das bestätigt auch eine Studie aus Großbritannien. Etwa ein Drittel der befragten Eltern ging regelmäßig in die Schule ihrer Kinder. Mindestens

---

[12]Lange L (2014, S. 23).
[13]Cummings AJ et al. (2010, S. 943).
[14]Cummings AJ et al. (2010, S. 939).

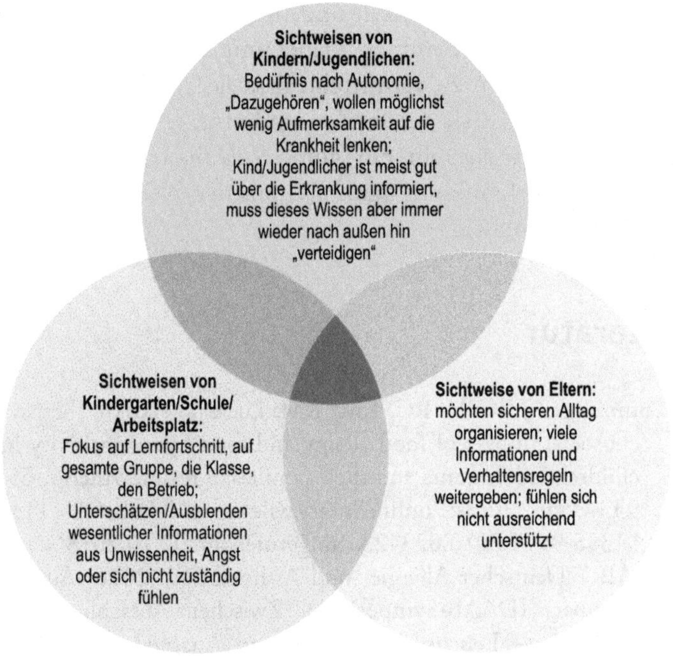

Sichtweisen von Kindern/Jugendlichen: Bedürfnis nach Autonomie, „Dazugehören", wollen möglichst wenig Aufmerksamkeit auf die Krankheit lenken; Kind/Jugendlicher ist meist gut über die Erkrankung informiert, muss dieses Wissen aber immer wieder nach außen hin „verteidigen"

Sichtweisen von Kindergarten/Schule/ Arbeitsplatz: Fokus auf Lernfortschritt, auf gesamte Gruppe, die Klasse, den Betrieb; Unterschätzen/Ausblenden wesentlicher Informationen aus Unwissenheit, Angst oder sich nicht zuständig fühlen

Sichtweise von Eltern: möchten sicheren Alltag organisieren; viele Informationen und Verhaltensregeln weitergeben; fühlen sich nicht ausreichend unterstützt

Abb. 6.3 Unterschiedliche Perspektiven bei chronischer Erkrankung eines Jugendlichen. (Mit freundlicher Genehmigung von © Lilly Damm und des Lit-Verlages 2018)

einmal im Monat sprachen sie mit Lehrern und Betreuern über die Allergie. Wenn ab der Pubertät die Jugendlichen dann zunehmend selbst das Notfallmanagement übernehmen, fällt es vielen Familien nicht leicht, die Verantwortung abzugeben, vor allem Mütter haben Schwierigkeiten, ihre Kinder loszulassen.

Zum Glück aber finden die meisten Kinder und Jugendlichen mit Lebensmittelallergien Rückhalt bei ihren

Freunden und Mitschülern und fühlen sich in der Schule wohl. Wichtig ist, immer wieder mit ihnen den Dialog zu suchen, ihnen zu vermitteln, dass sie darüber sprechen dürfen und dass sie verstanden und ernstgenommen werden. Viele entwickeln ein gutes Selbstbewusstsein, eine allergische Erkrankung kann als „positive Nebenwirkung" auch stark machen.

Literatur

Cummings AJ, Knibb RC, King RM, Lucas JS (2010) The psychosocial impact of food allergy and food hypersensitivity in children, adolescents and their families: a review. Allergy, 65: 933–945, https://onlinelibrary.wiley.com/doi/abs/10.1111/j.1398-9995.2010.02342.x; aufgerufen am 02.10.2018.

DAAB – Deutscher Allergie- und Asthmabund (2016) Allergo Compact (DAAB-Symposium). Zwischen Ausschluss und Inklusion – Lebensmittelallergie und Anaphylaxie in Kita und Schule. 30. September 2016 (11. Deutscher Allergiekongress in Berlin).

DAAB – Deutscher Allergie- und Asthmabund (2014) Anaphylaxie in Kita und Schule. Praktische Handlungsweisen. Mönchengladbach, S 1–4.

Damm L, Leiss U, Habeler U (2014) Kommunikation mit chronisch kranken Kindern und Jugendlichen. In: Damm L, Leiss U, Habeler W, Habeler U (Hrsg) Ärztliche Kommunikation mit Kindern und Jugendlichen. LIT, Wien Münster, S 107–116.

Lange L (2014) Lebensqualität bei Anaphylaxie und Nahrungsmittelallergie. Allergo J Int 23(7): 18–26.

Schmidt K (2015) Alles was recht ist. Allergie konkret 2: 20–23.

Schnadt S (2015) Dauerbrenner Kita und Schule. Allergie konkret. Sonderausgabe: 15–17.

Schreiber L (2015) Problemfall Kita-Essen. Allergie konkret 4: 34–37.

Shemesh E, Annunziato RA, Ambrose MA, Ravid NL et al (2013) Child and Parental Reports of Bullying in a Consecutive Sample of Children with Food Allergy. Pediatrics 131(1): e10–17. http://pediatrics.aappublications.org/content/pediatrics/131/1/e10.full.pdf; aufgerufen am 02.10.2018.

Wood RA, Kraynak J (2008) Nahrungsmittel-Allergien für Dummies. Wiley-VCH, Weinheim.

Hilfreiche Links

https://www.allergieinformationsdienst.de/

http://www.anaphylaxie-experten.de/

http://www.anaphylaxieschulung.de/

https://www.bzfe.de/inhalt/lebensmittelallergien-3737.html (viele Tipps für Kindergärten und Schulen)

www.daab.de (Informationsmaterial, Webinare, Notfallpläne, Ratgeber, Aufkleber für Brotdosen)

https://www.dguv.de/de/mediencenter/filmcenter/unfallversicherung/medikament/index.jsp (DGUV – Medikamentengabe in Kitas und Schulen)

https://www.foodallergy.org/life-food-allergies/living-well-everyday/bullying-prevention

https://www.nussallergie.org/

https://www.ecarf.org/presse/interview-mit-allergie-auf-klassenfahrt/

7

DIE ALLERGIE REIST MIT – einmal um die Welt

7.1 *Salmon and Nuts:* mit Vokabelliste in den Urlaub

„Ich möchte nach England mit einer Freundin, einen Sprachkurs machen", strahlend stand meine damals zwölf-jährige Tochter vor mir und erzählte mir von ihrer Idee. Ich dachte in dem Moment nicht daran, dass der Urlaub ihr Englisch verbessern würde oder sie selbstständig wer-den würde. Ich sah nur die ganzen Herausforderungen vor mir, die Reisen mit einem allergischen Kind mit sich brachten: Was, wenn sie in England ihr Notfallset vergaß, wenn die Lehrer eine kritische Situation nicht erkannten, wenn die Kantine nicht die Allergene im Essen auflisten konnte? Ich musste schlucken. Unsere Tochter alleine loszuschicken – das konnte ich mir überhaupt nicht

© Springer-Verlag GmbH Deutschland, ein Teil von
Springer Nature 2019
D. Halm, *Total allergisch – na und?*,
https://doi.org/10.1007/978-3-662-57272-6_7

vorstellen! Doch unsere Zwölfjährige blieb standhaft. „Das habe ich mir schon immer gewünscht, ich will unbedingt nach England." Als ich sie fragte, warum sie eigentlich denn unbedingt alleine reisen wollte, antwortete sie mit ernster Miene: „Ich will sehen, ob ich das auch alleine hinbekomme mit der Allergie!" Puuhh – Respekt, dachte ich, was für ein Selbstbewusstsein.

Aber gleichzeitig fürchtete ich, dass sie sich selbst überschätzte und auch überfordern würde. Ich fragte den Deutschen Allergie- und Asthmabund (DAAB) um Rat. Die Mitarbeiterin reagierte, anders als erwartet, völlig gelassen und beglückwünschte uns zu der Entscheidung. Sie sah da gar kein Problem, ermutigte mich sogar, dass es das Selbstbewusstsein meiner Tochter extrem stärken würde („Die wird einen Kopf größer zurückkommen"), vorausgesetzt natürlich, es ginge alles gut. Und mit der Allergie alleine klarzukommen, das musste sie sowieso lernen.

Diese positive und wenig besorgte Reaktion überraschte mich zwar, aber sie gab mir auch Zuversicht. Die Reise meiner Tochter musste ich wegen der Allergien viel sorgfältiger planen. Also begann ich mit den Vorbereitungen schon Monate vorher. Das hieß aber nicht Kofferpacken, sondern Vokabeln lernen, und zwar ihre Allergieauslöser von Erdnuss über Nüsse bis hin zu Fisch.

Der DAAB schickte mir zur Unterstützung eine Liste mit entsprechenden Begriffen. Unsere Tochter ist jetzt „Fisch"-Expertin, sie kennt alles, was schwimmt, von Hecht, Brasse über Seezunge oder Hummer. Steht *salmon* (Lachs) oder *trout* (Forelle) auf dem Speiseplan, ist das Gericht für sie tabu. Und auch die Nussliste ist lang: von

Cashewkernen, Mandeln bis hin zu Paranüssen. Sie kennt sie alle und wäre wahrscheinlich eine große Hilfe in jedem englischen Supermarkt. Sie legte ihr eigenes Vokabelheft an und lernte die Wörter auswendig. Wenn das ihre Englischlehrerin wüsste! Die würde sich über das wandelnde Lebensmittel-Lexikon aus der siebten Klasse wundern.

Deutsche Gründlichkeit und britische Professionalität
Parallel sprach ich mit dem englischen Internat und fragte, ob sie überhaupt Kinder mit schweren Lebensmittelallergien betreuen. Von der britischen Seite war das kein Problem. Glücklicherweise hatte diese Schule ein *medical team* rund um die Uhr im Einsatz, das im Krankheitsfall sofort zur Stelle wäre und Erste Hilfe leisten könnte. Und wir hatten noch mehr Glück. Die Schulkantine hatte gerade eine Auszeichnung als eine der besten Schulkantinen im Königreich gewonnen. Jackpot! Das musste doch heißen, dass das Essen dort nicht nur schmeckte, sondern die Küche auch gut und frisch kochte und sicher wusste, welche Zutaten (und möglichen Allergene) in ihr Essen kamen. Das waren erst einmal gute Nachrichten.

Der Schule schilderte ich ziemlich drastisch die Lebensmittelallergien meiner Tochter, um zu sehen, ob sie noch immer bereit waren, diese Verantwortung zu übernehmen. Aber auch da stieß ich auf die berühmte britische Gelassenheit und auf die Erkenntnis, dass mittlerweile viele Kinder, ob mit Allergien, Asthma oder Diabetes, auf Reisen gehen und auch alleine Auslandsaufenthalte wagen. Die Schulen stellen sich zunehmend darauf ein oder müssen es sogar. In den Fragebögen ist es heutzutage üblich, dass nach (chronischen) Krankheiten gefragt wird und danach, welche Medikamente genommen werden. So war es auch in unserem Fall.

Ich schickte die Anmeldung ab und atmete tief durch. Der DAAB gab mir neben der Vokabelliste noch weitere hilfreiche Links und die Mitarbeiterin meinte, dass wir mit Großbritannien ein Vorzeigeland erwischt hätten, zumindest was die Allergien betrifft. Die staatliche Seite unterstützt die Aufklärungsarbeit. Es gibt im Internet sogar Seiten für Schulen, die ausführlich beschreiben, wie mit Kindern, die ein Notfallset haben, umzugehen ist. Was sind die Pflichten der Schule, was sind die Pflichten der Kinder, was die der Eltern? Es ist ganz klar, wer welche Information liefern muss und sich wie in einer kritischen Situation zu verhalten hat. Auch der Fall eines allergischen Schocks ist sehr gut erklärt, mit deutlichen Handlungsanweisungen für den Notfall. Ich war ziemlich beeindruckt.

Was die Briten da vormachen, ist nachahmenswert und macht es für betroffene Familien so viel einfacher. Man kann sich nur wünschen, dass wir diesen Standard hier ebenfalls bald erreichen. Ich informierte das Internat über die Allergien und Medikamente unserer Tochter, damit sie schon mal eine Idee hatten, was oder wer da auf sie zukommen würde. Die Antwort aus England: *„Wow – well prepared!"* Der Brite fühlte sich wahrscheinlich bestätigt von der deutschen Gründlichkeit...

Allergien? *No problem* – bei den Briten

Wir boten an, unsere Zwölfjährige „persönlich" vorbeizubringen, um im direkten Gespräch einige organisatorische Dinge, vor allem die Handhabung des Notfallsets, zu besprechen. Ich war überzeugt, dass das *medical team* an der Schule damit umgehen konnte, aber sicher ist sicher, dachte ich mir. Und so sah es auch das englische Internat. Die Verantwortlichen nahmen das Angebot dankend an und meinten, eine Auffrischung bezüglich des Autoinjektors sei auf jeden Fall hilfreich. Und natürlich mussten auch die Medikamente abgeglichen werden. Die Adrenalininjektoren waren zwar in beiden Ländern identisch, hießen aber unterschiedlich, in Deutschland ist das der „Fastjekt", in Großbritannien nennt er sich „Epipens", und damit fing es schon an. Wir buchten zwei zusätzliche Flugtickets nach London, um unsere Tochter zumindest auf dem Hinweg zu begleiten.

Und dennoch wusste ich, dass sie in Zukunft mit der Allergie leben und ohne uns klarkommen muss. Und das lernt sie natürlich nur, wenn sie auch mal ausprobieren darf. Gleich alleine nach England fand ich schon einen sehr großen Schritt. Aber die Mitarbeiterin des DAAB ermutigte mich. Sie sagte, wenn das Kind das wirklich will, und das war so in unserem Fall, dann übernimmt es auch die Verantwortung und fühlt sich der Situation gewachsen.

So sah das auch unser Allergologe: Er freute sich über die geplante Auslandsreise und gratulierte meiner Tochter, die mich natürlich triumphierend ansah. Ich gab mich geschlagen, aber mit gutem Gefühl, für mich war das eine weitere Beruhigungspille. Dem Arzt hatte ich „Büroarbeit" mitgebracht. Ich bat ihn, die englische Version des Notfallplans auszufüllen. Im *Allergy Action Plan* musste er eintragen, welche Medikamente bei einem allergischen Schock anzuwenden sind, wie der Adrenalininjektor einzusetzen ist und welche Symptome auf eine leichte bzw. schwere Reaktion hinweisen. Außerdem füllte er eine Reisebescheinigung aus, auch auf Englisch. Die bestätigt, dass der Reisende unter einer schweren Allergie leidet und deshalb immer ein Notfallset mit den entsprechenden Medikamenten bei sich haben muss, auch an Bord eines Flugzeuges.

Schusswunden und Allergienotfälle – alles ganz entspannt…

Gut vorbereitet ging es los – nach Großbritannien. Die erste Überraschung hatten wir im englischen Internat gleich bei der Begrüßung durch den „Welfare"-Manager, den Ansprechpartner der Schüler. Der war nicht nur ein ausgebildeter Ersthelfer, sondern auch ein Reserve-Soldat. Er beruhigte uns gleich, als wir das Notfallset ausbreiteten, dass er keine Berührungsängste habe, Spritzen zu setzen, und davon abgesehen wusste, wie mit einem Adrenalininjektor umzugehen sei. Er hätte viel Erfahrung damit und könne sogar Schusswunden versorgen. Na, wir hofften, dass beide Notfälle nicht eintreten würden…

Außerdem gab es in dieser Schule überhaupt keine Erdnüsse und Nüsse, die waren längst aus der Mensa verbannt. Der Grund: Es gab zu viele Kinder mit Erdnuss- und Nussallergien. Blieb in unserem Fall noch die Fischallergie. Auch da zeigte sich die Schule nicht nur kooperativ, sondern auch sensibel. Der Schulleiter begrüßte uns zusammen mit dem Koch. Sie zeigten uns die Kantine persönlich und wo was zubereitet wurde. Für den Küchenchef war es selbstverständlich, dass die Gerichte für unsere Tochter, falls nötig, in einer Extra-Pfanne zubereitet würden. Er änderte gleich den

Speiseplan für alle Schüler, als er von der Fischallergie hörte. Obwohl viele asiatische Schüler im Internat wohnten, entschied sich der Koch gegen Fischgerichte und sogar die Sandwiches für die Ausflüge wurden ausgetauscht. Statt der üblichen Thunfisch- und Käsesandwiches gab es nur noch Käsesandwiches. Und das alles wegen eines einzigen allergischen Kindes! Für die Engländer war es selbstverständlich, Rücksicht zu nehmen. Keine Erdnüsse, keine Nüsse, kein Fisch in der Schulkantine – wir konnten es kaum glauben.

Zwischendurch kam die Nachricht, dass entgegen der eigentlichen Planung, die Kinder nach einer Woche das Internat wechseln mussten, wegen Unterbelegung. Die andere Einrichtung war zwar in der Nähe, dennoch bedeutete das für uns, eine zweite Schule und vor allem eine weitere Mensa zu besichtigen. Manche sehen sich Museen an, wir interessieren uns für Kantinen… Wir machten den nächsten Besuchstermin. Dort wurden wir gleich von drei Mitarbeitern empfangen und auch die Küchenchefin saß dabei. Sie ließen sich sehr genau erklären, welche Lebensmittel eine allergische Reaktion auslösen könnten, was dann zu tun wäre, wie die Medikamente und der Adrenalinpen anzuwenden wären. Wir waren beeindruckt, wie bemüht die Briten waren. Und auch dort wurde sofort der (warme) Fisch von der Karte genommen. Es gab allerdings noch eine Theke mit Thunfischsalat und kalten Shrimps, doch die wurde am Ende des Buffets eingerichtet. Unsere Tochter konnte diesen Bereich ohne Probleme meiden. Damit nicht genug – der schulinterne Kiosk wurde angewiesen, alle erdnuss- und nusshaltigen Snacks für die Woche, in der unser Kind dort sein würde, aus dem Regal zu nehmen.

Uns wurde so viel Aufwand schon fast unangenehm, denn Nussriegel zu meiden, die verpackt sind, kennt unsere Tochter auch schon von zu Hause. Aber die englische Schule ließ sich da auf keine Diskussion ein. Außerdem wurden alle Tische gereinigt, bevor unsere Tochter die Schule wechselte und die anderen Schüler in einer Versammlung darüber informiert, dass ein allergisches Kind kommt und sie bitte keine erdnuss- und nusshaltigen Snacks in das Internat mitbringen sollen. Im Flur vor dem Zimmer unserer Tochter wurde ein großes „NO NUTS"-(Nüsse-verboten)-Schild aufgehängt. Und es war eine Selbstverständlichkeit, dass alle Mitarbeiter, die sich um unsere Tochter kümmerten, mit dem Adrenalininjektor geschult wurden. Wir waren sprachlos. Der Einsatz dieser Mitarbeiter war unglaublich, sehr offen, sehr hilfsbereit und mit einer Selbstverständlichkeit, die wir hier in Deutschland nicht ganz so oft erleben.

Beruhigt flogen wir nach Hause und ließen unsere Tochter zurück in England, mit einem guten Gefühl. Die Wochen dort verliefen völlig reibungslos, der Aufenthalt war ein voller Erfolg, es gab keine Probleme – nur Tränen zum Abschluss. Aber nicht wegen der Allergie, sondern weil sich unsere Tochter von ihren neuen Freunden verabschieden musste.

7.2   Und das hilft: Tipps & Tricks

Was heißt „Milcheiweiß" auf Norwegisch?
Hier gilt vor allem eins: Vorbereitung ist alles und hilft, das Risiko einer allergischen Reaktion zu minimieren.

Für uns war es sehr hilfreich, dass wir schon Monate vorher ärztliche Unterstützung hatten, uns beim DAAB Rat holen konnten und auch unsere Tochter gut vorbereitet war. Reist ein allergisches Kind alleine ins Ausland, sollten einige organisatorische Dinge beachtet werden.

Wir haben unserer Tochter eine Vokabelliste mitgegeben und zusammen mit ihr alle möglichen für sie „kritischen" Lebensmittel übersetzt. Wir haben sie ab und zu abgehört, das ist nicht unbedingt nötig, aber gibt enorme Sicherheit. Beim DAAB kann man kostenfrei den Sprachführer „Mit Allergien auf Reisen" bestellen, der Übersetzungstabellen für allergieauslösende Lebensmittel in zehn europäischen Sprachen und Türkisch enthält, aber auch landestypische Spezialitäten auflistet, in denen Allergene enthalten sein können (www.daab.de). Außerdem enthält er Restaurantkärtchen mit Informationen für den Koch, ebenfalls in verschiedenen Sprachen, zum Beispiel mit dem Text: „Ich bin allergisch gegen…. Bitte berücksichtigen Sie bei der Zubereitung meiner Speisen, dass ich das Allergen und Produkte daraus auf keinen Fall verzehren darf".

Ob Erdnüsse auf Niederländisch oder Milcheiweiß auf Norwegisch – kein Problem. Ein umfassendes Allergie-Wörterbuch (in 23 Sprachen kann man über das Zentrum für Europäischen Verbraucherschutz herunterladen (http://www.evz.de/de/verbraucherthemen/gesundheit/krank-im-urlaub/reisevorbereitung/allergie-woerterbuch/). Ist eine Vokabel mal nicht dabei, hilft immer noch das gute, alte Wörterbuch, natürlich auch im Internet zu finden oder als Übersetzungs-App (z. B. Leo App). Mit der Google-Translate-App lassen sich über die Handykamera Texte auf Speisekarten in 30 Sprachen übersetzen.

Die Übersetzungshilfe ist nicht nur wichtig bei der Bestellung im Restaurant oder Eiscafé, vor allem im Supermarkt kann sie sehr hilfreich sein. Denn da gibt es in manchen Ländern noch so einige Tücken. EU-weit gilt zwar mittlerweile eine einheitliche Kennzeichnung der wichtigsten Allergene, doch die Kennzeichnung ist manchmal ein (sprachliches) Rätsel. In Kroatien etwa haben wir die Erfahrung gemacht, dass zwar auf den Verpackungen die Allergene in vielen Sprachen ausgewiesen waren, allerdings oft nicht in hier geläufigen Sprachen. Deutsch, Englisch, Französisch, Spanisch – Fehlanzeige. Dafür Russisch, Polnisch oder eben Kroatisch. Was die Kekspackung wirklich enthielt, das wissen wir bis heute nicht. In so einem Fall nützt auch die beste Allergenkennzeichnung nichts.

Wünschenswert wäre da sicherlich, wenigstens Englisch verpflichtend aufzunehmen. Und Farben, die sich unterscheiden und optisch absetzen, wären auch schön. Wie kann man auf transparentes Papier die Inhaltstoffe in schwarzen Minibuchstaben drucken oder schwarze Buchstaben auf rotes Papier? So oder so ist das kaum lesbar, weder die Allergene noch die Zutaten. Vielleicht sollte da ein Designer oder Optiker den Lebensmittel- oder Produktherstellern verpflichtend zur Seite stehen, damit man auch wirklich entziffern kann, was man da essen möchte.

Ich packe mein Köfferchen: Bikini, Badehose und Beipackzettel

Vor der Reise ist ein Besuch beim Allergologen sinnvoll. Erst einmal darf man nicht vergessen, im Falle von

Neurodermitis, ausreichend Cremes mitzugeben. Packen Sie nicht zehn verschiedene Tiegel ein, sondern die aktuell gängigsten Cremes, damit das Kind nicht überfordert ist und einen guten Überblick über seine Hautpflegeserie hat. Dazu gehören auch wirkstoffhaltige Cremes wie etwa Kortison für den Fall der Hautverschlechterung oder Zinkcremes für Rötungen. Für die Gabe von Kortison muss das Kind natürlich schon etwas älter sein, um damit verantwortungsvoll umgehen zu können. Wir haben den „Einschmierzettel" (Abschn. 1.2) mitgegeben oder man schreibt eine kurze Notiz, möglichst übersichtlich, wann welche Pflege zum Einsatz kommt.

Die Medikamente sollten auf dem neuesten Stand sein und nicht kurz vor Ablauf des Haltbarkeitsdatums. Es kann sogar sinnvoll sein, ein Ersatzrezept mitzunehmen. Das gilt natürlich auch für Heuschnupfen-Medikamente oder Asthmasprays. Außerdem sollte man sich erkundigen, ob diese Mittel im Urlaubsland in den Apotheken vorrätig sind und wie sie dort heißen. Manchmal werden Arzneien im Ausland unter einem anderen Namen und in anderen Dosierungen verkauft.

Um sprachliche Missverständnisse auszuschließen, können Sie auch auf andere Kommunikationswege zurückgreifen. Ein Radiergummi in Form einer Erdnuss etwa, den man z. B. vor Ort vorzeigen kann, wenn es sprachlich nicht weitergeht. Einfach mit ins Notfallset packen. Unbedingt Notfallnummern im Handy abspeichern und sich evtl. vorher über einen Arzt oder die nächstgelegene Klinik informieren – für alle Fälle.

Nimm zwei – Medikamente im Doppelpack

Auf keinen Fall zu knapp packen: lieber die doppelte Menge an Medikamenten mitnehmen, es kann immer ein Gepäckstück verloren gehen oder die Arzneien sind vor Ort dann doch nicht erhältlich oder müssen bestellt werden. Eine „Hamstermentalität" ist hier auf jeden Fall von Vorteil. Auch rechtlich ist das erlaubt, man darf so viele Medikamente einführen wie sie für den Eigenbedarf für die Dauer der Reise nötig sind.

Besteht die Gefahr einer schweren allergischen Reaktion, sollte natürlich das Notfallset immer dabei sein und das gehört auf jeden Fall griffbereit ins Handgepäck. Unserer Erfahrung nach ist es sinnvoll, das Kind mit zwei Sets auszustatten. Ein Set hat unsere Tochter immer dabei, wirklich immer. Diese Regel sollte dem Kind auch in Fleisch und Blut übergehen. Man muss es als eine Art Lebensversicherung sehen. Das zweite Set, zumindest der Adrenalin-Autoinjektor, gehört während der Reise ebenfalls ins Handgepäck. Vor Ort kann man das dann anders organisieren.

Bei einem Studienaufenthalt oder einem Austausch sollte das zweite Set in der Schule oder beim Lehrer deponiert werden. Das ist eine Art Absicherung für den Fall der Fälle, wenn die „Fleisch-und-Blut"-Regel doch mal nicht geklappt hat, das Kind es eilig hatte und das Notfallset dann doch liegen blieb. Für uns war es immer gut zu wissen, dass alle notwendigen Medikamente doppelt vorhanden waren. In dem oben geschilderten Internat gab es eine Art Erste-Hilfe-Raum, dort wurde das zweite Set hinterlegt. Der Vorteil ist, dass alle Lehrpersonen oder Mitarbeiter wissen, wo die Notfallmedikamente liegen und Zugang dazu haben.

Um auch fremden Personen die Handhabung des Sets so einfach wie möglich zu machen, ist es empfehlenswert, einen Notfallplan in der entsprechenden Landessprache oder auf Englisch mitzunehmen. Den bekommt man über den DAAB oder über (Patienten-)Vereinigungen vor Ort, zum Beispiel in den USA oder in Großbritannien.[1] Er sollte dann vom eigenen Arzt ausgefüllt werden. Der Vorteil ist, dass Ärzte oder z. B. Lehrer in Schulen im Ausland, abgesehen von der Sprache, mit dem landeseigenen Plan besser vertraut sind. Der DAAB stellt kostenlos einen ins Englische übersetzten Anaphylaxieplan zur Verfügung. Schließlich ist es ungünstig, im Notfall noch die Medikamentengabe übersetzen zu müssen. Und auch ein Allergiepass mit aktuellem Passfoto gehört ins Gepäck. Großbritannien zum Beispiel ist ein ideales Reiseland für Allergiker, denn es gibt klare Anweisungen für Schulen, Lehrer, aber auch für Schüler, was im Falle einer allergischen Reaktion zu tun ist. Da kann sich Deutschland noch „eine dicke Scheibe abschneiden".

Für junge Allergiker mit dem Risiko einer schweren allergischen Reaktion ist eine Reisebescheinigung (Abb. 7.1) in Englisch und Deutsch sinnvoll, die der Arzt ausstellt. Darin wird bestätigt, dass das Kind immer ein Notfallset bei sich tragen muss, natürlich auch an Bord eines Flugzeugs. Wir haben damit beim Check-in bisher noch nie Probleme gehabt, aber um Diskussionen vorzubeugen, ist

---

[1]https://www.foodallergy.org/life-with-food-allergies/food-allergy-anaphylaxis-emergency-care-plan oder http://www.bsaci.org/about/download-paediatric-allergy-action-plans; aufgerufen am 02.10.2018.

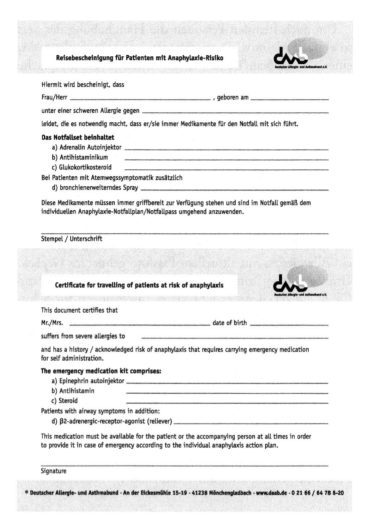

Abb. 7.1 Reisebescheinigung für Patienten mit Anaphylaxie-Risiko. Mit freundlicher Genehmigung von © DAAB 2018

es empfehlenswert, ein solches Schreiben neben dem Soforthilfe-Set im Handgepäck mitzuführen, damit es im Notfall stets griffbereit ist.

Reisefieber: einen kühlen Kopf bewahren

Reist das Kind alleine, sollte man auf jeden Fall vorher einige Situationen durchsprechen. Was machst Du, wenn alle Eis essen gehen, wie kannst Du eine Reaktion vermeiden? Was tust Du, wenn Du nach dem Fußballspiel auf dem guten englischen Rasen einen Heuschnupfenanfall bekommst oder die Bettwäsche in der Unterkunft kratzt? Natürlich ist es unmöglich, alle Situationen vorherzusehen und am Ende kommt es ja meistens doch anders. Trotzdem gibt das dem alleine reisenden Kind mehr Sicherheit und ist ein gutes Training, um auf mögliche Zwischenfälle besser vorbereitet zu sein. Denn es ist schon eine große Herausforderung, die Allergie in einer fremden Sprache zu meistern.

Versuchen Sie als Eltern locker zu bleiben und dem Kind nicht die eigene Aufregung zu übertragen (falls Sie aufgeregt sind). Nein, man weiß nicht, ob alles gutgeht, ob das Kind alle Situationen meistert und es von allergischen Reaktionen verschont bleibt. Aber man könnte erst einmal darauf vertrauen. Sobald das Kind alleine unterwegs ist, kann man nicht mehr viel machen, außer hoffen, es auf die Reise gut vorbereitet zu haben. Ab dann heißt es loslassen und sich entspannen, auch wenn es manchmal schwerfällt.

Fragen Sie nach den schönen Erlebnissen, wenn Sie mit Ihrem Kind später telefonieren. Es ist besser, nicht ständig nachzuhaken, ob es die Stelle am Ellenbogen auch regelmäßig eincremt oder das Essen auf Allergieauslöser kontrolliert. Wenn Kinder und Jugendliche mit Allergien unterwegs sind, sind die meisten in der Regel sehr vorsichtig. Sie vergessen plötzlich nicht mehr das Notfallset oder trauen sich zu fragen, ob im Brötchen Milch enthalten ist (Allerdings werden einige im Teenageralter auch risikobereiter (Abschn. 5.2).

Die Top-Tipps für Reisen

* Medikamente auf Vorrat mitnehmen, am besten in doppelter Ausführung
* Notfallmedikamente immer im Handgepäck bei sich tragen
* Allergieauslöser in Fremdsprache übersetzen (per APP, Wörterbuch oder Vokabelliste)
* Reisebescheinigung (evtl. auch auf Englisch) für Flüge
* Notfallplan bereithalten (auch auf Englisch)
* im Reiseland Ärzte, Kliniken und Notfallnummern heraussuchen
* speziell für Lebensmittelallergiker: eigenes Reisekopfkissen, Spezialmenüs für Flüge oder Schiffsreisen vorab buchen, bei kürzeren Strecken eigenes Essen mitbringen, Feuchttücher, um Tische zu reinigen

---

7.3   Fakten: Andere Länder – andere Allergieregeln

Psychologische Vorbereitung: Angst lähmt, Respekt ist gut
Das Kind muss solch ein Abenteuer wollen. Es muss sich wohl fühlen, alleine zu reisen und sich die Herausforderung zutrauen. Es gilt: Angst lähmt, aber Respekt

ist ein guter Schutz, nicht übermütig oder leichtsinnig zu werden. Ein Kind dazu zu zwingen, wäre sicherlich ein Fehler, denn dem Kind oder Jugendlichen wird einiges abverlangt. Es muss sich nicht nur in ein anderes Land einfinden, andere Regeln befolgen, eine andere Sprache sprechen, es muss noch mehr leisten: seine Allergie auch unter fremden Bedingungen meistern.

Konkret heißt das, Hilfe holen oder um Medikamente bitten, wenn die Neurodermitis ausbricht oder etwa in der (englischen) Kantine nachfragen, welche Allergene im *plumpudding* stecken. Es bedeutet auch, anderen Mitschülern und Lehrern von der Allergie zu erzählen. Das erfordert viel Selbstvertrauen. Wenn aber ein Kind eine solche Reise mit allen Höhen und Tiefen durchgestanden hat, dann stärkt das sein Selbstbewusstsein enorm.

Pragmatische Vorbereitung: andere Länder, andere Allergieregeln

Informieren Sie sich im Falle von Lebensmittelallergien über die Allergenkennzeichnung in dem jeweiligen Land. Es kann ein Risiko sein, sich darauf zu verlassen, dass andere Länder genauso kennzeichnen wie Deutschland, mit der Folge, möglicherweise einen Auslöser zu übersehen oder nicht zu erkennen. In den Ländern der Europäischen Union herrschen einheitliche Regelungen. Seit dem 13. Dezember 2014 gilt eine neue EU-Verordnung zur Information der Verbraucher über Lebensmittel, dort ist vor allem die Allergenkennzeichnung neu geregelt. Ab diesem Stichtag müssen 14 festgelegte Hauptallergene bei verpackten und lose abgegebenen (also unverpackten) Lebensmitteln und Speisen klar gekennzeichnet sein (Abschn. 4.3).

Für Allergiker ist diese Regelung ein großer Schritt nach vorne; auch andere Länder, wie die Schweiz, Argentinien und die Ukraine, haben diese Liste übernommen. Die EU darf sich als Spitzenreiter feiern, mit 14 Allergenen hat sie die umfangreichste Kennzeichnungspflicht. Weltweit gibt es einen *Codex Alimentarius* (eine weltweit geltende Sammlung von Normen zur Lebensmittelsicherheit und Produktqualität), der acht Lebensmittel enthält, die Allergien auslösen können und entsprechend gekennzeichnet werden müssen. Dazu zählen **Milch, Ei, Erdnuss, Weizen/glutenhaltiges Getreide** und **Krebs- bzw. Schalentiere, Soja, Fisch und Baumnüsse.** Neben der EU verpflichten sich auch folgende Länder, die Allergene auszuweisen: Schweiz, USA, Kanada, Mexiko, Barbados, St. Vincent und Grenadine, Argentinien, Chile, Südafrika, Ukraine, Mongolei, China, Japan, Hongkong, Korea, Philippinen, Papua Neuguinea, Australien und Neuseeland.

Doch jetzt wird es kompliziert. Denn es gibt länderspezifische Sonderregelungen, die leicht verwirren können.[2] Japan und Korea etwa deklarieren nur die ersten fünf Allergene; Soja, Fisch und Baumnüsse dagegen werden nicht gesondert gekennzeichnet bzw. nur die Makrele ist in Korea deklarationspflichtig, in Japan wird die Kennzeichnung für Makrele und Lachs empfohlen, ist aber nicht verpflichtend. Alle anderen Fische sind davon ausgenommen. Dafür muss aber Buchweizen ausgewiesen sein.

---

[2]Schnadt S (2012, S. 28 f.).

Sehr unterschiedlich werden auch Baumnüsse definiert. In der EU fallen acht verschiedene Nusssorten unter die Regelung (Mandel, Haselnuss, Walnuss, Pekannuss, Paranuss, Macademianuss, Cashewkerne und Pistazien). Kanada setzt noch eins drauf und nimmt die Pinienkerne zusätzlich in die Liste mit auf. In Australien und Neuseeland kommen lokale Spezialitäten dazu, die Hickorynuss und die Sheanuss. Und in den USA sind gleich alle Nüsse deklarationspflichtig, auch Esskastanie, Buchecker oder die Kokosnuss. Die Erdnuss ist überall deklarationspflichtig und muss separat aufgeführt werden, da sie botanisch nicht zu den Nüssen zählt. Allergiker sollten sich rechtzeitig informieren, wie in dem jeweiligen Land die Allergenkennzeichnung aussieht.

Es wird noch komplizierter, denn hier geht es nur um absichtlich verwendete Lebensmittel, die Allergien auslösen können, die also in der Rezeptur als Zutat tatsächlich vorkommen. Was aber ist mit unbeabsichtigten Spuren oder Kreuzkontaminationen? Da gibt es bisher auch in Deutschland nur Schulterzucken – und keine Regelung. Die Schweiz dagegen ist eine Ausnahme und macht gesetzliche Vorgaben. Egal ob Zutat oder Spur, beides muss ab einem Wert von einem Gramm pro Kilogramm Lebensmittel deklariert werden. Immerhin. Allerdings einen Haken gibt es auch dort, der Grenzwert wurde aus pragmatischen Gründen gewählt, um eine Schwelle setzen zu können. Mittlerweile steht aber fest, dass ein Teil der Allergiker dadurch nicht geschützt wird. Der DAAB fordert deshalb Grenzwerte, die deutlich niedriger liegen, und zwar so niedrig, dass 95–99 % aller betroffenen Allergiker geschützt sind und die restlichen 1–5 % nur milde

bzw. keine lebensbedrohlichen allergischen Reaktionen
befürchten müssen (Abschn. 4.3).

Es wäre sicherlich empfehlenswert, eine weltweit
einheitliche Regelung anzustreben. Im Rahmen der
Globalisierung der Märkte und international agierender
(Lebensmittel-)Unternehmen wäre ein solcher Schritt
wünschenswert und für Menschen mit Nahrungsmittelallergien, die viel unterwegs sind, würde es das Reisen einfacher und sicherer machen.

Über den Wolken – das Nussproblem an Bord

Noch sicherer könnten vor allem Flugreisen werden, das
zumindest glaubt eine internationale Studie, die das untersucht hat.[3,4] Danach berichteten 3200 Erdnuss- und
Nussallergiker aus elf Ländern, dass sie bereits eine allergische Reaktion während eines Flugs erlebt haben. Denn
noch immer bieten viele Fluggesellschaften erdnuss- oder
nusshaltige Snacks an, für jemanden mit einer Allergie
gegen Erdnüsse oder Nüsse möglicherweise ein Problem.
Schon kleinste Spuren des Allergens können bei einem
Allergiker eine schwere Reaktion hervorrufen. Bei manchen reicht es bereits aus, wenn der Sitznachbar eine Tüte
Erdnüsse öffnet und sich die Geruchswolke entfaltet.

Laut Studie sank das Risiko, eine schwere Reaktion
zu erleiden, deutlich, wenn bestimmte Maßnahmen im
Flugzeug getroffen wurden: Bei Langstreckenflügen auf
jeden Fall um eine nussfreie Mahlzeit bitten und von

---

[3]Gendel SM (2012, S. 279).
[4]DAAB (2013, S. 26).

den Erdnuss-Snacks gleich die Hände lassen, den Klapptisch mit einem feuchten Tuch säubern, die Kopfkissen besser nicht benutzen wegen möglicher Erdnuss- und Nussspuren vom Vorgänger, dasselbe gilt für angebotene Decken, und nach einer (erd-)nussfreien Pufferzone im Flugzeug fragen.

Wer besonders sensibel auf Erdnüsse und Nüsse reagiert, der kann vorab die Fluglinie kontaktieren und darum bitten, für die geplante Flugstrecke diese Nahrungsmittel nicht anzubieten. Noch einfacher wäre es, wenn Fluggesellschaften solche Snacks gleich von ihrer Karte streichen würden. Auf Air-Canada-Flügen kann ein Allergiker um einen Sitzplatz in einer Pufferzone bitten, in der keine Nüsse oder Erdnüsse serviert werden, wenn er die Fluggesellschaft rechtzeitig informiert. Es lohnt sich also, bei den Fluglinien nachzufragen, wie das Thema „Erdnüsse und Nüsse an Bord" gehandhabt wird.

Am sichersten ist es, zumindest eine Option bei Kurzreisen, die Mahlzeiten an Bord ganz auszulassen und selbstgemachte Sandwiches mitzubringen. Bei längeren Strecken können Sie bei den Fluggesellschaften Essen telefonisch oder über die jeweilige Webseite vorbestellen. Möglich ist aber auch die Mitnahme von Fertigprodukten, zum Beispiel Instant-Suppen, die dann im Flugzeug nur noch mit heißem Wasser aufgegossen werden. Das Bordpersonal kennt das Problem.

Für gut eingestellte Asthmatiker sind Flugreisen in der Regel kein Problem. Im Flugzeug ändert sich zwar der Luftdruck und der Sauerstoffgehalt mit zunehmender Flughöhe, die meisten Patienten kommen damit aber gut klar. Allein die trockene Kabinenluft kann Atemprobleme verursachen. Deshalb sollte ein bronchienerweiterndes

Spray unbedingt griffbereit im Handgepäck liegen. Auch Neurodermitikern kann die trockene Luft an Bord Probleme bereiten. Daher auf jeden Fall ein kleine Dose Feuchtigkeitscreme mitnehmen und vor allem bei längeren Strecken regelmäßig nachcremen.

Von der Reise in der Luft zum Wassertransport. Gut zu wissen – bei einer Schiffsreise muss ab 75 Reisenden ein Arzt mit an Bord sein. Ob der sich allerdings auch mit Allergien auskennt, sollte besser nachgefragt werden. Zumindest ist die Zahl der Restaurants an Bord übersichtlich und es besteht die Chance, mit den Köchen dort zu sprechen. Allerdings wünscht man sich keinen Notfall mitten auf dem Ozean.

Urlaub von und mit der Allergie

Doch wohin überhaupt in den Urlaub? 87 % der Allergiker berücksichtigen bei der Wahl des Urlaubsortes auch die Belastung mit Allergenen.[5] Die Allergie bleibt ja nicht zu Hause, sondern reist mit, und ein Ortswechsel bietet natürlich die Chance, möglichen Allergieauslösern zu entgehen. Einige Klimaregionen haben sich da bewährt. Vor allem Aufenthalte an der Nordsee und im Hochgebirge zeigen eine positive Wirkung auf den Krankheitsverlauf, die auch länger anhält.[6]

Wer Heuschnupfen hat, ist am besten am Meer aufgehoben, vor allem an der Nordsee, denn bei Nordwestwind werden die Pollen von der Küste weggeweht. Auch

---

[5]Esser B und Latos M (2013, S. 85).
[6]Ring J et al. (2010, S. 154).

am Atlantik kommt der Wind meist landeinwärts vom Meer. Da ist freies Durchatmen endlich möglich. Andere Regionen am Meer können ebenfalls pollenarm sein, allerdings sollte man sich vorher informieren, was wann und wo blüht. Das ist natürlich von Land zu Land unterschiedlich.

Geeignet sind grundsätzlich vegetationsarme Ziele, etwa die Vulkaninsel Lanzarote. Auch im Hochgebirge ab 1200 m gibt es blütenfreie Luft. Studien haben gezeigt, dass in bestimmten Regionen, etwa im Allgäu in Oberjoch, die Pollenbelastung nur etwa ein Fünftel der Menge im Flachland beträgt.[7] Und noch etwas höher, ab ca. 1500 m, gibt es kaum noch Milben und weniger Schimmelpilze. Allergiker können dort besser durchatmen.

Für Asthmatiker eignet sich ein trockenes und mildes Klima, die Kanaren oder Balearen sind da ein interessantes Reiseziel. Bei Neurodermitis ist die Kombination aus Sonne und salzhaltiger Luft am besten. Ost- und Nordsee stehen an der Spitze der Reiseziele. Immer wieder empfohlen wird auch ein Aufenthalt am Toten Meer, das 390 m über dem Meeresspiegel liegt und einen sehr hohen Salzgehalt hat. Das Besondere ist, dass ein ständiger Dunstschleier über dem Meer liegt und einen großen Teil der schädlichen UVB-Strahlen herausfiltert. Man kann dort deshalb länger in der Sonne liegen, ohne zu verbrennen. Durch das Salz gelangen die Sonnenstrahlen in tiefere Hautschichten und wirken dort antientzündlich, dieselbe Wirkung hat auch der hohe Magnesiumgehalt des Salzes.

---

[7]DAAB (o. J.) Flyer Sprachführer, S. 5.

Zwei Studien konnten zeigen, dass die Kombination aus Licht und Baden im Salz die Haut bei Neurodermitis tatsächlich verbessert.[8]

Der DAAB sammelt für Allergiker geeignete Hotels und Ferienwohnungen, die man dort nachfragen kann. Wer auf eigene Faust suchen will, sollte sich anhand seiner (persönlichen) Checkliste orientieren und direkt beim Buchen nachfragen: Kann man die Fenster zum Lüften öffnen? Wie alt sind die Matratzen? Gibt es Haustiere? Habe ich Ansprechpartner in der Küche? Im Internet findet man auf Bewertungsportalen für Unterkünfte die Erfahrungen anderer Urlauber. Viele Anbieter stellen sich zunehmend auf die Wünsche ihrer Gäste mit Allergien ein.

Literatur

DAAB – Deutscher Allergie- und Asthmabund (o. J.) Flyer: DAAB Sprachführer – Mit Allergien auf Reisen. Mönchengladbach, S 2–58.

DAAB – Deutscher Allergie- und Asthmabund (2013) Erdnüsse im Handgepäck. Allergie konkret 2, Mönchengladbach, S 26–27.

Esser B, Latos M (2013) Pause vom Pollenflug. Focus Gesundheit Allergien. Mai/Juni 2013, Focus Magazin, München, S 84–87.

---

[8]https://www.allergieinformationsdienst.de/krankheitsbilder/neurodermitis/therapie.html; aufgerufen am 02.10.2018.

Gendel SM (2012) Comparison of international food allergen labeling regulations. Regulatory Toxicology and Pharmacology 63(2): 279–285.

Ring J, Bachert C, Bauer C-P, Czech W (2010) Weißbuch Allergie in Deutschland. 3. Aufl. Urban & Vogel, München.

Schnadt S (2012) Allergenkennzeichnung von Lebensmitteln im internationalen Vergleich. Allergie konkret 3: S 28–29.

Hilfreiche Links

https://www.allergieinformationsdienst.de/

www.daab.de (Anaphylaxieplan und Reisebescheinigung auf Englisch kostenlos zu bestellen sowie Sprachführer „Mit Allergie auf Reisen")

https://www.ecarf.org/

http://www.evz.de/de/verbraucherthemen/gesundheit/krank-im-urlaub/reisevorbereitung/allergie-woerterbuch/ (Allergie-Wörterbuch)

https://www.foodallergy.org/faap (Reisebescheinigung für Patienten mit Anaphylaxierisiko – auf Englisch und Spanisch)

http://www.ecarf.org/wie-bereite-ich-eine-reise-mit-allergien-vor/

8

TOTAL PSYCHO – was Allergien auch beeinflusst

8.1 Allergie-Angst: Quaddeln im Kopf

„Aber ist das nicht auch psychisch bedingt?", wie oft habe ich diese Frage gehört und wahrscheinlich geht das vielen Menschen mit Allergien genauso. Diese Frage nervt einfach, denn da schwingt ja mit, dass man es selbst in der Hand hat, ob man allergisch reagiert. Mal ein bisschen entspannen und ein bisschen weniger Stress, und schon ist die Allergie verschwunden. Kein Psycho – keine Allergie! Aber so einfach ist es leider nicht und vor allem genau umgekehrt. Die Allergie ist ja nun mal da, mit und ohne Stress, es handelt sich um eine chronische Erkrankung. Aber die psychische Verfassung hat durchaus einen Einfluss auf die Allergie. Das ist auch unsere Erfahrung.

© Springer-Verlag GmbH Deutschland, ein Teil von
Springer Nature 2019
D. Halm, *Total allergisch – na und?*,
https://doi.org/10.1007/978-3-662-57272-6_8

Unsere inzwischen 14-jährige Tochter hatte lange keine allergische Reaktion mehr auf Lebensmittel gehabt. Sie war viel risikobereiter geworden, fanden wir und auch sie. Erst einmal zu Recht, denn obwohl wir nicht mehr so vorsichtig waren, waren keine allergischen Zwischenfälle mehr aufgetreten. Wir waren sorgloser, und so tauschten wir im Restaurant die Teller und das Essen. Unser Teenie biss von unserem Körnerbrot etwas ab – und prompt ging es los. Es kribbelte an der Lippe und juckte im Mund. Unsere Tochter nahm das Antihistaminikum und wir warteten ab, welche Richtung die Reaktion nehmen würde.

Und genau hier fängt der „Psycho"-Teil an. Wird die Lippe dick? Ja. Hat sie Bauchschmerzen? Ja. Braucht sie den Adrenalinpen? Noch unklar. Will sie warten? Ja. Was genau hat sie gegessen und wie viel davon? Keine Ahnung, wahrscheinlich ein Stück Kürbiskern und sie fühlt sich überhaupt nicht gut. Ich versuchte mit den Fragen die Stärke der Reaktion einzuschätzen, um zu wissen, wann und wie wir handeln mussten. Ich hielt mich also an den Notfallplan, aber das hatte eine ganz klare „Nebenwirkung": Unsere Tochter spürte, neben ihrer eigenen Nervosität, auch unsere Angst. Sie wollte sofort nach Hause und in Ruhe gelassen werden. Sie lenkte sich mit Musik hören ab. Zum Glück stoppte die allergische Reaktion nach kurzer Zeit und die Situation entspannte sich wieder.

Später sagte sie mir, es würde ihr nicht besonders helfen, wenn wir ständig alle fragten, wie es ihr gehe. Sie würde sich dann zu sehr auf die Symptome konzentrieren, und das wiederum würde die Beschwerden nach ihrem Gefühl verstärken.

Als wir kurz darauf wieder zusammen essen waren und unsere Tochter gerade genüsslich von ihrem Teller nahm, brachte mein Mann nochmal den Vorfall von vor ein paar Tagen zur Sprache und befragte sie ausführlich nach der allergischen Reaktion mit dem Körnerbrötchen. Unsere 14-Jährige blickte nur auf und meinte, sie hätte leichte Bauchschmerzen, fühle sich überhaupt nicht gut und verließ sofort den Tisch. Der nächste Zwischenfall. Schon wieder eine Reaktion – so kurz hintereinander?

Doch wir waren uns sicher, dass diesmal eigentlich kein Auslöser im Essen gewesen sein konnte. Ihr Teller war einfach und übersichtlich: Hühnchen, Fritten, grüner Salat, nur ungemischte Speisen. Sie beruhigte sich schnell und erzählte dann selbst, dass allein die Frage über ihre letzte Reaktion sie wieder stark an das Gefühl der Symptome erinnert habe, und das lag ja nur ein paar Tage zurück. Obwohl es ihr gutging, kam allein durch die Frage die Erinnerung und damit auch die Anspannung in dieser sehr ähnlichen Situation wieder zurück.

Solche Momente haben wir auch mit der Neurodermitis erlebt. Haben wir darüber gesprochen oder sie gefragt, ob die Haut juckt, konnte das manchmal schon ein Trigger sein. Es ist ein bisschen wie mit Läusen, hier ein kleiner Test: Denken Sie an Kopfläuse, an viele Kopfläuse, noch ein bisschen länger – und juckt es Sie schon? Und genauso ist es auch bei Allergikern!

Krisenmanagement: Warum ich?

Wie sehr prägen solche Erfahrungen die Persönlichkeit? Was bedeutet das, wenn ein Kind nicht einfach alles essen kann, wenn es von klein an vorsichtig sein muss, weil es sonst eine allergische Reaktion erleiden könnte? Welchen Einfluss hat das, wenn man sich teilweise mehrfach eincremen muss, damit die Haut sich bessert oder stabil bleibt, jeden Tag Haare waschen muss, um in der Heuschnupfenzeit die Pollenbelastung zu reduzieren oder immer an die Notfallmedikamente denken muss?

Unsere Tochter ist damit aufgewachsen, sie kennt es nicht anders. Als ich einmal in einer Bäckerei ein Brot kaufte und fragte, ob Nüsse enthalten seien, rief meine kleine, damals fünfjährige Tochter der Verkäuferin zu: „Ich bin nämlich allergisch!!!" Für sie war das ganz selbstverständlich.

Später hat sie damit manchmal auch gehadert. Vor allem in der Grundschulzeit fragte sie oft: „Warum habe ich das und die anderen nicht?" Sie hat einen Bruder, der keine Allergien hat. Als sie noch kleiner war, kam da auch schon mal die Frage, warum er nicht allergisch sei, aber sie. Gute Frage, was sollten wir darauf antworten? Zum Glück hat sie später diesen Vergleich nicht mehr gezogen, sondern die „ungerechte Verteilung" akzeptiert.

Und nicht nur das, heute ist die Allergie Alltag für sie, genauso wie für uns. Als ich unsere Tochter beim Verfassen dieses Kapitel nochmals darauf ansprach, meinte sie nur: „Manchmal ist es lästig, aber ich habe mich einfach daran gewöhnt." Die Allergie mit ihren Herausforderungen ist für sie „normal" geworden, genauso wie für ihre Freunde, die alle darüber Bescheid wissen. Einfach kein großes Thema mehr. Zum Glück!

8.2   Und das hilft: Tipps & Tricks

Überhaupt nicht Psycho

Hier muss in aller Deutlichkeit nochmals gesagt werden: Allergien sind **keine** psychische Erkrankung! Und davon sollte sich auch kein Allergiker verunsichern lassen oder sich dies einreden lassen. Speziell Kinder haben Angst, „Psycho" zu sein, und diese Sorge sollte man ihnen schnell nehmen. Gerade für Jugendliche ist es wichtig, „normal" zu sein, nicht anders zu sein als die Gruppe, in der sie sich bewegen. Anders zu sein, ist belastend und durch eine chronische Erkrankung ist man gewissermaßen „anders". „Psycho" aber ist man sicher nicht. Und es gibt auch keine typische „Allergikerpersönlichkeit". Diese Vorstellungen sind überholt.

Kinder sollte man auf solche Kommentare vorbereiten und ihnen Erklärungen oder mögliche Antworten darauf an die Hand geben. Sie sollten aber vor allem selbst verstehen, wie eine Allergie funktioniert. Zunächst einmal sind Allergien genetisch bedingt. Allerdings wird die Allergie nicht direkt von den Eltern weitergegeben, sondern die Bereitschaft dazu. Die Veranlagung also, in einer bestimmten Umweltkonstellation mit einer Allergie zu reagieren, ist (von Mama und Papa) vererbt worden. Ganz wichtig ist zu betonen, dass sie dafür nichts, aber auch gar nichts können (und die Eltern auch nicht). So verhindert man, dass Kinder möglicherweise Schuldgefühle entwickeln. Was haben nun aber Psyche und Allergie miteinander zu tun? Man kann den Kindern erklären, dass alle Menschen ab und zu Stress haben und dass dieser

Stress ihren Körper und damit auch ihr Immunsystem beeinflusst. Das ist bei allen Menschen gleich, heute und vor Millionen von Jahren war das auch schon so.

Stress aus der Steinzeit – das Mammut jagen

Kinder mögen das Steinzeitmodell. Damals gingen die Menschen noch auf die Jagd. Bahnte sich Gefahr an, bedrohte sie etwa ein Mammut, mussten sie schnell entscheiden, ob sie fliehen oder angreifen wollten. Körper und Geist mussten sofort reagieren: Wie bringe ich mich in Sicherheit, wo ist meine Waffe? Dafür benötigt der Mensch in kürzester Zeit viel Energie, der Körper schüttet Stresshormone aus. In der Steinzeit war dieser Mechanismus sehr sinnvoll und wichtig, um zu überleben. Heute haben wir keine großen Feinde mehr wie das Mammut, aber immer noch kleine Gegner wie z. B. Viren und Bakterien oder evtl. Pollen und Lebensmittel.

Wird der Stress zu groß, reagiert der Körper mit Symptomen. Der körperliche Schwachpunkt ist bei jeder Person ein anderer: Bei dem einen ist das ein empfindlicher Magen, beim anderen z. B. Migräne. Und bei Menschen mit Allergien sind das eben die Haut oder die Atemwege. Also, ganz wichtig – die Allergie(bereitschaft) ist schon da, aber Stress oder psychische Probleme können sie verschlechtern und manchmal auch erst auslösen. Das Immunsystem von Allergikern reagiert unter Stress anders als das von Nichtallergikern (Abb. 8.1). Man kann sich die Allergie wie eine Art Eisberg vorstellen: Sie schlummert unter der Oberfläche des Meeresspiegels, ist erst einmal nicht zu sehen, aber bei Stress taucht der Eisberg, also die

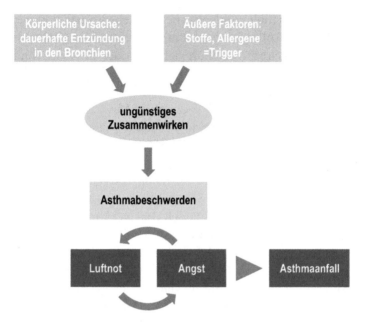

Abb. 8.1 Das Zusammenwirken von körperlicher Ursache und äußeren Faktoren bei Asthma. Mit freundlicher Genehmigung von © BÄK, KBV, AWMF. Asthma. PatientenLeitlinie zur Nationalen VersorgungsLeitlinie, 2. Aufl. Version 01.03.2009. (www. asthma.versorgungsleitlinien.de)

Allergie, aus dem Wasser auf und zeigt sich. Die empfindlichen Bronchien oder die empfindliche Haut werden gereizt. Mit anderen Worten: „Der eine bekommt bei Aufregung Bauchschmerzen, bei Dir entzündet sich die Haut oder Du fängst an zu husten." So kann man Kindern beispielsweise ihre Allergie erklären.

Starke Gefühle, und zwar negative ebenso wie positive, können die Allergie verschlimmern, etwa dem Kind mit Asthma regelrecht die Luft nehmen oder bei dem Kind mit Neurodermitis zu Ekzemen führen. Besonders Schüler erleben anstehende Klassenarbeiten, Streit mit Freunden oder in der Familie als belastend. Mit negativen Einschätzungen wie „Das kann ich nicht", „Das schaffe ich nie", können sie sich zusätzlich selbst unter Druck setzen, was wiederum Stress auslöst.[1]

Eine positive Selbsteinschätzung dagegen kann den Stress reduzieren, für die Schule könnte das so lauten: „Ich habe das geübt, jetzt schaffe ich das auch" oder „Wenn es nicht klappt, probiere ich es halt noch einmal". Das sind Beispielsätze, die man Kindern mit auf den Weg geben kann. Eine gesunde Einstellung zu Leistung, sich auch zu fordern, ist sogar wichtig für die Entwicklung der Kinder. Allerdings sollten zu einseitige, überzogene oder übertriebene Leistungsgedanken vermieden werden, genau wie zu hohe Ansprüche von Seiten der Eltern.[2]

Yoga oder Badewanne – Hauptsache entspannt
Stress muss nicht immer negativ sein. Eine Herausforderung zu meistern, kann positive Gefühle auslösen. Ungünstig aber ist es, wenn Stress einen stark überfordert, sehr belastet und man sich der Situation nicht mehr gewachsen fühlt. Aber auch Unterforderung kann ein Stressfaktor sein. Bei Kindern mit Neurodermitis kann Langeweile Auslöser für

---

[1]FAAK (2017, S. 3).
[2]FAAK (2017, S. 3).

das Kratzverhalten sein. Ziel ist es, die Belastungen anzunehmen und ihnen mit Strategien zu begegnen, die stresslindernd wirken. Entspannung steht da an erster Stelle und kann zum Beispiel bei Neurodermitis den Juckreiz sogar um ein Drittel lindern. Deshalb sollten Menschen mit Allergien solche Techniken regelmäßig üben.

Geeignet sind vor allem autogenes Training, die progressive Muskelentspannung nach Jacobson, Meditation oder Qi Gong. Es muss aber nicht immer gleich eine Entspannungstechnik sein, auch ein Bild zu malen, ein Instrument zu spielen oder ein Bad in der Wanne zu nehmen, sind ebenfalls Anti-Stress-Maßnahmen.

Verhaltenstherapeutische Strategien können vor allem bei Kindern sehr wirkungsvoll sein und langfristig sogar Kortison einsparen. Neben Entspannungsübungen lernen die Patienten, die Entstehung von Krankheitssymptomen zu erklären, aber auch, wie sie sich verhalten können, um diese Probleme zu lösen und eine Besserung zu erreichen.[3] Solche Ansätze sind daher mittlerweile auch Bestandteil der Allergieschulungen.

Neben den psychischen Belastungen können zusätzliche Belastungen wie starker Pollenflug oder körperliche Anstrengung das „Allergiefass" zum Überlaufen bringen und die Reaktion noch verstärken. Wenn das Gefühl von Angst und Hilflosigkeit dazukommt, kann ein Teufelskreis entstehen. Doch es gibt einige Strategien, um aus diesem (schädlichen) Kreislauf herauszukommen bzw. erst gar nicht in ihn hineinzugeraten.

---

[3]Ring J (2004, S. 358 f.).

Die Komfortzone verlassen

Genauso wie bei gesunden Kindern sollte auch bei allergischen Kindern die Selbstständigkeit frühzeitig gefördert werden.[4] Altersgerecht kann die Verantwortung für die Therapie Stück für Stück an das Kind übergeben werden. Es kann die Haut pflegen, vielleicht mal alleine inhalieren, in der Bäckerei nach Allergenen in den Lebensmitteln fragen. Dazu gehört auch, dass das Kind Fehler (bei der Umsetzung der Therapie) machen und ausprobieren darf, natürlich soweit es sich nicht gefährdet. So erlebt es das positive Gefühl, sich selbst helfen zu können. *Das Kind merkt: Ich kann die Allergie kontrollieren, nicht meine Erkrankung kontrolliert mich.* Das ist ein wichtiger Weg aus der Hilflosigkeit und gibt zusätzlich Selbstvertrauen, auch für zukünftige Situationen. Der Stress lässt nach.

Kinder mit Asthma zum Beispiel können ab etwa fünf Jahren mit einem Peak-Flow-Meter umgehen, teilweise alleine mit Inhalationshilfen inhalieren, an Dauermedikamente denken, wenn sie zu einem täglichen Ritual wie Zähne putzen gehören, bei Atemnot erkennen, dass ein bronchienerweiterndes Spray hilft. Ab etwa acht Jahren sind die Kinder schon sehr selbstständig, inhalieren ohne Hilfen, messen mit dem Peak-Flow, kennen die Symptome eines Asthmaanfalls, wissen über die Auslöser Bescheid, können die eigene Belastungsgrenze einschätzen und Notfallmedikamente richtig anwenden. Ab etwa 12 Jahren können die Jugendlichen immer besser die Verantwortung für die Therapie übernehmen, den Medikamentenvorrat im Blick behalten oder mit dem Arzt die Behandlung besprechen.

---

[4]FAAK (2014, S. 61).

Kinder mit Neurodermitis können ab etwa fünf Jahren zeigen, wo es juckt, Salbe holen, einzelne Körperteile eincremen, unverträgliche Nahrungsmittel meiden und auch schon Entspannungstechniken erlernen. Ab etwa sieben Jahren ist es möglich, Kratzalternativen einzuüben und weitere Auslöser wie Tierhaare oder Schwitzen zu meiden und auch pflegende von wirkstoffhaltigen Salben und Cremes zu unterscheiden. Mit 12 Jahren können auch hier Jugendliche weitestgehend die Verantwortung für die Therapie übernehmen (Cremen, Ernährung, Juckreiz).[5]

Kinder mit Lebensmittelallergien können zwischen zwei und fünf Jahren schon lernen, was sie essen dürfen und was nicht. Anhand von Fotos kann man ihnen zeigen, wie ihre Allergieauslöser, z. B. Erdnüsse oder Haselnüsse, aussehen und ihnen erklären, warum sie unbedingt gemieden werden müssen. Schwieriger wird es für Kinder, versteckte Allergene oder Bestandteile in Nahrungsmitteln zu erkennen oder zu vermuten, etwa Nüsse in Müsliriegeln oder Milch im Kuchen. Ab etwa der 3. Klasse kann das Kind schon etwas mehr Verantwortung übernehmen, zum Beispiel Zutatenlisten lesen üben und die Anwendung der Notfallmedikamente trainieren.[6]

Gut für die Selbstständigkeit und ein guter Schutz bei (Allergie-)Stress sind auch Freundschaften und Hobbies, die sollten Eltern bei ihren Kindern unbedingt fördern. Sie

---

[5]FAAK (2014, S. 19 ff.).

[6]https://www.nussallergie.org/nussallergie-alltag/psychosoziale-faktoren/wie-sag-ichs-meinem-kind/; aufgerufen am 02.10.2018.

werden selbstbewusster, finden Rückhalt und Bestätigung, entdecken ihre Talente. So wird die Allergie zur Nebensache. Bei den Hobbys sollte vor allem Spiel und Spaß im Mittelpunkt stehen und nicht unbedingt der Leistungsgedanke. Auch Aktivitäten, die die Kreativität, Ausdauer oder Geschicklichkeit fördern, sind geeignet. Das können zum Beispiel Theater, Tanz, Basteln oder die Teilnahme an sozialen Gruppen wie die Pfadfinder sein.[7]

Kinder wollen so sein wie Gleichaltrige, vor allem in der Pubertät ist den Jugendlichen wichtig, sich möglichst wenig von den anderen zu unterscheiden. Man will unbedingt zur Gruppe gehören, so sein wie die anderen Mitglieder der Gruppe. Kinder mit Allergien haben die gleichen Bedürfnisse, aber auch besondere Herausforderungen. Sie müssen eine Krankheit mit all ihren Facetten bewältigen und teilweise mit Einschränkungen durch Therapiemaßnahmen klarkommen. Sie werden mit Schwierigkeiten konfrontiert, die andere Gleichaltrige nicht haben und nicht bewältigen müssen, sie müssen über sich hinauswachsen. Gleichzeitig wünschen sie sich aber Normalität.

Es ist wichtig, diesen Aspekt der Herausforderung auch als etwas Positives zu vermitteln. Kinder und Jugendliche mit Allergien tragen mehr Verantwortung, werden so vielleicht früher selbstständiger und erwachsener, reifen schneller, lernen früh mit ihren Gefühlen umzugehen, wissen um die Bedeutung von Gesundheit. Und am Ende ist doch jeder ein bisschen anders, oder?

---

[7]FAAK (2017, S. 4).

Die Top-Tipps gegen Stress
- Gefühle zeigen und angemessen äußern
- Entspannungstechniken üben
- Verantwortung für die Therapie übernehmen (altersgerecht)
- Selbstständigkeit fördern
- Verstehen, was Stress bei Allergikern im Körper auslöst
- Liste mit Ideen, was einem gut tut und Spaß macht (für den akuten Stress)
- Auch positive Aspekte der Allergie sehen
- Wut herauslassen (Wutball)
- Die Allergie akzeptieren lernen
- Hobbys und Freundschaften pflegen

8.3   Fakten: Die Rolle der Psyche wird unterschätzt

Bloß kein Stress…

Stress wurde ursprünglich als eine „unspezifische Antwort des Körpers auf irgendeine Herausforderung" definiert.[8] Es geht also um eine Art Anpassungsreaktion des Körpers auf eine Belastung, dabei können innere, aber auch äußere Faktoren Stressauslöser sein. Chronischer oder hochgradiger Stress schwächt das Immunsystem des Körpers und senkt deshalb seine „Widerstandskraft gegen Krankheitserreger".[9] Kommt es zu einer Dauererregung des (sympathischen) Nervensystems hat das auch Folgen für den Organismus

---

[8]Selye H (1936, S. 32).
[9]Kabat-Zinn J (2013, S. 273).

und kann zu Beschwerden wie Bluthochdruck, Herz-
rhythmusstörungen, Kopf- oder Rückenschmerzen bis hin
zu Schlafstörungen und Depressionen führen.[10]
Stress ist aber nicht nur negativ, er kann auch positive Effekte
haben, wenn er vorübergehend ist. Das Herz schlägt schneller, der Blutdruck steigt, das Nervensystem ist aktiv, die
Anspannung wächst – Energie wird frei und der Körper kann
Leistung abrufen, Stress kann sogar Psyche und Körper stärken.[11] Wichtig ist nur, dass der Mensch irgendwann auch
wieder loslässt und entspannt. Dann gibt es ein gesundes
Gleichgewicht zwischen Anspannung und Entspannung.

Chronischer Stress dagegen führt zu einer Schwächung
des Immunsystems, was sich auf den Hautzustand oder
die Atemwege auswirken und zu einer Verschlechterung
führen kann. Das wiederum führt zu Schlafmangel,
Schamgefühlen, zu weiterem Stress, der wiederum negative Folgen für das Immunsystem hat.

Früher wurde Stress rein biologisch gesehen, heute weiß
man, dass auch psychische Aspekte eine Rolle spielen. Um
das Wechselspiel von allergischen Reaktionen und psychischen Einflüssen zu verstehen, hat sich neben der Psycho-
neuroimmunologie eine neue Forschungsrichtung entwickelt,
die Psychoneuroallergologie.[12] Dabei geht es um die enge
Vernetzung von Nervensystem und Immunsystem und
inwieweit Stressfaktoren sich auf die Allergie auswirken.

Bei einer chronisch-allergischen Entzündung werden verschiedene Stoffe ausgeschüttet, die die Entzündungsreaktion

---

[10]Kabat-Zinn J (2013, S. 306).
[11]Michalsen A (2017, S. 199).
[12]Ring J (2004, S. 354 f.).

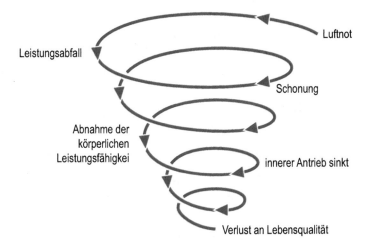

Luftnot

Leistungsabfall

Schonung

Abnahme der
körperlichen
Leistungsfähigkei

innerer Antrieb sinkt

Verlust an Lebensqualität

Abb. 8.2 Die Asthmaspirale: Auswirkungen der Erkrankung auf die Lebensqualität und die Psyche. (Mit freundlicher Genehmigung von © BÄK, KBV und AWMF. Asthma. Patientenleitlinie zur Nationalen VersorgungsLeitlinie, 2. Aufl., Version 01.03.2009, www.asthma.versorgungsleitlinien.de)

in Gang setzen oder aufrechterhalten. Dieser Mechanismus wiederum erhöht die Empfindlichkeit der Nervenzellen (Neuronen), die ihrerseits daraufhin Botenstoffe, sog. Neuropeptide, ausschütten. Doch statt eine heilende Wirkung zu entfalten, was eigentlich ihr Ziel ist, bewirken sie bei einer chronischen Entzündung das Gegenteil. Sie feuern die neurogene Entzündung sogar an, ein Teufelskreis (Abb. 8.2) entsteht.[13] Eine Therapie, um diesen Vorgang zu unterbrechen, gibt es noch nicht.

---

[13]Braun A (2016, S. 160).

Gerade bei Hautkrankheiten wie dem atopischen Ekzem zeigt sich, dass Seele und Körper miteinander agieren und sich gegenseitig beeinflussen. In Untersuchungen konnte nachgewiesen werden, dass Menschen mit Neurodermitis tatsächlich stärker vegetativ (z. B. Herzfrequenz) auf emotionalen Stress reagierten als eine Vergleichsgruppe.[14] In einer Studie mit 90 Asthmakindern zeigte sich, dass bei besonders schweren Lebensereignissen, wie Wohnortwechsel, Scheidung der Eltern oder Verlusterlebnissen, die Zahl der Asthmaattacken stieg, wenn vorher schon andere Stressfaktoren vorlagen.[15] Dazu zählten zum Beispiel Schulprobleme oder Krankheit der Eltern. Einige Studien gehen sogar noch weiter. Danach beginnt das Risiko von Kindern, später eine Allergie zu entwickeln, schon im Mutterleib; es kann eine Rolle spielen, wenn die Schwangere Stress ausgesetzt ist.[16]

Der Mythos von der Allergiepersönlichkeit

Lange ging man von einer Allergiepersönlichkeit aus. Man dachte, dass bestimmte Persönlichkeitsprofile und Verhaltensmerkmale einen Menschen zu einem Allergiker machen. Dieses Bild ist aber längst überholt. Heute weiß man, dass eine Allergie keine psychische Erkrankung ist, sondern auf einer Fehlregulation des Immunsystems beruht. Die Psyche hat zwar einen Einfluss auf die Erkrankung, ist aber nicht die Ursache der Allergie. Das ist wichtig zu unterscheiden.

---

[14]Ring J und Gräf E (2014, S. 113).
[15]Gieler U et al. (2016), S. 455; Sandberg S et al. (2000, S. 982 ff.).
[16]Braun A (2016, S. 158).

Zudem können die körperlichen Beschwerden wie Juckreiz und Schlaflosigkeit sich auf die psychische Verfassung niederschlagen. Das wiederum kann zu Angst oder Depressionen führen.[17] Oft ist aber zu beobachten, dass mit der Besserung der Symptome sich auch Verhaltensauffälligkeiten bessern. Das spricht weiter gegen eine veränderte Persönlichkeitsstruktur.[18]

Allergien haben einen großen Einfluss auf die Lebensqualität der Patienten. Wer nachts wegen des Juckreizes kaum schläft, ist am nächsten Tag unkonzentriert und gereizt und schämt sich vielleicht auch noch wegen der entzündeten Haut. Je schwerer die Schlafprobleme, desto größer sind die Verhaltensauffälligkeiten. Betroffene Familien erleben die gestörte Nachtruhe als sehr belastend.[19] In einer Studie mit mehr als 1000 erwachsenen Patienten zeigten sich vor allem während eines Neurodermitisschubs häufig Schlafstörungen, im Schnitt kamen die Patienten auf 81 gestörte Nächte im Jahr.[20,21] Eine Studie mit Kindern im Alter von sechs bis 14 Jahren, die an Asthma litten, wies nach, dass diese jungen Patienten deutlich häufiger Probleme beim Einschlafen hatten, insgesamt unruhig schliefen und tagsüber auffällig müde waren.[22,23]

---

[17]Ring J (2012, S. 96).
[18]Ring J und Gräf E (2014, S. 107).
[19]Warschburger P (2000, S. 118).
[20]Ahrens F (2017, S. 9).
[21]Zuberbier T et al. (2006, S. 226 ff.).
[22]Mitschke A und Wiater A (2012, S. 10 f.).
[23]Desager KN et al. (2005, S. 77–82).

Stress als Allergieverstärker

Psychische Belastungen können eine Allergie tatsächlich verschlimmern. Geht es jemandem mit einer Pollenallergie gut, verursacht der Blütenstaub kaum Symptome. Kommen aber Stress in der Familie, Streit mit Freunden oder Ängste hinzu, kann dieselbe Menge an Pollen plötzlich einen Asthmaanfall auslösen oder schon viel früher Beschwerden verursachen. Experten schätzen, dass bei etwa der Hälfte der Asthmaanfälle neben den Allergieauslösern, Infektionen und physikalischen Reizen auch emotionale Faktoren Grund für die Atemnot sind.[24] Auch bei Neurodermitis berichtet mehr als jeder zweite Patient, dass psychische Einflüsse oder Stress einen Ekzemschub auslösen können.[25] Nerven- und Immunsystem sind eng miteinander verbunden.

Es wird vermutet, dass etwa 75 % der Allergiker auf Stress mit einer Verschlechterung der Allergie reagieren.[26] Wissenschaftler der Technischen Universität Dresden führten einen Stresstest mit Kindern durch, die an Neurodermitis litten.[27] In einer Art Schulsituation mussten sie unter den Augen von Erwachsenen rückwärts rechnen, bei Fehlern wieder von vorne beginnen – für die Kinder Stress pur. Bei den Allergikern fanden die Forscher im Anschluss eine viel geringere Menge des Hormons

---

[24]AEDA (2003), Allergie und Psyche, Pressemitteilung vom 14.07.2003.
[25]Ring J (2012, S. 95).
[26]Einzmann S (2013, S. 23 f.).
[27]Buske-Kirschbaum A et al. (1997, S. 419–426).

Kortisol im Speichel als bei der nicht-allergischen Gruppe. Das Hormon wird bei Stress verstärkt freigesetzt und ist für dessen Regulierung zuständig, es verhindert vor allem Entzündungsreaktionen, die unter Belastung entstehen können. Bei der Neurodermitis-Gruppe verschlechterte sich teilweise schon wenige Stunden nach dem Stresstest das Hautbild, gerötete Stellen wurden größer und entzündeten sich. Auch bei Kindern mit Asthma bestätigte sich dieser Mechanismus, unter Stress produzierten sie weniger Kortisol.[28] Offenbar fehlt Allergikern die Fähigkeit, die Belastung und damit einen allergischen Schub herunter zu regulieren. Vermutet wird eine genetische Disposition, ganz geklärt ist das aber noch nicht.

Deshalb ist es für Menschen mit Allergien besonders wichtig zu lernen, wie man entspannt; hilfreich können dabei Techniken wie autogenes Training, Meditation oder Qi Gong sein. In Studien zeigte sich, dass Qi Gong zum Beispiel bei Asthmapatienten nicht nur eine entspannende Wirkung hatte, sodass die Atemfrequenz sank und die Atmung ruhiger und tiefer wurde, gleichzeitig besserten sich auch die Atemfunktionen.[29] Hypnose kann sich ebenfalls positiv auf die allergische Erkrankung auswirken und zum Beispiel Heuschnupfensymptome lindern. In einer Studie übten Patienten Selbsthypnose, in Gedanken „reisten" sie an Orte ohne Pollenbelastung, etwa einen Strand oder einen Skihang. Die Beschwerden besserten

---

[28]Braun A (2016, S. 162).
[29]Po Minar C (2009, S. 159).

sich deutlich und der positive Effekt hielt auch nach dem Experiment noch zwei Jahre an.[30,31] Und eine Strategie gegen die Angst sind diese Techniken auch.

Angstmacher Allergie

Angst ist bei vielen Menschen mit Allergien ein Thema, denn sie fühlen sich von den Allergieauslösern bedroht und sind es ja auch. Pollen, denen man nicht aus dem Weg gehen kann, Milben, die man nicht komplett aus dem Bett verbannen kann, unverträgliche Lebensmittel, vor denen man sich in Acht nehmen muss. Wer ständig auf der Hut ist, wird fast automatisch sensibilisiert. Ängste können die Folge sein. Wie sehr die Psyche da eine Rolle spielt, zeigte ein Test mit Asthmatikern.[32] In einem Scan reagierte ihr Gehirn auf Wörter wie „Keuchen" übersensibel. Und nicht nur das, die asthmabezogenen Wörter lösten neben Stress zusätzlich Asthmaanfälle aus. Je größer die Hirnaktivität war, desto stärker wurde die Atemnot. Auch die Vorstellung, dass Blütenpollen unterwegs sind, kann schon eine Entzündungsreaktion in Gang setzen und die Nase fließen lassen. Wer weiß, dass er auf Katzen allergisch reagiert, niest vielleicht schon beim Anblick eines Katzenfotos.

Der Grund ist eine Art Konditionierung: Ein Mensch mit einer Katzenhaarallergie zum Beispiel lernt, dass er bei Katzen immer niesen muss. Jedes Mal, wenn er eine Katze

---

[30]Gieler U et al. (2016, S. 460).
[31]Füller I (2007, S. 235 f.).
[32]Einzmann (2013, S. 24).

streichelt, beginnt die Nase zu jucken. Das Gehirn merkt sich: Katze = allergische Reaktion. Dieser unbewusste Lernvorgang läuft irgendwann fast reflexartig ab, dann kann schon ein Foto ausreichen, um eine Niesattacke auszulösen, denn der Körper erwartet geradezu eine allergische Reaktion, ohne die tatsächliche Konfrontation mit den Katzenhaaren abzuwarten. Die gute Nachricht aber ist, dass ein Mensch bzw. das Gehirn eine solche Konditionierung auch wieder vergessen oder besser verlernen kann, wenn es die Erfahrung macht, dass Katzenhaare auch mal keine allergische Reaktion auslösen, etwa wenn man vorher Medikamente nimmt.

Angststörungen kommen bei allergischen Patienten deutlich häufiger vor als bei gesunden Menschen.[33] Und das Angstniveau wiederum wirkt sich auf die Erkrankung aus. Je ängstlicher Kinder und Jugendliche waren, desto stärker nahmen sie die Symptome der Allergie wahr. Diese wechselseitige Beziehung von psychosozialen Faktoren und Faktoren der Allergie kann sich gegenseitig verstärken.[34]

Gefühle im Griff: Stress lass nach!
Um die Krankheit gut zu bewältigen, sollte neben der medikamentösen Therapie auch die Bereitschaft vorhanden sein, die psychischen Aspekte der Allergie zu berücksichtigen und in die Behandlung zu integrieren. Das kann den Verlauf der Erkrankung positiv beeinflussen. Dazu gehört in erster Linie ein gutes Gefühlsmanagement, verbunden mit

---

[33]Gieler U et al. (2016, S. 457).
[34]Meister (2013, S. 8).

einem gesunden Maß an Selbstsicherheit. Dieser Faktor ist von Bedeutung, denn Kinder mit wenig Selbstachtung oder wenig Selbstvertrauen neigen eher zu Angst und Trauer. Neben dem Selbstwertgefühl gibt es einen weiteren psychologischen Schutzfaktor: Optimismus. In Studien zeigte sich, dass asthmakranke Kinder mit einer positiven und hoffnungsvollen Einstellung weniger Fehlzeiten in der Schule und auch weniger Krankenhausaufenthalte hatten.[35] Ein weiterer Schutzfaktor ist das Wissen, selbst den Hautzustand oder die Atmung verbessern zu können. Kinder nehmen die emotionale Belastung sehr unterschiedlich wahr: Manche empfinden die Erkrankung als besonders schlimm, andere dagegen denken kaum darüber nach. Eine entscheidende Rolle spielt dabei das Gefühl, sich selbst helfen zu können, und ob man die Belastung im Griff hat.[36] Das wirkt sich positiv auf die Wahrnehmung der Allergie aus und die Bedeutung, die sie für das alltägliche Leben spielt.

Auch das soziale Netzwerk hat einen enormen Einfluss auf Kinder und Jugendliche mit Allergien. Je eher sie sich angenommen fühlen, desto weniger ängstlich oder depressiv werden sie. Dabei ist die Unterstützung von Freunden sehr wichtig. Und auch die Familie ist ein wichtiger Ankerpunkt. Klappt die Kommunikation innerhalb der Familie trotz aller Belastungen und hält sie zusammen, wirkt sich das auch auf die erkrankten Kinder aus. Sie haben weniger Verhaltensprobleme und sind insgesamt gesünder.

---

[35]AAK (2013, S. 29).
[36]Dobos G (2012, S. 15).

Literatur

Ahrens F (2017) Neurodermitis und die Komorbiditäten. In: GPA (Hrsg) Sonderheft Neurodermitis, Pädiatrische Allergologie in Klinik und Praxis, S 6–11.

Arbeitsgemeinschaft Allergiekrankes Kind (AAK) (2013) Quadratur des Kreises? Behandlungs- und Familienalltag mit allergiekranken Kindern. In: Damit Kinder stark werden. Vor Ort ins Gespräch kommen, Herborn, S 24–S 33.

Ärzteverband Deutscher Allergologen (AEDA) (2003) Allergie und Psyche, Pressemitteilung vom 14.07.2003.

Braun A (2016) Neuroimmunologie und ihre Bedeutung in der Allergologie. In: Biedermann T, Heppt W, Renz H, Röcken M (Hrsg) Allergologie. 2. Aufl. Springer, Berlin, Heidelberg, S 157–163.

Buske-Kirschbaum A, Jobst S, Wustmans A et al (1997) Attenuated free cortisol response to psychosocial stress in children with atopic dermatitis. Psychosom Med59: 419–426.

Desager KN, Nelen V, Weyler JJ, De Backer WA (2005) Sleep disturbance and daytime symptoms in wheezing school-aged children. J Sleep Res14: 77–82, https://doi.org/10.1111/j.1365-2869.2004.00432.x; aufgerufen am 02.10.2018.

Dobos G (2012) Chronische Krankheiten natürlich behandeln. Mein erfolgreiches Therapiekonzept, Zabert Sandmann, München.

Einzmann S (2013) Endlich einmal lockerlassen. Focus Gesundheit Allergien. Mai/Juni 2013, Focus Magazin, München, S 22–25.

Füller I (2007) Allergien. Diagnose, Vorbeugung, Behandlung. Stiftung Warentest, Berlin.

Gieler U, Kupfer J, Niemeier V (2016) Allergie und Psychosomatik. In: Biedermann T, Heppt W, Renz H, Röcken M

(Hrsg) Allergologie. 2. Aufl. Springer, Berlin, Heidelberg, S 453–462.

Kölner Förderverein für das Allergie- und Asthmakranke Kind (FAAK) (2017) Kölner Asthmaschulung „Kölner Puste-Pänz". Familienalltag mit einem asthmakranken Kind. Begleitinformation zum Kurs „Schulung für Eltern".

Kölner Förderverein für das Allergie- und Asthmakranke Kind (FAAK) (2014) Kölner Neurodermitis-Schulung „hautnah". Begleitinformation zum Kurs „Schulung für Eltern".

Kabat-Zinn J (2013) Gesund durch Meditation. Das große Buch der Selbstheilung mit MBSR. Droemer Knaur, München.

Meister J (2013) Allergie und Psyche: Eine Annäherung. Pädiatrische Allergologie 16(2): 6–11.

Michalsen A (2017) Heilen mit der Kraft der Natur. 8. Aufl. Insel Berlin.

Mitschke A, Wiater A (2012) Neues aus der Schlafmedizin. Asthma und Schlaf(-störungen) im Kindesalter. Zeitschrift der Gesellschaft für Pädiatrische Pneumologie 15: 10–13.

Po Minar C (2009) Der Weg des Meisters. Das Geheimnis des Qi Gong und der Traditionellen Chinesischen Medizin. Südwest, München.

Ring J (2004) Angewandte Allergologie. 3. Aufl. Urban & Vogel, München.

Ring J (2012) Neurodermitis – Atopisches Ekzem. Georg Thieme, Stuttgart.

Ring J, Gräf E (2014) Neurodermitis. Krankheitsbild und Therapie. Schriftenreihe der Bayrischen Landesapothekerkammer, Heft 88, Govi, Eschborn.

Sandberg S et al (2000) The role of acute and chronic stress in asthma attacks in children. Lancet 356: 982–987.

Selye H (1936) A syndrome produced by diverse nocuous agents. Nature (London) 113: 32.

Warschburger P (2000) Chronisch kranke Kinder und Jugendliche. Psychosoziale Belastungen und Bewältigungsanforderungen. Hogrefe, Göttingen.

Zuberbier T, Orlow SJ, Paller AS et al (2006) Patient perspec-
tives on the management of atopic dermatitis. J Allergy Clin
Immunol 118(1): 226–232. Epub 2006 May 2, https://doi.
org/10.1016/j.jaci.2006.02.031; aufgerufen am 08.01.2018.

Hilfreiche Links

https://www.aak.de/
http://www.allergie-und-umweltkrankes-kind.de/
www.asthma.versorgungsleitlinien.de
https://www.faak-koeln.de/
www.gpau.de/

9

AN ALLE ELTERN – Entspannt euch!

9.1 Oooohhhmmm – auch im Alltag

Allergien kennen keine Pause – jedenfalls nicht bei unserer Tochter. Gefühlt war immer irgendwas: entweder war Heuschnupfen gerade akut oder ein Neurodermitisschub bahnte sich an, und mit Lebensmittelallergien ist man ja eh ständig beschäftigt. Es gab Tage, da war die Allergie ein Dauerthema, es gab aber auch Zeiten, da hatten wir sie (fast) vergessen.

Es war April und die Birke begann zu blühen, ich rechnete mit Niesattacken. Doch es passierte – nichts. Auch im Mai, die Bäume waren in voller Blüte – noch immer nichts. Und nicht nur, dass unsere 14-Jährige den Heuschnupfen in dem Jahr zu unserer Überraschung irgendwie ausließ, es ging ihr sogar richtig gut. Sie machte

© Springer-Verlag GmbH Deutschland, ein Teil von
Springer Nature 2019
D. Halm, *Total allergisch – na und?*,
https://doi.org/10.1007/978-3-662-57272-6_9

draußen viel Sport, ging joggen, ganz ohne Probleme. Für uns ein ganz neues Frühlingsgefühl. Auch die Haut rebellierte nicht, sie war sogar seit Monaten sehr stabil, weniger trocken, kaum Ekzeme. Außerdem schienen sich die Lebensmittelallergien zu bessern, unsere Tochter hatte schon lange nicht mehr allergisch reagiert.

Plötzlich hatte ich mehr Zeit, weniger Arzttermine, weniger Gespräche und Diskussionen über Hautpflege oder Nasensprays. Wir atmeten durch und ließen das Allergiethema zur Nebensache werden – bis unsere Tochter dann doch einmal aus Versehen ein Körnerbrötchen erwischte, das vermutlich Kontakt zu Nuss oder Erdnuss gehabt hatte. Sie reagierte mit Quaddeln und Juckreiz. Und sofort war alles wieder da: die Anspannung, die Sorge um sie, die Verantwortung. Auch wenn wir auf diese Situation vorbereitet waren und damit rechnen mussten, ist es dennoch eine Kunst, gelassen zu bleiben. Die unbeschwerte Zeit der letzten Monate war mit einem Mal vorbei.

Da merkte ich, wie entspannt die Zeit ohne das Thema „Allergie" gewesen war, ohne die ganze Verantwortung, ohne die Disziplin, an alles denken zu müssen, von Pollen über Allergieauslöser bis hin zur richtigen Creme. In akuten Phasen brachte die Allergie schon mal unser Familienleben durcheinander.

Die Magie der Zaubercreme wirkt nicht immer

Und manchmal gab es auch Konflikte. Ein Thema zwischen mir und meiner Tochter war eine (eigentlich) schöne Sache: das Eincremen. Nur bei uns stand es so oft an, dass es ein bisschen die positive Wirkung verlor.

Ständig überlegten wir, in welchem Zustand die Haut war und welche Pflege sie brauchte. War doch schon Kortison nötig? Versuchten wir es mit Schlauchverbänden oder reichte erst einmal eine Zinkcreme gegen die Entzündungen? Morgens eincremen, mittags und am besten abends wieder, um die Haut gut zu durchfeuchten. Es war nicht das „Lieblingshobby" meiner Tochter und ich konnte das gut verstehen. Es war ein ständiges Auf und Ab zwischen „Man müsste eigentlich..." und „Man hat die Nase aber voll von Cremes...", und dieses Thema setzte sich zwischen uns fort.

Früher als Kleinkind cremte ich sie noch ein, was schon mal zu Meinungsverschiedenheiten führte, weil sie keine Lust hatte. Als Vierjährige zu verstehen, dass so einer Hautverschlechterung vorgebeugt werden konnte, war schwierig. Und auch die Ablenkungstricks halfen nicht immer. Mal kam das Spiel mit der „Zaubercreme" gut an und wir lachten viel über „magische Hände", mal fand sie das langweilig und der Spaß war wie weggezaubert. Als unsere Tochter älter wurde, mit etwa acht Jahren, begann sie, sich selbst einzucremen. Ich sagte ihr, dass sie nun für ihre Haut selbst verantwortlich sei, sie wusste genau, was zu tun war. Ich half unserer Tochter natürlich in Krisensituationen, vor allem bei der Anwendung von Kortison. Aber das Eincremen übernahm sie selbst.

Ich gab ihr noch Tipps, wenn ich sah, dass die Haut trockener wurde, die Ekzeme größer, aber mit elterlichen Ratschlägen ist das so eine Sache. Manche Ratschläge gibt man wieder und wieder und sie werden trotzdem nicht befolgt. (Es ist ein bisschen wie mit dem Zimmer aufräumen...) Und so musste ich lernen auszuhalten, dass die

Haut nicht perfekt gepflegt war und griff nur noch ein, wenn es wirklich nötig war.

Doch loszulassen ist gar nicht so einfach, wenn man weiß, dass die Haut mit ein bisschen Pflege einfach in einem deutlich besseren Zustand sein könnte oder die allergische Reaktion mit ein bisschen Vorsicht hätte vermieden werden können. Auch das Kind in andere Hände zu geben, ob andere Eltern oder Betreuungspersonen, war für mich mit Stress verbunden und mit der Sorge, dass etwas passieren könnte, wenn im Notfall nicht richtig und schnell gehandelt würde. Und trotzdem ging es darum, Verantwortung abzugeben, schließlich sollte unsere Tochter möglichst ohne Extrabehandlung aufwachsen und lernen, mit der Allergie zu leben. Loslassen und Entspannen – für Fortgeschrittene.

9.2 Und das hilft: Tipps & Tricks

Familiendiagnose: eine Allergie für alle?
Allergisch ist ja (meistens) eigentlich nur einer, aber eine chronische Erkrankung betrifft die ganze Familie und bringt so auch deren Gleichgewicht durcheinander. Die Allergie ist nicht wie eine Grippe nach ein paar Wochen überstanden. Eine Allergie bleibt in der Regel, nur die Ausprägung verändert sich. Mal ist der Aufwand für die Behandlung kaum erwähnenswert, mal ist man Tag und Nacht mit der Allergie, der Pflege und Therapie des kranken Kindes beschäftigt. Ein Einschnitt in das „normale" Familienleben ist das auf jeden Fall. Hat das Kind eine Lebensmittelallergie, ändert sich der Speiseplan für alle,

hat das Kind Heuschnupfen, wird danach das Urlaubsziel ausgewählt, hat das Kind Asthma, lässt man es vielleicht aus Sorge vor einer Hustenattacke nicht gerne woanders übernachten. Und ob man Oma und Opa mit der Neurodermitispflege belasten will, ist auch die Frage.

Das ganze Allergiepaket kann starke Gefühle auslösen: Wut, Angst, Enttäuschung, Schuld oder Hilflosigkeit. Die emotionale Belastung ist besonders hoch, wenn Kinder, wie etwa bei einer Anaphylaxie, in eine lebensbedrohliche Situation geraten können. Man lebt mit einer andauernden Anspannung, die Angst um das Kind ist für viele Eltern ein beherrschendes Thema. Der Austausch mit anderen betroffenen Familien kann da sehr hilfreich sein, das gilt für alle allergischen Erkrankungen.

Geschwister: Hallo – wir sind auch noch da!
Bei aller Pflege und Aufmerksamkeit für das allergische Kind dürfen die Geschwister nicht vernachlässigt werden. Auch sie sind in einer besonderen Rolle, bekommen vielleicht weniger Aufmerksamkeit als der kranke Bruder oder die kranke Schwester, müssen mehr Verantwortung übernehmen, lernen früh, Rücksicht zu nehmen und sich hinten anzustellen. Das kann zu Eifersucht führen, aber auch Überforderung bedeuten. Sie müssen vielleicht wegen der Allergie des Geschwisters auf Lebensmittel verzichten, die sie gerne mögen. Bei uns im Haus waren Nüsse und Fisch jahrelang tabu, obwohl unser Sohn beides sehr gerne aß. Es ist wichtig darauf zu achten, dass auch die Geschwister zu Wort kommen, ihre Gefühle und Gedanken äußern können und sich wahrgenommen fühlen. Das gelingt vor allem, wenn ein Elternteil etwas alleine mit den

Geschwistern unternimmt, Zeit zum Zuhören hat und vielleicht auch Zeit hat, ein „Verbot" mal zu umgehen. Für unseren Sohn gab es dann auch mal Nüsse oder ein Fischbrötchen außer Haus.

Hellhörig sollten Eltern werden, wenn Kinder ihr Verhalten verändern. Anzeichen können zum Beispiel Stimmungsschwankungen sein, schlechte Noten in der Schule oder wenn sich das Kind zurückzieht. Man darf nicht vergessen, dass auch die Geschwister die Sorgen der Eltern oder den Leidensdruck des kranken Kindes spüren. Vielleicht erleben Sie auch mal eine für sie belastende Situation, wie eine schwere allergische Reaktion. Wenn das überstanden ist, sollte man sich ein paar Minuten Zeit nehmen und mit den Geschwistern über den Vorfall sprechen. Denn die machen sich auch so ihre Gedanken, haben Ängste oder sogar ein paar Fragen zur Erkrankung des Bruders oder der Schwester. Das sollte man unbedingt ernst nehmen und altersgerecht erklären, warum das Geschwisterchen Juckreiz hat, ständig hustet oder bestimmte Dinge nicht essen darf, und warum Mama sich so viel mit dem kranken Geschwister beschäftigt und nicht mit dem gesunden.

Das allergische Kind sollte so wenig wie möglich im Mittelpunkt stehen. Bleiben alle im Gespräch und schafft man eine Atmosphäre, in der jeder seine Gefühle aussprechen kann, dann ist schon viel gewonnen. Ein gutes Gefühlsmanagement und eine offene Gesprächskultur helfen nicht nur den Kindern und Jugendlichen im Umgang mit der Krankheit, es stärkt auch den Zusammenhalt in der Familie.

Auszeit: Ich bin dann mal weg!

Zu Konflikten kann es kommen, wenn Ehepartner unterschiedliche Vorstellungen von der Therapie haben, weniger Zeit zusammen verbringen können oder unter Schlafmangel leiden. Es ist wichtig, sich in Ruhe auszusprechen, unterschiedliche Meinungen zu akzeptieren, gemeinsame Regelungen zu finden und sich gegenseitig zu entlasten. Nicht immer müssen beide alles machen, zusammen nachts aufstehen oder gemeinsam das Kind beim Inhalieren unterstützen. Da kann man sich abwechseln und das, soweit es geht, möglichst vorher festlegen. Wer darf heute durchschlafen, wer steht auf? Wer hilft beim Eincremen? War der eine schon zweimal in der Schule, um das Notfallset zu erklären, geht beim nächsten Mal vielleicht der andere Partner.

Klare Abmachungen sind ein Weg in die Normalität und entlasten. Eine stabile Beziehung hilft, diese manchmal schwierige Zeit zu überstehen. Partnerschaftskonflikte dagegen stressen nicht nur die Eltern, die schlechte Stimmung kann sich auch auf das Kind übertragen und sich negativ auf die Allergie auswirken. Damit das nicht passiert, ist das Ziel klar: mit dieser speziellen Situation leben zu lernen. Das kann manchmal anstrengend sein, deshalb sollten Eltern eines chronisch kranken Kindes besonders darauf achten, regelmäßig wieder Kraft zu schöpfen.

Ist das Kind gerade nicht akut erkrankt, ist es schön, mal wieder als Paar zusammen etwas zu unternehmen, Sport zu treiben, essen zu gehen, Freunde zu treffen. Wir haben manchmal zusammen gekocht, einer hat die Kinder versorgt und ins Bett gebracht, der andere hat in der Zeit das Essen vorbereitet. Dann haben wir uns statt im

Restaurant einfach bei uns im Wohnzimmer getroffen und bei einem Glas Wein in Ruhe erzählt. Das war manchmal einfacher und spontaner zu organisieren als einen Babysitter.

Alleinerziehende sollten sich Unterstützung holen, eine Freundin um Hilfe bitten, einen Babysitter für ein paar Stunden engagieren. Es tut gut, sich Auszeiten zu gönnen und sie zu genießen. Mir fiel es manchmal zugegebenermaßen schwer, mal nicht erreichbar zu sein, wenn man immer eine allergische Notreaktion im Kopf hat. Doch den Kopf sollte man ab und zu genauso ausschalten wie das Telefon – dann muss jemand anders für die Zeit Ansprechpartner sein.

Auch das Erlernen von Entspannungstechniken (z. B. autogenes Training, Qi Gong, progressive Muskelentspannung nach Jacobson) kann helfen, gelassener zu werden und das Stressempfinden zu mildern. Wem die systematische Entspannung allerdings nicht liegt, der kann auch schon mit einfachen Dingen abschalten, zum Beispiel Musik hören, einen Spaziergang machen oder Hobbys und Freizeitaktivitäten betreiben, für die man sich Zeit nimmt. So gewinnen Sie Abstand von der Allergie, schaffen Distanz zu Sorgen und Problemen und werden ausgeglichener. Das wiederum wirkt sich positiv auf die Familie und das allergische Kind aus. Und nicht zuletzt kann das Meistern der vielfältigen Herausforderungen auch den Zusammenhalt der Familie stärken.

Und noch etwas senkt den Stresspegel: Streicheleinheiten. Tauschen Paare häufig Zärtlichkeiten aus, fällt die Konzentration der Stresshormone im Speichel. Massagen oder Berührungen wirken sich positiv auf den Menschen aus. Forscher vermuten, dass Streichelrezeptoren in der Haut für das gute Gefühl sorgen. Und darum geht es: aus der Spirale von negativen Gefühlen auszusteigen und für positive Erlebnisse zu sorgen.

Keine Macht den Machtkämpfen!

Neben regelmäßigen Pausen macht ein geregelter Tagesablauf das Leben leichter. Das Eincremen oder Inhalieren sollte darin einen festen Platz und am besten auch eine feste Zeit haben, zum Beispiel vor dem Abendessen. Ein Tauschhandel kann die Attraktivität steigern: erst die Therapie, dann gibt es die Gute-Nacht-Geschichte. Wenn es gelingt, das Ganze spielerisch anzugehen, ist das natürlich noch besser und vermeidet Machtkämpfe. Um beim Beispiel Hautpflege zu bleiben: Erfinden Sie neue Wörter oder kleine Rituale, benutzen sie die Creme für eine Kriegsbemalung oder nennen sie die Creme eine „Zaubercreme" oder „magische Salbe".

Beim Asthma darf vielleicht die Puppe oder das Kuscheltier mitinhalieren, das ist zumindest eine Idee für kleinere Kinder. Ein anderer Ausweg ist, dass das Kind etwas bestimmen darf. Zum Beispiel: Wenn Du eincremst oder inhalierst, darfst Du aussuchen, was Du anziehst oder darfst Du die Fernsehsendung auswählen. Man kann da auch mal mit einer Belohnung locken. Dabei sollte es sich um kleine Dinge handeln, wie einzelne Gummibärchen oder einen Aufkleber für das Eincremen, der in einen Kalender geklebt werden kann. Es sollte aber langfristig ohne Prämie klappen! Eine konsequente, aber liebevolle Erziehung ist besonders wichtig und schont auf Dauer die Nerven aller. Mit einem geregelten Tagesablauf kann auch das Kind besser umgehen, wenn es weiß, was auf dem Plan steht und das ist gut für den Familienfrieden.

Dennoch kann es in bestimmten Phasen zu Problemen kommen, wenn die Kinder in die Trotzphase oder Pubertät kommen oder es unterschwellig andere Konflikte mit den Eltern gibt. Dann ist es wichtig, miteinander ins Gespräch zu kommen und die Probleme möglichst auszuräumen. In dieser Phase ist es hilfreich, wenn jeweils der vom Streit „nicht betroffene" Partner das Inhalieren oder Eincremen übernimmt. Überlegen Sie außerdem, ob Sie selbst vielleicht zu perfektionistische Ansprüche an die Behandlungsmaßnahmen haben bzw. ob es Alternativen gibt. Nicht zuletzt sollte die Therapie nicht schlimmer sein als die Krankheit selbst und vor allem nicht als Strafe gesehen werden.[1]

Kratzbürsten zähmen und den Kids was husten

Ein spezielles Problem bei der Neurodermitis ist der Juckreiz. Gerade kleinere Kinder kratzen automatisch und haben schon die volle Aufmerksamkeit der Eltern. Das passiert in der Regel nicht absichtlich, aber es kann zu einem sekundären Krankheitsgewinn führen. Die Kinder merken: Wenn ich kratze, guckt Mama und kümmert sich. Dieser Mechanismus kann sich über die Zeit einschleichen. Deshalb sollten Eltern frühzeitig das Kind in die Therapie einbinden, damit es lernt, sich selbst bei Juckreiz zu helfen[2] (Abschn. 1.2).

---

[1]FAAK (2017, S. 1).
[2]Hellermann M (2004, S. 88 f.).

Sie können das Kind erst einmal fragen, welche Techniken es kennt oder erlernt hat, um das Kratzen zu lindern. (Das lernt es zum Beispiel in einer Neurodermitisschulung.) Unterstützen kann man dann immer noch. Natürlich fällt es schwer, das Kind leiden zu sehen und man möchte helfen. Oft weiß es aber selbst am besten, was ihm guttut. Kratzt das Kind aber aus Protest, sollten Sie nicht ständig nachgeben, um Konflikte zu verhindern. Sonst wird dieses Verhalten sogar belohnt.[3] Zu viel Mitleid schwächt das Kind und verzögert das Hineinwachsen in die Selbstständigkeit.

Das Kratzen kann Eltern aber auch provozieren, sie fangen an zu schimpfen oder machen dem Kind Vorwürfe. Meist steckt dahinter reine Hilflosigkeit und genau die gilt es ja zu verhindern, beim Kind und bei den Eltern. Bleiben Sie möglichst gelassen, reagieren Sie ruhig und ignorieren am besten das Kratzen zunächst. Klar, dass das im Alltag nicht immer gelingt. Aber das Kratzen darf nicht zu einem Instrument werden, mit dem man erpressbar wird. Das kann das Kratzen sogar verstärken.

Wenn Sie sehr angespannt sind, verlassen Sie kurz den Raum, um sich zu sammeln. Sprechen Sie später in Ruhe mit Ihrem Kind und unterstützen es. Denken Sie immer daran, dass die Situation auch für das Kind nicht einfach ist und es oft noch Hilfe braucht, um damit besser klarzukommen. Man kann das Kind in der Situation fragen, warum es kratzt, ob ihm langweilig ist oder ob es wütend ist.[4] So können Sie es ermuntern, seine Gefühle zu äußern

---

[3]Ring J und Gräf E (2014, S. 109).
[4]Hellermann M (2004, S. 90).

und sich auch selbst besser zu spüren und kennenzulernen. Das ist der erste Schritt, um das Kratzen zu stoppen und Kratzalternativen einzusetzen. Die sollte das Kind unbedingt kennen. Unsere Erfahrung ist aber auch, dass das nicht immer leicht umzusetzen ist. Bleiben Sie und vor allem Ihr Kind dran und geben nicht auf! Vielleicht klappt es schon beim nächsten Mal.

Auch bei asthmakranken Kindern besteht die Gefahr, dass sie versuchen mit der Krankheit die Eltern zu erpressen. Hustenanfälle können auch mal gezielt eingesetzt werden, um den eigenen Willen durchzusetzen. Das sollte man im Hinterkopf behalten, gleichzeitig aber nicht die Bedürfnisse des Kindes aus den Augen verlieren. Wenn Sie den Verdacht einer solchen Taktik haben, sprechen Sie nicht immer gleich das Asthma an und reagieren ängstlich, sondern fragen Ihr Kind direkt, wie Sie es unterstützen können und was es braucht. Auch wenn das hart klingt, so lernt das Kind, sich selbst zu helfen, seine Gefühle zu äußern und es erfährt, dass es ernst genommen wird.[5]

Total allergisch – na und?

Die gute Nachricht: Mit entsprechenden Verhaltensweisen können die Belastungen der Eltern in Grenzen gehalten werden. Dazu gehört trotz der Anforderungen eine möglichst positive Einstellung zur Allergie.[6] Denn auch die Haltung gegenüber der Krankheit spielt eine Rolle für die

---

[5]FAAK (2017, S. 4).
[6]Eder S et al. (2012, S. 93).

Bewältigung. Sie sollte nicht nur als Störfaktor gesehen werden, sondern als Teil des Familienlebens akzeptiert werden. Die Allergie kann auch eine Chance sein, mehr über sich und sein Kind zu lernen. Natürlich ist das eine emotionale Gratwanderung, denn es wird nicht immer gelingen, die Allergie „positiv" zu sehen. Eine solche Einstellung sollte auf keinen Fall zum Zwang werden, denn das kann sogar zusätzliche Schuldgefühle auslösen, wenn es mal nicht klappt. Und es ist genauso in Ordnung, die Erkrankung einfach auch mal als nervig und störend zu empfinden.

Grundsätzlich aber können Sie versuchen, den Blickwinkel immer wieder auf das Positive zu richten. Vielleicht sieht man sich die Bereiche des Lebens an, die gut gelingen, trotz aller Schwierigkeiten. Je stabiler die Stimmung der Eltern und je stärker die Überzeugung, die Krankheit zu meistern, desto weniger wird die Allergie als Belastung wahrgenommen. Überwiegen allerdings die negativen Gefühle, kommt man mit der Herausforderung alleine nicht mehr zurecht, gibt es ständig Streit, dann sollte man sich Hilfe holen, evtl. auch therapeutische Unterstützung.

Die Top-Tipps gegen Elternstress
- Regelmäßig kleine Auszeiten nehmen
- Liste erstellen mit Aktivitäten, die Kraft geben und Spaß machen
- sich bei der Betreuung und Behandlung abwechseln
- mindestens einmal die Woche durchschlafen
- eigene Erschöpfungszeichen ernst nehmen
- sich Unterstützung holen, evtl. auch therapeutische Beratung
- Zeit mit dem Partner und mit Freunden verbringen
- sich mit anderen betroffenen Eltern/Familien austauschen

Die Top-Tipps gegen Familienstress
- Zeit mit Geschwistern verbringen, auch alleine
- im Gespräch bleiben: Konflikte ansprechen und Gefühle äußern
- bei Kratzattacken und Atemproblemen unterstützen, Mitgefühl zeigen, aber nicht bemitleiden
- die Allergie nicht zum Hauptthema machen
- das Kind auch ohne Allergie sehen – was hat es für Stärken? Seine Persönlichkeit schätzen
- Distanz zum Kind erlauben, abgeben lernen
- geregelter Tagesablauf mit festen Therapiezeiten

9.3   Fakten: Warum (Eltern-)Stress eine Allergie verstärkt

Eltern im Gefühlschaos

Für Eltern eines allergiekranken Kindes gibt es einige Belastungsfaktoren. Die Krankheit wirkt sich auf die ganze Familie aus, verändert den Umgang der Familie untereinander und kann zu Konflikten führen. Hinzu kommt, dass die Eltern nicht nur für die Umsetzung der Therapie verantwortlich, sondern auch emotional involviert sind.[7] Schwierigkeiten können entstehen, wenn Eltern sich nicht über Behandlungsmaßnahmen einig sind oder die Hauptpflegeperson überfordert ist, wenn Zeit für die Beziehung fehlt, wenn die Geschwister um die Zuwendung der Eltern konkurrieren oder wenn die Überlastung zu einer

---

[7]Warschburger P (2000, S. 200).

negativen Gesprächskultur führt, dazu zählen Ungeduld, Gereiztheit, Vorwürfe. In vielen Familien ist der Alltag mit einem allergischen Kind anstrengend, auch wegen der oft aufwendigen Dauertherapien, und trotz aller Mühe kann es zu Rückschlägen kommen, was sehr frustrierend sein kann.[8]

Auch Schuldgefühle können sich negativ auf die Beziehung zwischen Eltern und Kind auswirken. Oft machen sich gerade Mütter Vorwürfe, dass sie an der Krankheit des Kindes schuld sind, dass sie etwas falsch gemacht haben, etwa nicht lange genug gestillt haben, oder auch jetzt noch Fehler machen, zum Beispiel nicht immer selbst frisch kochen. Bei Neurodermitis kommt hinzu, dass die Mutter-Kind-Beziehung auf der körperlichen Ebene problematisch sein kann. Gerade im Säuglings- und Kleinkindalter hat das Kind natürlich ein großes Bedürfnis nach Hautkontakt, empfindet den aber gleichzeitig als unangenehm, da Berührungen auf der kranken Haut Juckreiz oder Schmerzen auslösen können.[9]

Eltern reagieren darauf mit Versagensängsten, Hilflosigkeits- oder Schuldgefühlen. Das kann sich auf den Erziehungsstil auswirken: Sie versuchen diese Gefühle mit zu großer Nachsicht, Überbehütung oder Duldung eines tyrannischen Verhaltens des betroffenen Kindes zu kompensieren. Gleichzeitig erfordert aber gerade die Behandlung der chronischen Erkrankung besonders viel Konsequenz, da die Therapie über einen längeren

---

[8]FAAK (2017, S. 5).
[9]Grevers G und Röcken M (2008, S. 198).

Zeitraum eingehalten werden muss. Nimmt die Familie zu viel Rücksicht auf das allergische Kind, kann auch das wiederum bei ihm zu Schuldgefühlen führen.

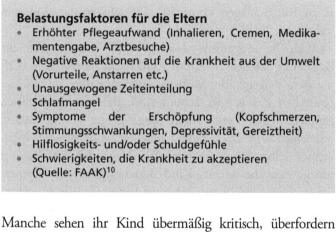

Belastungsfaktoren für die Eltern
- Erhöhter Pflegeaufwand (Inhalieren, Cremen, Medikamentengabe, Arztbesuche)
- Negative Reaktionen auf die Krankheit aus der Umwelt (Vorurteile, Anstarren etc.)
- Unausgewogene Zeiteinteilung
- Schlafmangel
- Symptome der Erschöpfung (Kopfschmerzen, Stimmungsschwankungen, Depressivität, Gereiztheit)
- Hilflosigkeits- und/oder Schuldgefühle
- Schwierigkeiten, die Krankheit zu akzeptieren
(Quelle: FAAK)[10]

Manche sehen ihr Kind übermäßig kritisch, überfordern es durch zu hohe Ansprüche oder durch mangelnde Unterstützung, erziehen es zu autoritär oder ohne klare Regeln. Das alles führt dazu, dass Kinder nicht lernen, selbstständig zu werden. Das ist aber für das Erwachsenwerden unerlässlich. Eltern sollten ihren Kindern in kleinen Schritten Verantwortung in der Therapie übertragen, ihre Kompetenzen und Erfolgserlebnisse anerkennen, Freundschaften und soziales Miteinander unterstützen und liebevoll erziehen. Extreme in der elterlichen Zuwendung sollten vermieden werden.[11]

[10]FAAK (2014, S. 13).
[11]Ring J (2012, S. 96).

Vor allem Mütter sind oft überlastet, weil sie in der Regel stärker in das Krankheitsmanagement eingebunden sind. Sie kümmern sich um die Kinder und die Erkrankung, erledigen die Arzttermine, überwachen Inhalationen und Speisepläne, denken an das regelmäßige Eincremen, übernehmen die Erziehung. Auf Müttern lastet meist die ganze Verantwortung für die Allergie des Kindes, während Väter zwar helfen, aber sich weniger verantwortlich fühlen.[12] Angst um das Kind ist gerade bei einer Anaphylaxie die größte emotionale Belastung für Mütter. Sie wollen ihr Kind vor der drohenden Gefahr beschützen. Väter dagegen gehen eher rational mit dem Thema um und überlegen, wie sie eine mögliche allergische Reaktion verhindern und was sie im Notfall tun können.

Diesen Trend bestätigte auch eine Untersuchung aus England. In Familien mit Kindern, die an einer Erdnussallergie litten, war die Lebensqualität der Mütter im Vergleich zu jener der Väter schlechter. Sie empfanden mehr Stress und Angst als ihre Partner, was psychische und physische Folgen für die Gesundheit hatte.[13] Auch hier lag die Hauptlast der Sorge um die Sicherheit des Kindes bei den Müttern. Ein Beispiel sind notwendige Diäten, an die sich die ganze Familie hält, um das betroffene Kind vor allergischen Auslösern zu schützen. Diese Einschränkungen können einen negativen Einfluss auf Eltern und Geschwister haben.

Belastend für die Eltern ist auch, wenn die Allergie ihrer Kinder bei anderen Personen auf Unverständnis stößt und

---

[12]Cummings AJ et al. (2010, S. 941).
[13]King RM et al. (2009, S. 461 ff.).

sie erleben müssen, dass ihre Kinder von Veranstaltungen, etwa in der Schule, und anderen Aktivitäten, wie auswärts übernachten, ausgeschlossen werden. Gerade bei Nahrungsmittelallergien berichten Eltern, dass Familienmitglieder oder auch Betreuungspersonen die Bedeutung der Allergie nicht erkennen oder sogar anzweifeln.[14]

Wo ist der (richtige) Weg?
Auch Zweifel an der Richtigkeit der Behandlung und den Empfehlungen des Arztes können aufkommen. Eine Allergie ist oft ein multifaktorielles Geschehen und es gibt nicht immer nur **die eine Lösung,** um dem Kind zu helfen und auch nicht **die eine Ursache** für eine Verschlechterung. Woher kommt der neue Neurodermitisschub? Was hat die Atemnot ausgelöst und welche Therapie ist nun nötig? Diese Fragen müssen sich Eltern immer wieder stellen. Dreimal eine Tablette und die Allergie ist verschwunden, so funktioniert es leider nicht.

Man muss vieles bedenken, die Art der Medikation, welche Entspannungstechniken helfen können oder wie man sonst sein Kind noch unterstützen kann. Die Eltern entscheiden darüber, welche zusätzlichen Maßnahmen, neben den ärztlichen Empfehlungen, helfen könnten. Doch das ist nicht immer so eindeutig. Diese Unsicherheit ist auch ein Grund für die hohe Belastung der Eltern. Fast alle Eltern haben zudem Sorge, dass Medikamente langfristig Nebenwirkungen haben oder zu Spätfolgen führen können.[15]

---

[14]Lange L (2013, S. 14).
[15]Warschburger P (2000, S. 174).

Wenn die Asthmasymptome weiterbestehen oder das Kind immer noch kratzt, dann macht sich Hilflosigkeit und Verzweiflung breit. Wenn Probleme mit den Geschwistern oder andere Konflikte hinzukommen, kann sich der Stress der Eltern wieder auf das allergische Kind auswirken und die Allergie tatsächlich verschlimmern.[16] Eltern sollten sich rechtzeitig Unterstützung holen, bei Bedarf therapeutische Hilfe in Anspruch nehmen.

Der Stress der Eltern wirkt sich wiederum auf deren eigene Gesundheit aus. Sie haben ein höheres Risiko für Depressionen und andere psychische Probleme, ausgelöst durch die Dauerbelastung. Das ergab eine Studie von Familien mit chronisch kranken Kindern.[17] Wichtig ist zu wissen, dass man sein Stressempfinden und die möglichen Auswirkungen auf die Gesundheit auch selbst beeinflussen kann. Um sich für anstrengende Zeiten zu wappnen, sollte man im Allgemeinen auf eine gesunde Lebensweise und sein Wohlbefinden achten. Dazu zählen vor allem die vier Energiequellen Bewegung, Entspannung/Meditation, Schlaf und Pflege von Beziehungen zu Freunden und Familie.[18]

Entspannung als Energiequelle

Es ist nicht egoistisch, wenn Eltern sich auch um sich selbst kümmern, ihre eigenen Bedürfnisse erfüllen und so wieder Kraft sammeln. Denn sind die Eltern entspannt,

---

[16]Grevers G und Röcken M (2008, S. 198).
[17]Nehring I et al. (2015, S. 102 ff.).
[18]Kabat-Zinn J (2013, S. 279).

sind das in der Regel auch die Kinder. Wer etwas für sich tut, tut also auch gleichzeitig etwas für sein Kind. Eine große Hilfe ist das Erlernen von Entspannungstechniken. Als körperliche Techniken eignen sich z. B. progressive Muskelrelaxation nach Jacobson, Yoga, Tai Chi oder Qi Gong, zu den mentalen Techniken zählen autogenes Training, Meditation oder Fantasiereisen. Das regelmäßige Üben wirkt sich positiv auf den Körper aus. Der Atem wird ruhiger, die Herzfrequenz sinkt, der Blutdruck normalisiert sich und die Anspannung in der Muskulatur lässt nach. Auch das vegetative Nervensystem beruhigt sich, Magen- und Darmbeschwerden werden weniger, Schlafstörungen nehmen ab. Wer lernt, Anspannung auch wieder loszulassen, kann wieder entspannen, und so die Belastungen des Alltags besser bewältigen.

Das ist auch das Ziel von Meditation. Dabei geht es darum, Abstand zum eigenen Leiden zu finden. Sorgenvolle Gedanken lässt man weiterziehen, bewertet nicht gleich alles und statt bei Ärger die Kontrolle zu verlieren, nimmt man eine Art Beobachterposition ein. Schmerzen zum Beispiel können nicht „wegmeditiert" werden, aber sie belasten einen nicht mehr so. In Studien zeigte sich, dass Patienten mit Nackenschmerzen, die meditierten, nach einigen Monaten weniger Schmerzen empfanden, obwohl die körperlichen Probleme nach wie vor da waren. Andere Untersuchungen konnten nachweisen, dass Meditation viel tiefer wirkt und sogar die Aktivität von Enzymen positiv beeinflusste, die die Erbsubstanz reparieren.[19]

---

[19]Michalsen A (2017, S. 219).

Literatur

Cummings AJ, Knibb RC, King RM, Lucas JS (2010) The psychosocial impact of food allergy and food hypersensitivity in children, adolescents and their families: a review. Allergy, 65: 933–945. https://doi.org/10.1111/j.1398-9995.2010.02342.x; aufgerufen am 02.10.2018.

Eder S, Cavini AM, Christians H (2012) Jutta juckt's nicht mehr. Hilfe bei Neurodermitis – ein Sachbuch für Kinder und Erwachsene. 2. Aufl. Bd 6 Sowas! Edition Riedenburg, Salzburg.

Kölner Förderverein für das Allergie- und Asthmakranke Kind (FAAK) (2017) Kölner Asthmaschulung „Kölner Puste-Pänz". Familienalltag mit einem asthmakranken Kind. Begleitinformation zum Kurs „Schulung für Eltern".

Kölner Förderverein für das Allergie- und Asthmakranke Kind (FAAK) (2014) Kölner Neurodermitis-Schulung „hautnah". Begleitinformation zum Kurs „Schulung für Eltern".

Grevers G, Röcken M (Hrsg) (2008) Taschenatlas Allergologie. Grundlagen, Diagnostik, Klinik. 2. Aufl. Thieme, Stuttgart.

Hellermann M (2004) Neurodermitis bei Kindern. Trias, Stuttgart.

Kabat-Zinn J (2013) Gesund durch Meditation. Das große Buch der Selbstheilung mit MBSR. Droemer Knaur, München.

King RM, Knibb RC, Hourihane JO'B (2009) Impact of peanut allergy on quality of life, stress and anxiety in the family. Allergy 64: 461–468. https://doi.org/10.1111/j.1398-9995.2008.01843.x; aufgerufen am 02.10.2018.

Lange L (2013) Lebensqualität und Alltagsstrategien von Kindern und Jugendlichen mit Anaphylaxie und Nahrungsmittelallergie. Pädiatrische Allergologie 16(2): 12–17.

Michalsen A (2017) Heilen mit der Kraft der Natur. 8. Aufl. Insel, Berlin.

Nehring I et al (2015) Psychosoziale Lage von Familien mit chronisch kranken Kindern: Eine Befragung betroffener Eltern in Selbsthilfegruppen. In: Das Gesundheitswesen 2(77): 102–107.

Ring J (2012) Neurodermitis – Atopisches Ekzem. Georg Thieme, Stuttgart.

Ring J, Gräf E (2014) Neurodermitis. Krankheitsbild und Therapie. Schriftenreihe der Bayrischen Landesapothekerkammer, Heft 88, Govi, Eschborn.

Warschburger P (2000) Chronisch kranke Kinder und Jugendliche. Psychosoziale Belastungen und Bewältigungsanforderungen. Hogrefe, Göttingen.

Hilfreiche Links

http://www.stiftung-familienbande.de/fileadmin/media/files/Infomaterial__Newsletter/16-05-03_Elternratgeber.pdf.

(Der FamilienBande Elternratgeber gibt Eltern Informationen und Anregungen zum Thema Geschwisterkinder, um die besonderen Herausforderungen in der Familie bestmöglich zu meistern).

https://www.kindernetzwerk.de/

10

DUMME KOMMENTARE – Nein, Du bist nicht schuld!

10.1 Ja, kann man denn da nichts machen?

Das Problem an der Neurodermitis ist – sie ist sichtbar. Meine Tochter wurde als Herbstkind geboren. Die ersten Monate schob ich sie also, meist dick eingemummelt, mit dem Kinderwagen durch unser Wohngebiet. Es war kaum etwas von ihr zu sehen, nur das Gesicht und die Ekzeme auf den Wangen. Doch das reichte schon aus, dass einige, die in den Kinderwagen blickten, gleich den Hautzustand ansprachen: „Was hat sie denn da im Gesicht?" Oder ich erhielt direkt die Supertipps. Jeder kannte einen, der mal einen kannte, der auch was mit der Haut hatte oder der etwas gelesen hatte, was bei so „Hautgeschichten" ganz

© Springer-Verlag GmbH Deutschland, ein Teil von
Springer Nature 2019
D. Halm, *Total allergisch – na und?*,
https://doi.org/10.1007/978-3-662-57272-6_10

toll helfen sollte. Es ist wirklich nett und bewundernswert, dass viele helfen wollen und Tipps geben.

Aber auch da wäre es manchmal besser, Empfehlungen zurückhaltender zu äußern. Oder vielleicht zu fragen, ob man daran überhaupt interessiert ist. Denn man kann fast sicher sein, dass Eltern von allergischen Kindern ständig irgendetwas ausprobieren. Und es ist schwer und auch nicht sinnvoll, eine laufende Therapie zu unterbrechen oder jedes Mal zu ändern. Für diese Sorte Ratschläge hatte ich ja noch Verständnis.

Für andere Kommentare dagegen weniger. Einmal standen wir am Sportplatz und sahen meinem kleinen Sohn zu, während meine fast zweijährige Tochter in kurzen Hosen auf dem Rasen spielte. Die Beine gerötet und sehr trocken. Eine mir völlig unbekannte Frau kam direkt auf uns zu und fragte mich gerade heraus, ohne Begrüßung oder andere Formen der Kontaktaufnahme, mit Blick auf meine Tochter und in vorwurfsvollem Ton: „Ja, kann man denn da nichts machen?".

Ich war sprachlos. Wir kannten uns überhaupt nicht, sie wusste nichts über die Diagnose, sie wusste nichts darüber, welche Therapien wir schon ausprobiert hatten und fragte ja auch nicht danach. Dennoch kommentierte sie die Haut meiner Tochter. Was wollte sie eigentlich? Ich war so verdattert, dass mir in dem Moment nichts einfiel, was ich ihr entgegnen konnte. Ich stammelte kurz, dass das alles nicht so einfach sei. Aber da war die Dame auch schon wieder weg.

„Haben Sie nicht voll gestillt?"

Genau wie meinen älteren Sohn meldete ich auch meine Tochter in einer Baby-Gruppe an. Lauter kleine

Wonneproppen, die in Windeln umherkrabbelten und die Welt entdeckten. Dabei war die Neurodermitis meiner Tochter nicht zu übersehen. Eine Mutter kam unvermittelt auf mich zu und fragte, ob ich denn mein Kind nicht gestillt habe? Ich hatte und zwar voll, so wie es empfohlen wird. Aber die Neurodermitis begann schon wenige Wochen nach der Geburt, trotz des Stillens. Es war einfach so und wir fragten uns ja auch, warum unsere Tochter eine so empfindliche Haut hatte. Wir kannten den Grund nicht, und auch kein Arzt konnte uns dazu etwas sagen, bis heute nicht.

Es hat mich schon überrascht, wie wenig einfühlsam sich andere manchmal verhielten. Oder sie dachten sich einfach nichts dabei, was ich eher vermute. Es wäre schön, Müttern von allergischen Kindern nicht zusätzlich noch solche indirekten Vorwürfe zu machen oder Schuldgefühle einzureden. Das macht es nicht besser und ändert nichts. Ein bisschen mehr Einfühlungsvermögen steht da auf meiner Wunschliste.

Im Sportunterricht auf dem Präsentierteller
Der Sportunterricht war für unsere Tochter eine besondere Herausforderung. Lange, weite Turnhosen sind schon lange nicht mehr im Trend, dafür sehr kurze Hot Pants. Die kann keiner mit Neurodermitis erfunden haben! Vor dem Sportunterricht begutachtete meine damals 12-jährige Tochter ihre Haut. Welche Stellen waren trocken, gerötet, wo waren Ekzeme oder aufgekratzte entzündete Partien. Danach entschied sie, welche Sporthose zum Einsatz kam. Meistens war es eine lange.

Einmal machte sie sich bei über 20 °C mit einer langen Jogginghose auf den Weg zum Training. Der Sportplatz lag in der vollen Sonne. Ich sah sie ziemlich irritiert an und mir war erst gar nicht klar, warum sie sich bei diesem schönen Wetter so warm anzog. Doch dann dämmerte es mir. Ja, es war die Sorge vor Kommentaren, komischen oder irritierten Blicken. Es ist sicher nicht einfach, als Außenstehender da den richtigen Umgang zu finden und mit der Situation sensibel umzugehen. Besonderheiten wie Ekzeme fallen auf, und wenn jemand von der „Norm" abweicht, lenkt er die Aufmerksamkeit auf sich. Eine verständliche Reaktion. Das versuchte ich auch meiner Tochter zu erklären. Ich riet ihr, die Blicke auszuhalten oder denjenigen direkt anzusprechen.

Eine noch größere Herausforderung war der Schwimmunterricht – dachte ich. Nun gab es kaum noch Haut zu verstecken. Allerdings hatte das Wasser eine überraschend positive Wirkung. Ob es das desinfizierende Chlor war oder das kühlende Wasser selbst, nach dem Schwimmen ging es (und geht es heute noch) unserer Tochter richtig gut. Die Haut war nicht nur weniger irritiert und trocken, sie beruhigte sich und besserte sich deutlich. Vorausgesetzt der „Creme-Fahrplan" wurde eingehalten. Schon vor dem Sport musste die Haut gefettet werden, damit sie im Wasser nicht so stark austrocknete. Nach dem Schwimmen ging es unter die Dusche und dann zur nächsten Eincreme-Etappe, die Haut musste wieder gepflegt und gefettet werden.

Andere Mädchen waren in jener Zeit damit beschäftigt, welcher Körperduft angesagt war und welches wohlriechende Deo. Je fruchtiger, desto besser, Pfirsichcreme,

Aprikosenshampoo, Beerendeo – der „Obstsalat am Körper" war für meine Tochter tabu, denn die vielen Duftstoffe würden ihre empfindliche Haut irritieren (sie hat
es trotzdem ab und zu ausprobiert und bisher ging das
auch gut). Eine große Kollektion an Cremetiegeln kann
sie zwar auch aufweisen, aber die meisten davon kommen aus der Apotheke und sind, um es freundlich aus-
zudrücken, dezent gehalten. Sie haben ein eher klinisches
Design, weiße Töpfe mit weißen Deckeln, im besten Fall
einen roten Deckel mit fettem Apothekenlogo obendrauf.
Das macht einfach weniger Spaß als die Körpercremes in
Knallfarben. Da muss man schon selbst nachhelfen und
die Dose bunt anmalen oder mit Aufklebern aufpeppen.

Und was die Hot Pants angeht…, die sind immer
noch „in", und mittlerweile zieht unsere Tochter sie auch
gerne an. Die Haut ist viel besser geworden, aber selbst
wenn sich mal ein Ekzem zeigt, stört es sie nicht mehr
so sehr. Ihre Einstellung dazu hat sich verändert und die
Kommentare anderer sind weniger geworden. Die lange
Jogginghose bleibt im Sommer auf jeden Fall im Schrank!

10.2 Und das hilft: Tipps & Tricks

Die besten Antworten auf Fragen und Kommentare
Gerade bei Neurodermitis wird man oft auf die Haut
angesprochen oder muss mit den Blicken anderer klarkommen. Kinder mit Asthma machen vielleicht die
Erfahrung, dass andere sie meiden, weil diese Angst haben,
dass der Husten ansteckend sein könnte. Oder sie werden beschuldigt, dass sie Atemprobleme vortäuschen, um

zum Beispiel dem Sportunterricht fernbleiben zu können. Wichtig ist, diesen unangenehmen Situationen direkt den Wind aus den Segeln zu nehmen. Dafür kann man mit seinem Kind einige Standardsätze einüben.

Bei Kindergarten- und Grundschulkindern sollten vor allem zwei Dinge vermittelt werden: dass die Erkrankung **nicht ansteckend** ist und dass man **damit spielen** kann. In dem Alter sind das sehr wichtige Informationen für die Spielpartner. Fragt ein Kind neugierig, was man da für eine rote Stelle hat, könnte das allergische Kind antworten: *„Ich bin nicht krank: Das ist eine Allergie, das juckt nur manchmal und das ist nicht ansteckend. Ich kann damit alles spielen."* In der Regel ist die Neugier der Spielpartner mit dieser Erklärung schnell erschöpft. Ab der 1. Klasse, wenn sich Kinder zunehmend außerhalb des Elternhauses bewegen, sollten sie zumindest den Namen der Erkrankung kennen, um etwa Fragen von Lehrern oder Betreuern beantworten zu können.

Bei älteren Kindern, etwa ab der weiterführenden Schule, wird der Informationsbedarf größer. Es kommen schon mal Rückfragen und man kann die Erkrankung zusätzlich erklären. *„Das ist Neurodermitis, ich habe eine sehr trockene Haut und manchmal rote Stellen, die jucken und die muss ich eincremen. Aber das ist nicht ansteckend und ich kann damit eigentlich alles machen."* Eine ähnliche Antwort können auch Asthmatiker geben mit dem Hinweis, dass sie empfindliche Bronchien oder Atemwege haben und deshalb manchmal inhalieren müssen. Auch hier ist wichtig zu betonen, dass Asthma nicht ansteckend ist.

Kommt dann die nächste Frage, warum man das hat, kann das Kind darauf antworten: *„Das ist angeboren, jeder kommt anders auf die Welt, zum Beispiel mit einer anderen Augenfarbe. Ich bin halt mit einer empfindlichen Haut (mit empfindlichen Atemwegen) geboren worden."* Bildlich können Sie Ihrem Kind das auch als Lebens-Rucksack erklären. Jeder Mensch hat etwas im Gepäck: Der eine trägt eine Brille, der andere hat Diabetes oder Probleme in der Schule.[1]

Äußert jemand einen Kommentar wie „Oje – das sieht ja schlimm aus", dann kann eine Antwort des Kindes lauten: „Ja, im Moment ist die Haut nicht so gut, aber das wird wieder besser." Oder „Ja, im Moment stört es mich auch und juckt, aber das geht vorbei." Bei Asthma könnte das heißen: „Ja, im Moment huste ich wieder mehr wegen der Pollen, aber ich nehme Medikamente und das wird wieder besser werden."

In der Schule kann es vorkommen, dass ein Lehrer einem übermüdeten Schüler (mit Asthma) vorwirft, er habe zu lange ferngesehen. Dass er aber so unkonzentriert ist, weil er wegen der Atemprobleme nicht schlafen konnte, weiß der Lehrer nicht. Auch hier hilft ein aufklärendes Gespräch, um mehr Verständnis für die Allergie und ihre Folgen zu erreichen.

Kinder sind meistens gut informiert über ihre Krankheit, deshalb sollten sie Fragen dazu am besten selbst beantworten oder zumindest in ihren eigenen Worten. Lassen Sie das Kind überlegen, was es antworten könnte,

---

[1]Henning K (2013, S. 34).

ohne ihm gleich eine eigene Antwort vorzuschlagen.
Das ist nicht nur gut für sein Selbstbewusstsein, sondern
stärkt auch den Kontakt zur Klasse oder Gruppe.[2] In der
Grundschule kann man den Lehrer bitten, das Thema
„Krankheit" evtl. im Unterricht zu thematisieren. In der
weiterführenden Schule sollte das nicht ohne Zustimmung
des Kindes geschehen. Wie offensiv Kinder und Jugendliche mit ihrer Allergie umgehen, sollten sie selbst
entscheiden. Manche möchten andere ausführlich informieren, manche halten sich dagegen lieber zurück.

„Danke für den Tipp" und „Auf Wiedersehen"
Und wie reagiert man auf die absoluten Super-Tipps, die
meistens von Erwachsenen kommen: Hast Du schon mal
Kümmelbutter probiert, das ägyptische Heilöl oder den
Artikel über die Schauspielerin gelesen, die früher ganz
schlimm Neurodermitis hatte und jetzt gar nicht mehr?
Wenn wirklich etwas Interessantes dabei ist, fragen Sie
nach. Ansonsten können Sie das Gespräch höflich mit
„Danke für den Tipp" beenden und in eine andere Rich-
tung lenken.

Gibt jemand sehr hartnäckig Empfehlungen, muss man
vielleicht auch mal deutlicher werden. Mögliche Antworten sind, dass man schon eine andere Therapie macht
und den Erfolg dieser Therapie erst abwarten möchte.
Oder, dass man in sehr guter ärztlicher Behandlung ist. Es
kommt auch ein bisschen auf die Tagesform an. Sind Sie
gelassen, antworten Sie auf solche Fragen wahrscheinlich

---

[2]Szczepanski R et al. (2001, S. 133).

entspannt. Fühlen Sie sich aber gestresst und haben keine Lust auf solche Gespräche, können Sie auch einfach mal auf die Antwort verzichten, die Frage (höflich) ignorieren oder überhören und evtl. weggehen.

Einige Male habe ich folgenden Kommentar gehört: „Ich bin soooo froh, dass mein Kind nicht allergisch ist." Zugegeben, mittlerweile kommt das seltener vor, dazu leiden inzwischen zu viele an Allergien. Darauf antwortet man zum Beispiel: „Wir haben uns das auch nicht ausgesucht, aber leben meistens ganz gut damit." Oder: „Jeder hat so seine Herausforderung im Leben, für uns ist das die Allergie." Am besten vergessen Sie solche Sprüche gleich und machen sich nochmal klar, dass das nichts mit Ihnen persönlich zu tun hat. Versuchen Sie herauszufinden, mit welcher Reaktion Sie den eigenen Stress am ehesten reduzieren. Das kann auch die Offensive sein. Eine weniger freundliche, aber bestimmte Antwort kann lauten: „Lassen Sie das mal meine Sorge sein" oder „Kehren Sie vor Ihrer eigenen Tür". Es gibt da kein Patentrezept, jeder reagiert anders und sollte selbst entscheiden, welche Haltung ihm am besten hilft.

Manchmal fehlt einfach das Verständnis für Neurodermitis, auch für die mögliche Belastung der Erkrankung. Unsere Tochter wurde schon von anderen gefragt, was sie denn da für ein Ekzem an ihrem Bein habe. Wenn sie dann erklärte, dass sie Neurodermitis habe, kam prompt die Antwort: „Das habe ich auch!" Meistens war es dann lediglich eine Tendenz zu trockener Haut. Unsere Tochter sucht dann in ihrem Handy gelegentlich mal nach Fotos von Kindern mit Neurodermitis und die meisten sind dann doch überrascht, wie ausgeprägt die Erkrankung sein kann. Die häufigste Reaktion: „Oh – das habe ich gar nicht gewusst." Auch bei Asthma kann man erklären, wie es sich anfühlt, wenn man zu wenig Luft bekommt (durch einen Strohhalm atmen), und zeigen, wie das Inhalationsgerät funktioniert. Aufklärung hilft allen Seiten und fördert das Verständnis.

Neurodermitis-, Asthma- oder Anaphylaxieschulungen können das Kind in vielfältiger Weise unterstützen. Es sieht, dass es andere Kinder mit Allergien gibt, die vielleicht sogar stärker betroffen sind. Das lindert etwas das Gefühl, als einziger mit der Erkrankung klarkommen zu müssen, andere Kinder haben das auch. Und man kann natürlich seine Erfahrungen mit der Allergie austauschen: Wer hat sich schon welche Kommentare anhören müssen? Mit ein bisschen Humor kann man eine Liste mit den „Top Ten der dümmsten Sprüche" aufschreiben. Wer hat wie darauf geantwortet? Auch wenn jeder sehr individuell mit Reaktionen von außen umgeht, können sich Kinder doch Ideen holen, wie andere die Situation meistern. In den Schulungen werden genau diese Situationen geübt, nicht nur wie man die Erkrankung dem Umfeld erklärt, sondern auch wie man auf Kommentare reagiert. Außerdem bekommen die Kinder viele Informationen über ihre Allergie und werden so zu Experten ihrer Erkrankung.

Große Aufgabe: die Allergie akzeptieren

Für den Alltag gilt es, das Selbstwertgefühl zu stärken. Die Kinder müssen lernen, mit den Reaktionen anderer klarzukommen, ihre Erkrankung zu akzeptieren und sich selbst anzunehmen – mit der Allergie. Man kann ihnen erklären, dass hinter solchen Kommentaren oft

Unsicherheit, Hilflosigkeit oder auch Unwissenheit steckt und es selten böse gemeint ist. Sie dürfen darauf reagieren, dazu gehört allerdings Mut und Selbstbewusstsein. Das entwickeln Kinder, wenn man ihnen zeigt, worin sie gut sind, worin sie sogar besser sind als andere, wo ihre Stärken und Talente liegen. Und die sollten auf jeden Fall gefördert werden, damit Kinder und Jugendliche mit Allergien Bereiche haben, in denen sie Erfolg haben, Anerkennung bekommen und sich wohlfühlen, wo sie als Person im Mittelpunkt stehen und nicht ihre Erkrankung. Gespräche könnten z. B. so verlaufen: „Ja, die Allergie ist da, ist blöd und nervt dich manchmal. Das verstehe ich, aber dafür kannst Du schnell rechnen, gut Fußball spielen und hast schöne Augen." Das können Sie zur Erinnerung für schlechte Zeiten auch mal auf einen Zettel schreiben (oder bei Neurodermitis etwa in die Kiste mit den Kratzalternativen legen; Abschn. 1.2).

Zeigen und sagen Sie Ihrem Kind immer wieder, dass Sie es so lieben, wie es ist, auch mit der Allergie, die zu ihm gehört. Das sollte aber auf keinen Fall in eine übertriebene Fürsorge umschlagen. In kleinen Schritten loslassen und Verantwortung übertragen, ist auch für die Entwicklung allergischer Kinder sehr wichtig (Abschn. 8.2). Trotz aller Schwierigkeiten sollte das Kind lernen, selbstständig zu werden. Kontraproduktiv wäre, in ihm Schuldgefühle auszulösen, ihm zu sagen, dass es anstrengend oder schwierig sei, dass die Therapie Zeit koste, etc. Das Kind sollte ein positives und realistisches Selbstbild aufbauen können.

Entscheidend ist, die Krankheit irgendwann zu akzeptieren, als Teil des Kindes, als Teil der Familie. Statt sich immer wieder nach dem „Warum" zu fragen (und diese Frage stellte ich mir nach der Diagnose auch) ist es besser, anzuerkennen, dass die Allergie einen im Moment begleitet. Sicher kann sie mal anstrengend sein, aber man gewöhnt sich auch daran. Allergie im Haus – bei uns ganz normal und das haben wir auch unserer Tochter so versucht zu vermitteln. „Ja, Du bist allergisch und das ist manchmal doof, verstehe ich, aber im Moment ist das jetzt so".

Die Top-Tipps für den Umgang mit anderen

- Mit Kindern Standardsätze einüben: Allergie, nicht ansteckend, juckt manchmal, muss cremen, muss inhalieren, kann alles spielen
- Lernen, sich gegenüber Ratschlägen anderer abzugrenzen
- Die Krankheit nicht in den Mittelpunkt stellen
- Selbstwertgefühl stärken und Selbstständigkeit fördern
- Das Kind so lieben, wie es ist
- Allergie akzeptieren und möglichst „Normalität" leben
- Liste mit Stärken und Talenten erstellen
- Kontakt zu anderen Kindern mit Neurodermitis/Asthma suchen, um sich auszutauschen
- Ganz wichtig: sich nicht zu sehr über dumme Kommentare ärgern

---

10.3 Fakten: Wirkung von Schuldgefühlen

Schuldgefühle sind fehl am Platz

Alle in der Familie sollten mögliche Schuldgefühle loslassen, das allergische Kind genauso wie die Eltern, die sich oft damit quälen. Nicht alles kann man beeinflussen und kontrollieren, keiner hat sich die Allergie ausgesucht. Als Mutter und Vater haben Sie eine Verantwortung gegenüber dem Kind, mit ihm die Allergie zu bewältigen, ihm dabei zu helfen und die Voraussetzungen dafür zu schaffen, dass das gelingt. Aber Schuld an der Allergie tragen weder die Eltern noch das Kind. Das ist ganz wichtig, sich dies klarzumachen und sich von diesen Gedanken zu lösen. Das bestätigt auch eine Studie aus Mainz und das entlastet die Eltern von Kindern mit Allergien. Für das Auftreten einer Allergie im Kindesalter spielt die Einstellung der Mutter zum Kind und auch die Rolle des Vaters keine Rolle, ebenso wenig ist die Qualität der Elternbeziehung in diesem Zusammenhang von Bedeutung.[3]

Lebensqualität bei Neurodermitis: Zeigt her eure Haut!
Die Lebensqualität der Kinder mit Neurodermitis ist teilweise deutlich beeinträchtigt. Ein Grund ist der quälende Juckreiz, der zu Konzentrationsstörungen und Schlafmangel führen kann, die Ekzeme und nicht planbaren Schübe sind frustrierend, Hilflosigkeit ist die Folge. Der Leidensdruck, den Neurodermitis verursacht, wird von Außenstehenden oft nicht gesehen. Auch das Gefühl, Schüben immer wieder ausgeliefert zu sein oder sie nicht unter Kontrolle zu haben, kann sehr belasten. Streit in

---

[3]AEDA (2003), Allergie und Psyche, Pressemitteilung vom 14.07.2003.

der Familie, Stress mit den Freunden, Diskussionen um das tägliche Eincremen können den Stress verstärken und die Haut verschlechtern.[4] Dazu kommen neben Schuldgefühlen, Verzweiflung, Unruhe oder Gereiztheit vor allem Ängste und Belastungen durch die Behandlung.

Die Haut ist mehr als die Schutzhülle des Körpers, sie ist ein Sinnes- und Tastorgan. Alle Hautschichten sind von feinen Nervenenden durchzogen, sie können Kälte, Wärme, Druck, Juckreiz oder Schmerzen wahrnehmen und an das Gehirn weitergeben. Man schätzt, dass in der Haut etwa 800 Mio. solcher Sinnesrezeptoren sitzen.[5] Deshalb sind auch Berührungen so wichtig, sie lösen im Körper biochemische und neurophysiologische Reaktionen aus und haben einen direkten Einfluss darauf, wie wir uns fühlen. Die Haut mit ihren knapp zwei Quadratmetern ist eine Art Schnittstelle zwischen innen und außen. Sie ist eine Art Grenze zwischen dem Ich und der Umwelt. Vor allem in den ersten Lebensjahren vermittelt der Haut- und Körperkontakt zu den Eltern den Kindern das Gefühl von Sicherheit und Zuwendung. Diese Erfahrung ist wichtig für das Körperbild, das die Kinder dann entwickeln und das wie eine Art Landkarte im Gedächtnis abgespeichert wird.[6]

Kinder mit Neurodermitis fühlen sich in ihrer Haut oft nicht wohl, weil sie juckt und spannt, sie sieht nicht so aus wie die ihrer Spielpartner oder Mitschüler. Das kann

---

[4]Warschburger P (2000, S. 54).
[5]Herden B (2015, S. 23).
[6]Szczepanski R et al. (2001, S. 94).

in ihrer Entwicklung einen (negativen) Einfluss auf ihr Selbstbild und ihren Selbstwert haben.[7] Rund die Hälfte der Kinder und Jugendlichen mit Neurodermitis klagen über ein mangelndes Selbstwertgefühl, etwa ein Drittel fühlt sich minderwertig, unsicher und lehnt den eigenen Körper ab.[8]

Hände spielen eine wichtige Rolle im Kontakt mit anderen Menschen. Ekzeme an den Händen können Ekel hervorrufen oder andersherum kann es jemandem mit Neurodermitis unangenehm sein, Hände zu schütteln. Manche wollen die Krankheit vielleicht lieber verbergen. In der heutigen Zeit ist ein „perfekter" Körper wichtig, eine „makellose" Haut das Schönheitsideal und damit eine Voraussetzung, in einer Gruppe angenommen und akzeptiert zu werden. Betroffene Kinder werden zudem mit den Reaktionen anderer konfrontiert, die vor allem Angst vor Ansteckung äußern oder sie sogar für den Zustand der Haut verantwortlich machen. Solch ein fehlendes Verständnis anderer kann sehr belastend sein.

Hinzu kommt, dass die Erkrankung meist für alle sichtbar ist und sich nur schwer verstecken lässt. Viele Kinder haben das Gefühl, angestarrt zu werden, oder berichten, auf ihre Haut angesprochen zu werden.[9] Gerade bei Jugendlichen führt das zu einer Unsicherheit im sozialen Kontakt mit anderen. Schwierig sind für sie vor allem Situationen in der Schule und in Schwimmbädern.

---

[7]Meister J (2013, S. 8).
[8]Warschburger P (2000, S. 115 ff.).
[9]Warschburger P (2000, S. 118 f.).

Aber auch der Besuch von Kneipen oder Partys, der Einkauf von Kleidung oder sportliche Aktivitäten werden als problematisch erlebt. Fast alle Kinder berichten von Schamgefühlen. Ängste vor Ablehnung und Kontakt können zu ständigem Grübeln führen und eine unverhältnismäßig hohe Bedeutung im Leben der Betroffenen einnehmen.[10] Sozialer Rückzug kann die Folge sein. Als größte Belastung werden der quälende Juckreiz und der Schlafmangel genannt, ebenso wie eingeschränkte Aktivitäten und negative soziale Reaktionen.

Lebensqualität bei Asthma: kaum Schlaf und kaum Sport

Die emotionalen Probleme der Kinder und Jugendlichen mit Neurodermitis ähneln sehr den Schwierigkeiten, die junge Asthmapatienten berichten. Auch hier stehen Ängste, depressive Verstimmungen, aber auch Belastungen durch die Behandlung im Vordergrund.

Ein Drittel der jungen Patienten mit Asthma berichtete vor allem von Gefühlen wie Angst, Ärger, Scham, Furcht und Zweifel.[11] Die größte Angst hatten die meisten dann, wenn sie einen Asthmaanfall erlebten. Etwa genauso viele Betroffene (30 %) gaben an, dass sie Schamgefühle wegen der Atemprobleme haben und sich dadurch anders fühlten als gesunde Gleichaltrige. Einige gaben an, gehänselt zu werden. Insgesamt aber fühlte sich der Großteil der Kinder sozial gut integriert.

---

[10]Heratizadeh A et al. (2010, S. 20).
[11]Warschburger P (2000, S. 91, 95 f., 103).

Fast jeder zweite fand es frustrierend, ständig Medikamente nehmen zu müssen. Besonders in der Schule zu inhalieren, war etwa 25 % der Kinder mit Asthma peinlich.[12] Auch der Sport ist bei diesen Kindern ein wichtiges Thema, viele fühlen sich beim Laufen oder Joggen eingeschränkt, was sie sehr stört. Beim Schulsport können sie nicht immer teilnehmen und empfinden es als belastend, wenn sie auf der Bank sitzen müssen oder nicht in ein Team gewählt werden.

Ein großes Problem bei Asthma sind die nächtlichen Schlafunterbrechungen. In der Schule klagen viele junge Allergiker darüber, deshalb sehr müde zu sein und sich schlecht konzentrieren zu können. Auf die schulischen Leistungen hat das aber gleichzeitig keinen negativen Einfluss, obwohl die Kinder wegen des Asthmas häufiger in der Schule fehlen. Oft schnitten sie in Tests sogar besser ab als gesunde Mitschüler.

Lebensqualität bei Anaphylaxie: die Bedrohung ist überall

Das Risiko ist eigentlich ganz klein: Für einen Patienten mit einer Lebensmittelallergie ist es (in Europa) statistisch gesehen wahrscheinlicher, ermordet zu werden als eine tödliche allergische Reaktion zu erleiden.[13] Dennoch ist die Angst vor einer Anaphylaxie groß und hat einen entscheidenden Einfluss auf die Lebensqualität. Die ständige Gefahr und Bedrohung, doch versehentlich etwas zu

---

[12]Warschburger P (2000, S. 101, 106).
[13]Lange L (2014, S. 18).

essen, das eine schwere allergische Reaktion auslösen kann, ist Stress für die Patienten. Entscheidend ist vor allem der Fakt, dass weder der Zeitpunkt noch das Ausmaß einer Reaktion abgesehen werden können. Vor allem Jugendliche, die selbstständig werden und immer öfter alleine unterwegs sind, empfinden die Situation als sehr belastend, der Besuch von Partys oder Urlaubsreisen kann als lebensbedrohlich erlebt werden.[14] Je häufiger allergische Reaktionen vorkamen, desto niedriger war die Lebensqualität der jungen Betroffenen, und umso stärker schränkte das auch die Aktivitäten der Familie ein.[15] Eine Studie kam zu dem Ergebnis, dass die Lebensqualität von Kindern mit Erdnussallergie deutlich schlechter war als diejenige von Patienten mit insulinabhängigem Diabetes mellitus (Typ-1-Diabetes). Grund dafür war die ständige Angst vor einer Reaktion.[16]

Kinder berichten auch von Hänseleien wegen der Allergie. Sie wurden mit Lebensmitteln bedroht, beworfen oder sogar gezwungen, sie zu berühren. Vielen ist es unangenehm oder peinlich, über die Allergie oder die Notfallmedikation zu sprechen. Auch sie erleben Einschränkungen im Alltag. Bei schulischen Aktivitäten werden lebensmittelallergische Kinder teilweise ausgeschlossen (Klassenfahrten, Übernachtungen) oder von ihren besorgten Eltern begleitet (Abschn. 6.3).

---

[14]Lange L (2014, S. 19).
[15]Cummings AJ et al. (2010, S. 937).
[16]Avery NJ et al. (2003, S. 378 ff.).

Wegen der Allergie fehlen sie häufiger im Unterricht. Leiden die Kinder und Jugendlichen zusätzlich noch an Asthma oder Neurodermitis, verschlechtert sich ihre Lebensqualität weiter.[17] Vereinzelt hatte eine Anaphylaxie zur Folge, dass die Kinder Angst- oder Essstörungen entwickelten.

Die Allergie und ich – ziemlich beste Freunde?

Mit einer chronischen Erkrankung kommt auf die Kinder und Jugendlichen neben ihrer allgemeinen Entwicklung und der damit verbundenen Herausforderung des Erwachsenwerdens (Pubertät etc.) eine weitere Aufgabe hinzu, die sie bewältigen müssen: die Allergie. Eine Erkältung ist in ein oder zwei Wochen überstanden, eine Allergie nicht. Eine chronische Erkrankung fordert einen Dauereinsatz und viel Disziplin bei der Therapie. Man muss etwa die richtige Creme wählen, regelmäßig inhalieren, Auslöser meiden, Juckreiz ignorieren oder Kommentare aushalten.

Außerdem müssen Kinder mit Einschränkungen im Alltag oder in der Freizeit leben. Bei Asthma etwa ist nicht jeder Sport geeignet oder die Kinder werden von schulischen Aktivitäten wie Klassenfahrten ausgeschlossen. Das bedeutet Verzicht auf Dinge, die Gleichaltrige gerne machen. Auch bei sozialen Kontakten gibt es Unsicherheiten oder Ausgrenzungen. Man kann eine allergische Erkrankung als „chronischen Alltagsstress" einordnen.[18]

---

[17]Lange L (2014, S. 19).
[18]Warschburger P (2000, S. 37).

Diese zusätzliche Anforderung müssen Kinder und ihre Familien bewältigen und verarbeiten lernen. Die Aufgabe ist, die Allergie als Teil ihres Lebens zu sehen, die betroffenen Kinder sollten die Allergie als Teil ihrer Person akzeptieren. Das kann zu psychosozialen Belastungen führen und sich negativ auf die Entwicklung der Kinder auswirken.

Auf der anderen Seite ist die allergische Erkrankung aber nicht nur negativ zu sehen. Die vielen Herausforderungen können auch positive Folgen haben. Die Allergie lässt die Kinder reifen, sie lernen früh, Verantwortung zu übernehmen, sind oft sehr ausdauernd oder entwickeln eine stärkere Empathie gegenüber anderen Menschen.[19] Sie wachsen an ihren Aufgaben und manchmal auch über sich hinaus. Und das ist die Erfahrung von vielen.

Trotz des Risikos psychischer Störungen kommt der größte Teil der Kinder und Jugendlichen mit der Erkrankung gut zurecht und zeigt keine Verhaltensauffälligkeiten. Der Umgang mit der Allergie und ihren Belastungen ist sehr individuell, vom Patienten und seiner Familie abhängig, und hat einen Einfluss auf die Lebensqualität. Eine große Rolle spielt, wie stark die Allergie ausgeprägt ist und wie sehr die Kinder unter den Symptomen leiden. Je schwerer die Allergie und je größer der Leidensdruck, desto eher kommt es zu emotionalen Schwierigkeiten und Verhaltensproblemen. Diese psychischen Auffälligkeiten sind jedoch die Folge und nicht die Ursache einer allergischen Erkrankung.

---

[19]Warschburger P (2000, S. 198).

Um ein positives und realistisches Selbstbild aufbauen zu können, ist es für das allergische Kind wichtig, nicht ständig im Fokus zu stehen, sondern so „normal" wie möglich aufzuwachsen. Es sollte gut über seine Krankheit informiert sein und Strategien kennen, der Allergie zu begegnen. Dazu gehört auch der Glaube an die eigene Kompetenz und die Fähigkeit, selbstständig handeln zu können. Das Wissen und die Erwartung, sich in schwierigen Situationen helfen und die Erkrankung gezielt beeinflussen zu können, stärkt das Kind psychisch. Lebensfreude, Optimismus und Hoffnung sind ebenfalls förderlich für die Bewältigung. Für das emotionale Wohlbefinden der Kinder ist neben einem positiven Körperbild vor allem die Familie wichtig. Je offener und selbstverständlicher die Eltern mit der Allergie des Kindes umgehen, desto selbstbewusster kann auch das Kind auftreten. Es sollte sicher sein können, Unterstützung zu bekommen, und sich auch trauen, um Hilfe zu bitten.

Literatur

AEDA (2003) Allergie und Psyche, Pressemitteilung vom 14.07.2003.

Avery NJ, King RM, Knight S, Hourihane JO (2003) Assessment of quality of life in children with peanut allergy. Pediatr Allergy Immunol Oct; 14 (5):378–382.

Cummings AJ, Knibb RC, King RM, Lucas JS (2010) The psychosocial impact of food allergy and food hypersensitivity in children, adolescents and their families: a review. Allergy 65: 933–945. https://doi.org/10.1111/j.1398-9995.2010.02342.x; aufgerufen am 02.10.2018.

Henning K (2013) Anaphylaxie – Belastungen für die Familie. In: Arbeitskreis Allergologie- und Anaphylaxieschulungen Hannover e.V. (Hrsg) Anaphylaxiehandbuch Hannover, S. 30–45.

Herden B (2015) Der Sinn der Haut. Zeit Wissen – die Geheimnisse der Haut, Nr. 04, Juni/Juli 2015, Zeit, Hamburg, S. 22–31.

Heratizadeh A, Steen T, Schmid-Ott G (2010) Das verborgene Leiden. Allergie konkret 02/2010, Mönchengladbach, S. 19–21.

Lange L (2014) Lebensqualität bei Anaphylaxie und Nahrungsmittelallergie. Allergo J Int 23(7): 18–26.

Meister J (2013) Allergie und Psyche: Eine Annäherung. Pädiatrische Allergologie, 16(2): 6–11.

Szczepanski R, Schon M, Lob-Corzilius T (2001) Neurodermitis: Das juckt uns nicht! 2. Aufl. Georg Thieme, Stuttgart.

Warschburger P (2000) Chronisch kranke Kinder und Jugendliche. Psychosoziale Belastungen und Bewältigungsanforderungen. Hogrefe, Göttingen.

11

HEILE, HEILE, SEGEN: Die Macht der Worte…

11.1 „Du bist aber auch schlimm betroffen!"

Von Ärzten und Therapeuten erwartet man Verständnis und Einfühlungsvermögen, vor allem, wenn ein Kind oder junger Patient in Behandlung ist. Doch genau das, dieses Fingerspitzengefühl im Umgang miteinander, fehlte manchmal. Und ich habe mich über so manche Kommentare gewundert.

Die meisten Menschen mit Allergien sind „arzterfahren", viele haben eine lange Therapeuten-Odyssee hinter sich. Es geht vom Kinderarzt zum Hautarzt, zum HNO-Arzt, zum Lungenfacharzt, Ernährungsberater oder Allergologen und oft auch zum Alternativmediziner. Wir haben viele Stunden in vielen verschiedenen Praxen

© Springer-Verlag GmbH Deutschland, ein Teil von Springer Nature 2019
D. Halm, *Total allergisch – na und?*,
https://doi.org/10.1007/978-3-662-57272-6_11

verbracht. Das allein ist für Kinder schon eine Belastung. Auch unsere Tochter hat oft gestöhnt, wenn mal wieder ein Kontrolltermin oder Arztbesuch anstand. Die Laune besserte sich sofort, wenn „die Chemie" zwischen ihr und dem Arzt stimmte, er einen guten Kontakt zu ihr aufbauen konnte. Das beobachtete ich jedes Mal.

Wurde meine Tochter direkt angesprochen, vielleicht eine humorvolle Bemerkung fallengelassen oder ein Gespräch geführt, das ihr das Gefühl gab, ernst genommen zu werden, dann blühte sie auf. Unserer Kinderärztin etwa, die selbst an Neurodermitis leidet, gelang es immer wieder, meine Tochter in schwierigen Situationen aufzubauen. Dann verließ sie trotz Neurodermitisschub gutgelaunt die Praxis, auf jeden Fall in einer viel besseren Stimmung als zuvor. Auch unser Allergologe wandte sich in den Gesprächen direkt an unsere Tochter, fragte gezielt nach und zeigte gerade in der Pubertät viel Verständnis, als die Therapietreue etwas nachließ. Für uns waren das sehr positive Erfahrungen und fast schon „schöne" Arztbesuche.

Eine „lebensgefährliche" Ernährungsberatung

Aber es gab auch andere, weniger positive Erlebnisse mit Behandlern. Als unsere Tochter das erste Mal auf Erdnüsse allergisch reagierte, bestätigte auch ein Test die Allergie. Die Ergebnisse waren eindeutig: Diese Hülsenfrüchte waren ab jetzt tabu für sie. Unser Speiseplan musste entsprechend angepasst werden, um eine weitere Reaktion zu vermeiden. Wir machten einen Termin bei einer Ernährungsberaterin. Da dachte ich noch: Das ist schnell erklärt, in welchen Lebensmitteln Erdnüsse enthalten sind.

Und dann meiden wir in Zukunft eben die paar Nahrungs-mittel wie Erdnussriegel, Erdnussöl oder Flips. Doch mein Optimismus (oder auch meine Naivität) schwanden mit jeder Minute des Gesprächs.

Die Ernährungsberaterin warnte mich, ich müsse Erdnüsse nicht nur als Zutat meiden, sondern überall mit (unbeabsichtigten) „Spuren" rechnen, vor allem in loser Ware wie Teilchen oder Kuchen. Ich wurde immer unsicherer. Sie sagte mir, unsere Tochter werde niemals in einer Bäckerei etwas kaufen können, das sei einfach zu gefährlich. Und auch wenn sie später als junge Erwachsene (unsere Tochter war damals drei Jahre alt) neben jeman-dem säße, der eine Schokolade mit Erdnüssen äße, müsse sie mit einer allergischen Reaktion rechnen. Sie prognos-tizierte ein Leben voller Probleme. Zum Schluss sagte sie, mir müsse klar sein, dass meine Tochter in ständiger Lebensgefahr schwebe. Ich war geschockt und auch ein-geschüchtert, als ich ihre Praxis verließ. Meine Tochter in ständiger Lebensgefahr? Ein Alptraum. Leider hat sich dieser Satz bei mir tief eingeprägt. Das machte das Thema „Loslassen" auf keinen Fall leichter.

Sicher hat die Ernährungsberaterin grundsätzlich recht, was die Fakten betrifft. Ja, ein loses Mandelteilchen vom Bäcker kann versehentlich Erdnüsse enthalten und die Sorge vor einer allergischen Reaktion ist berechtigt (zum Glück ändert sich das ja gerade, denn auch bei losen Zutaten müssen die Allergene nun ausgewiesen sein, bleibt noch das Problem der unbeabsichtigten „Spuren", Abschn. 4.3). Und sie wollte mir sicher mit ihrer Bemerkung das Risiko im Alltag bewusst machen. Das verstehe ich auch, aber statt beruhigt, war ich besorgt.

Als Eltern will man wirklich nicht hören, dass das eigene Kind ständig in Lebensgefahr ist.

Und trotz dieser „Bedrohung" kann man mit einer Lebensmittelallergie ein (fast) „normales" Leben führen, sicher mit ein paar Einschränkungen, aber die sind zu bewältigen. Unsere Tochter jedenfalls kauft in Bäckereien ein, noch immer keine Nussecken, aber Puddingteilchen schmecken auch.

Ich hätte mir gewünscht, dass die Ernährungsberaterin mir Mut gemacht und mich unterstützt hätte. So etwas wie „Das schaffen Sie schon!" oder „Wenn Sie vorsichtig sind, ist das Risiko einer allergischen Reaktion gering". Das hätte uns damals mehr geholfen.

Ärzte als Propheten: Einmal Allergiker – immer Allergiker

Unsere damals fünfjährige Tochter hatte einen Termin beim Arzt und wir sprachen über die Chancen, dass ihre Allergie irgendwann verschwindet. Zugegeben: als Mutter will man natürlich hören, dass es besser wird. Die Hoffnung hatte ich zumindest. Der behandelnde Arzt gab mir auf meine Frage in Gegenwart meiner Tochter die trockene Antwort: „Einmal Allergiker, immer Allergiker". Mehr nicht. Ende des Gesprächs.

Auch wenn das grundsätzlich stimmt, so gibt es doch viele allergische Patienten, die ohne Beschwerden mit ihrer Allergie leben. Es wäre schöner, etwas Aufbauendes zu erfahren. Zum Beispiel, dass sich die Allergie in den meisten Fällen bessert und dass die Chancen dafür gut stehen (und das ist ja Fakt). Auch bei meiner Tochter verlief die Allergiekarriere klassisch und wurde stetig besser.

Die Allergien sind noch da, insofern stimmt die Aussage, aber einige Lebensmittelallergien sind verschwunden, von der Neurodermitis nur kleine Ekzeme geblieben und der Heuschnupfen ist kaum noch Thema. Eher: Einmal allergisch, immer weniger allergisch. Für mich ist es unverständlich, warum Ärzte Hoffnung im Keim ersticken. Denn wie es ausgeht, weiß am Ende keiner, auch der Allergologe nicht.

Wie viele andere Patienten mit Neurodermitis hat auch unsere Tochter neben der empfindlichen Haut immer mal wieder Hautinfektionen. Da die Hautbarriere so durchlässig ist, haben Bakterien leichtes Spiel und eine kleine aufgekratzte Stelle kann sich schnell entzünden. Klimawechsel, ein Infekt oder viel Sonne – und schon ist es passiert. Einmal mussten wir an einem Wochenende eine Notfallpraxis aufsuchen. Ein freundlicher junger Kinderarzt begrüßte uns, war aber offenbar sehr unerfahren in der Behandlung von Neurodermitis. Er untersuchte mehrfach, holte dann zusätzlich Rat von einer Kollegin, die beiden besprachen sich, wie die weitere Therapie aussehen könnte und verschrieben eine spezielle Salbe. Zum Schluss nahm der nette Kinderarzt meine Tochter aber nochmals genau unter die Lupe und meinte nur ganz freundlich, er habe ja schon einige Kinder mit Neurodermitis gesehen. „Aber Du, du bist wirklich schlimm betroffen!", so seine Bemerkung. Ich war fassungslos und meine arme Tochter sah auch mehr als irritiert aus.

Sicher wollte er Mitgefühl zeigen, aber das ging schief. Das ist einfach nicht der richtige Satz für ein 12-jähriges Kind, das seine Neurodermitis auch nicht gerade toll findet. Wie kann ein Kinderarzt so etwas sagen? Ich hätte ihm

Rückmeldung geben müssen, aber auch ich war so irritiert in diesem Moment, dass mir nichts mehr einfiel. Meiner Tochter habe ich gesagt, dass sie es nicht so ernst nehmen solle, dass der Arzt es bestimmt nicht so gemeint habe.

Ich würde mir wünschen, dass sich (Kinder-)Ärzte und Therapeuten sensibler äußern und nicht nur den medizinischen Aspekt im Auge haben, die Krankheit, sondern auch das Kind oder den Jugendlichen dahinter, den Menschen mit seinen Gefühlen. Und der braucht in so einer Situation nicht den Tunnelblick auf seine Krankheit, sondern positive und aufbauende Worte, denn die sind ein erster Schritt in Richtung Genesung.

11.2 Und das hilft: Tipps & Tricks

Arztbesuch: Sprich mit mir!

Und das ist auch schon der erste Tipp: Schön wäre es, wenn (manche) Ärzte Kinder nicht nur als Patienten, sondern auch als Menschen wahrnehmen. Und noch besser, wenn sie sie überhaupt wahrnehmen. Denn oft reden Ärzte kaum mit dem Kind, gerade wenn es um die Diagnose oder Therapie geht, richtet sich der Arzt nur an die Eltern. Wird das Arztgespräch geführt, ohne die Kinder zu beteiligen, fühlen sie sich immer weniger angesprochen, hören dann auch nicht mehr zu. Die Folge ist, dass sie nicht so gut über ihre Allergie informiert sind und sich auch für die Behandlung weniger zuständig fühlen.[1] Vor

---

[1]AAK (2013, S. 25).

allem Jugendliche leiden darunter, wenn sie nicht einbezogen werden und sich in der Rolle des Zuschauers wiederfinden. Auf der anderen Seite aber fürchten sie gleichzeitig, sich mit Fragen lächerlich zu machen. Der Arzt sollte sie ermutigen, ihre Sichtweise der Erkrankung zu schildern, die nebenbei auch wertvolle Hinweise für die anschließende Behandlung geben kann.

Besonders die Zeit der Pubertät kann in Bezug auf die chronische Erkrankung schwierig sein, da viele Jugendliche die Therapie nicht mehr so ernst nehmen, teils verweigern oder sich risikoreicher verhalten, was eine Verschlechterung der Allergie zur Folge haben kann. Um sie wieder stärker einzubinden, können Jugendliche auch mal alleine mit dem Arzt ein Gespräch führen, ohne die Eltern. So kann man den Übergang in die Rolle des zunehmend erwachsenen Patienten vorbereiten.[2] Auch der Einsatz von neuen Medien wie Apps etc. kann die Therapietreue unterstützen und die Jugendlichen motivieren, sich besser über ihre Allergie zu informieren.

Auf jeden Fall ist eine offene (altersgerechte) Kommunikation über die Erkrankung für die Gesundheit förderlich. Denn ein gutes Gespräch schafft eine positive Bindung zum Arzt und damit auch eine Basis für die Behandlungsmaßnahmen. Das ist besonders bei chronisch kranken Kindern und Jugendlichen wichtig, denn sie müssen ja über einen längeren Zeitraum (oder sogar dauerhaft) eine Therapie anwenden. Und das funktioniert nur, wenn sie dem Arzt auch vertrauen und er sie von der

---

[2]Damm L et al. (2014, S. 111).

Notwendigkeit der Behandlung überzeugen kann. Voraussetzung dafür ist eine gute Beziehung zwischen beiden Seiten. Der Arzt sollte freundlich sein, sich für den Patienten interessieren, erfahren sein und auf das achten, was den Patienten besorgt und genau hinhören, was er sagt. Nicht zuletzt sollte er sich nicht zu dominant verhalten, sondern mit den Eltern und dem Kind im Hinblick auf die Therapie zusammenarbeiten.[3]

Wahrsagerei: die Macht der Worte

Wichtig ist die Wortwahl des Arztes oder Therapeuten im Gespräch mit jungen Patienten, denn die Familie ist in einer schwachen Position. Sie braucht Hilfe für ihr Kind, ist möglicherweise beunruhigt, hilflos oder verängstigt, vielleicht sogar in einem emotionalen Ausnahmezustand. Krankheit verändert auch die Wahrnehmung, Ereignisse werden plötzlich anders interpretiert und nicht immer sachlich analysiert. Jedes Wort wird auf die Goldwaage gelegt.[4] Negative Formulierungen können ungünstig nachwirken und Selbstheilungskräfte schwächen. Manche Ärzte merken gar nicht, wie verletzend oder belastend ihre Äußerungen sein können. Positive ärztliche Botschaften dagegen können eine Heilung beschleunigen und vor Rückfällen schützen.[5]

Eine gute Kommunikation hilft sogar, den Inhalt des Gesprächs besser zu verstehen und sich zu merken. Mut und Hoffnung: Das ist das, was Kranke brauchen, denn

---

[3]Damm L et al. (2014, S. 111).
[4]Hülleman K-D (2013, S. 53).
[5]Hülleman K-D (2013, S. 19).

eine Krankheit muss auch psychisch bewältigt werden. Ärzte sollten besonders vorsichtig mit Prognosen sein. Es ist besser, eine Einschätzung der jetzigen Situation zu geben und festzustellen, was schon gut klappt (Asthmaanfälle sind weniger geworden, Haut hat sich schon gebessert) als Aussichtslosigkeit zu verbreiten (wird nie wieder im Leben Nüsse essen können, wird ein Leben lang Probleme mit der Haut haben). Angstwörter („schmerzhaft", „weh tun" etc.) sollten Ärzte aus ihrem Repertoire genauso streichen wie zu mitleidige Kommentare („Du Arme, das sieht ja furchtbar aus!"). Auch wenn es hier um ehrliches Mitgefühl geht, so verstärkt ein solcher Kommentar nicht nur negative Gefühle, sondern auch die Hoffnungslosigkeit beim Patienten („Wenn es so schlimm ist, werde ich bestimmt nicht mehr gesund") und ist für die Heilung kontraproduktiv.

200.000-mal „Nein" für Kinderohren

Das Wort „nicht" gehört zu den am meisten verwendeten Wörtern in der deutschen Sprache. Kinder und Jugendliche hören bis zu ihrem 18. Lebensjahr etwa 200.000-mal das Wort „Nein".[6] In der Regel wird es in Verbindung mit Verboten ausgesprochen. Ein „Nein" weckt negative Gefühle, auch wenn es in einem positiven Zusammenhang verwendet werden kann („Komplikationen sind *noch nicht* vorgekommen"). Denn an was man sich erinnert, ist das Wort „Komplikation" und was bleibt, ist ein ungutes Gefühl... Ärzte sollten darauf achten, eher positive statt negative Begriffe zu verwenden. Statt von „keinen

---

[6]Kölfen W (2013, S. 79).

Komplikationen" zu sprechen, kann man sagen, dass die „Therapieerfolge bisher sehr gut sind". Statt „Notfallset" etwa „Soforthilfe-Set", statt „das wird jetzt sehr weh tun" besser „das geht schnell vorbei"; nicht „das Medikament hat sehr viele Nebenwirkungen", sondern „die meisten Patienten vertragen das Medikament sehr gut".

Auch eine klare, deutliche Sprache ist wichtig und hilft dem Patienten, dem Gespräch besser zu folgen. Viele verstehen unverständliche medizinische Fachbegriffe und ärztliches Kauderwelsch nicht und empfinden das teilweise sogar als unheimlich und bedrohlich.[7] Schlimmstenfalls können solche Fachtermini Angst einflößen und so zu einer Verschlechterung des Gesundheitszustands führen. Deshalb sollten Sie im Gespräch dem Arzt eine Rückmeldung geben, wenn Sie etwas nicht verstehen oder eine Aussage Sie sehr verunsichert. Auch Kinder können lernen nachzufragen.

Neben den Worten beeinflusst auch die Sprachmelodie die Botschaft des Arztes. Ebenso transportieren Gestik, Mimik und Körperhaltung fast noch mehr Information als die reine Wortebene. Eltern sollten ebenfalls ihre Botschaften überprüfen, nicht allzu sorgenvoll schauen, sondern möglichst für eine positive und hoffnungsvolle Stimmung sorgen.

Neben der Sprache gibt es noch etwas anderes mit Heilpotenzial: Humor. Das Kind kann der Krankheit zum Beispiel einen Namen geben und damit Distanz schaffen.[8] Vor allem, wenn ein Zustand nicht zu ändern ist, gibt das der Situation etwas mehr Leichtigkeit (z. B. Wenn Asthma-„Alfred" mich heute wieder ärgert, bekommt er Hausarrest).

---

[7]Hüllemann K-D (2013, S. 29).
[8]Hüllemann K-D (2013, S. 113 f.).

Wer herzhaft lacht, bringt Körper und Geist in Harmonie, das hat positive Effekte auf den Seelenzustand. Und das kann ein wichtiger Impuls für den Heilungsprozess sein.[9]

Die Top-Tipps für das Arzt-Patienten-Gespräch
Darauf sollten Patienten achten:

- Offen über die Allergie sprechen
- Jugendliche evtl. allein mit dem Arzt sprechen lassen
- bei Unklarheiten nachfragen
- dem Arzt sagen, wie man sich fühlt, Missverständnisse oder Unklarheiten direkt ansprechen
- auch Belastungen erwähnen
- dem Arzt Rückmeldung über das Gespräch geben

Darauf sollten Ärzte achten:

- Das Kind in das Arztgespräch mit einbeziehen, altersgerecht und direkt ansprechen
- auf die Wortwahl achten, positiv formulieren – wenig Verneinungen
- Patienten möglichst ausreden lassen
- das Gespräch nicht nur auf das Medizinische reduzieren, auch Belastungen ansprechen
- sich beim Gespräch in die Augen schauen
- keine Ängste schüren
- die Macht der Worte bedenken: Sie können die Heilung fördern

Gilt für beide Seiten:

- Sich respektvoll im Gespräch begegnen und sich gegenseitig ernst nehmen

---

[9]Kabat-Zinn J (2013, S. 233).

11.3 Fakten: Kommunikation zwischen Arzt und Patient

Schon Hippokrates, der berühmte Arzt der Antike, hatte die Vorstellung, dass der Mensch als Ganzes zu sehen ist. Der „Vater der Heilkunde" behandelte nicht nur die Krankheit seiner Patienten, sondern versuchte, auch die natürlichen Heilkräfte seiner Patienten zu stärken. Neben Ernährung, pflanzlichen Arzneien oder der Lebensweise zählte dazu auch – das Wort. „Es ist vernünftig zu erwarten, dass er (der Arzt) vor der Macht des Geistes, Krankheiten zu überwinden, Achtung hat." (Hippokrates).

Sprache kann als ein sehr wirksames „Medikament" angesehen werden. „Drei Minuten gutes Gespräch ersetzen mindestens ein Medikament."[10] Wie mächtig das Wort für die Heilung ist, lässt sich auch wissenschaftlich belegen. In einer niederländischen Studie mit mehr als 5000 Teilnehmern ging es um die Auswirkung der ärztlichen Kommunikation auf das Schmerzempfinden. Konnte der Arzt eine positive Wirkung des Medikamentes vermitteln („Mit dem Medikament werden die Schmerzen nachlassen"), dann hatten die Patienten weniger Schmerzen. Löste er dagegen eine negative Erwartungshaltung aus, dann verschlimmerten sich die Symptome sogar.[11] Eine andere britische Studie kam zu dem Ergebnis, dass es eine Rolle für den Heilungsverlauf spielt, wie zufrieden ein Patient

---

[10]Zitat: Kölfen W (2013, S. 25).

[11]Mistiaen P et al. (2016), http://onlinelibrary.wiley.com/doi/10.1002/ejp.797/ abstract; aufgerufen am 02.10.2018.

die Arztpraxis verlässt. In dem Fall ging es um Patienten mit Halsschmerzen. Wer mit seinem Arzt zufrieden war, wurde, mit den gleichen Beschwerden, anderthalb Tage schneller gesund als die Patienten, die die Praxis unzufrieden verließen.

Nebenwirkungen können sich auch im Kopf abspielen

Zählt ein Arzt sämtliche Nebenwirkungen eines Medikaments ausführlich auf, steigen die Chancen, dass ein Patient genau unter diesen Nebenwirkungen leiden wird. Auch die Internetsuche nach negativen Begleiterscheinungen kann zum Auftreten unerwünschter Beschwerden führen. Wenn allein der Glaube daran krankmacht, spricht man vom Nocebo-Effekt.[12] Und der lässt sich sogar neurobiologisch nachweisen, mit Effekten auf der körperlichen Ebene: Der Blutdruck steigt, das Schmerzempfinden und auch die Schweißproduktion verändern sich.

Angesichts der negativen Erwartung schüttet der Körper bestimmte Endorphine (körpereigene Opioide mit morphinartigen Eigenschaften) nicht mehr aus, der Patient wird schmerzempfindlicher. Für den Schmerz zuständige Hirnregionen werden sogar aktiviert, und das obwohl ja real kein aktiver Schmerzreiz ausgelöst wurde. Die Erwartungshaltung, die Nebenwirkungen zu bekommen, führt dazu, dass sie tatsächlich auftreten. Ärzte sind verpflichtet, im Gespräch alle möglichen Risiken aufzuzählen.

---

[12]Schöps C (2017, S. 15).

Doch es sollte abgewogen werden, welche Informationen für den Patienten wirklich wichtig sind und welche ihm eher schaden können – ein Dilemma.

Obwohl Worte den Heilungsverlauf so stark beeinflussen können, bleibt für die „sprechende Medizin" im Praxisalltag kaum Zeit. Bis zu 300.000 Gespräche mit Eltern und Patienten führt ein Kinder- und Jugendarzt in seinem Berufsleben, täglich sind das etwa 20 bis 60 Kontakte.[13] Im Schnitt dauern diese Gespräche bei den meisten Ärzten zwischen zwei und zehn Minuten, wenn sie unkomplizierte Erkrankungen wie eine Bronchitis erklären.[14] Dabei stört nicht nur die kurze Gesprächsdauer, es geht auch um die Gesprächsgestaltung, und da reden Arzt und Patient in diesen wenigen Minuten offenbar aneinander vorbei. Denn 38 % der Eltern gehen unzufrieden aus einem solchen Gespräch nach Hause, sie fühlen ihre Meinung zu der Behandlung ihrer Kinder nicht genügend berücksichtigt. 46 % gaben an, dass sie nicht verstanden haben, was der Arzt ihnen eigentlich sagen wollte.[15] Stellt ein Arzt im Gespräch eine Diagnose, erinnert sich der Patient in den meisten Fällen nur an 10 % des Gesagten. Dabei sollte vor allem bei Kindern berücksichtigt werden, wie weit sie sich und ihren Körper in Bezug auf Gesundheit und auch Krankheit schon einschätzen können.

---

[13]Kölfen W (2013, S. 2, 5, 37).
[14]Kölfen W (2013, S. 37).
[15]Kölfen W (2013, S. 18).

Kinderperspektive: Viren als Bösewichte und Spritze als Strafe?

Der Schweizer Entwicklungspsychologe Jean Piaget hat die grundsätzliche Entwicklung von Kindern und Jugendlichen in vier verschiedene Phasen eingeteilt: 0–2 Jahre, 2–6 Jahre, 7–11 Jahre und 11 Jahre und älter.

In der jüngsten Gruppe bis zwei Jahre fehlt noch die Vorstellung davon, was eine Erkrankung ist. Da die Sprache noch nicht entwickelt ist, können die Eltern bei Beschwerden nur trösten, beruhigen oder ablenken. In der Gruppe zwei bis sechs Jahre ist für die Kinder Gesundheit etwas Positives, sie können all das tun, wozu sie Lust haben. Allerdings fällt es ihnen noch schwer zu verstehen, dass sie an einer chronischen Krankheit leiden. Zudem können sie die Absichten einer Therapie oft nicht nachvollziehen, sehen nur ihren eigenen Blickwinkel. Gibt der Arzt ihnen eine Spritze, interpretieren sie das vielleicht als Bestrafung, als Folge einer Regelüberschreitung oder sehen in dem Arzt einen Bösewicht. In dieser Phase tendieren chronisch kranke Kinder dazu, sich eine Mitschuld an der Erkrankung zu geben. Wichtig ist, ihnen zu vermitteln, dass sie der Allergie nicht ausgeliefert sind, sondern aktiv etwas dagegen tun können.

In diesem Alter verstehen sie auch bereits, wie und wann sie eincremen oder inhalieren müssen. Allerdings ist es noch viel zu früh, um Verantwortung für die Therapie zu übernehmen. Hilfreich können Handpuppen oder Kuscheltiere sein, die statt der Eltern zu den Kindern sprechen oder selbst eine Allergie haben und eincremen und inhalieren müssen. Gelingt es, das als Ritual einzuführen und hat die Therapie einen festen Platz im Tagesablauf, ist sie leichter durchzuführen.

Ab etwa sieben Jahren verstehen Kinder, dass sie an einer chronischen Erkrankung leiden und können sich nach bestimmten Regeln verhalten. Sie sind nun schon in der Lage, Situationen zu meiden, die sich negativ auf ihre Gesundheit auswirken. Sachliche Erklärungen zu einfachen körperlichen Mechanismen können sie schon gut nachvollziehen (Kratzen lindert den Juckreiz, aber wer kratzt, schädigt die Haut, die verletzte Haut juckt wieder etc.). Außerdem beziehen sie den Grund für die Erkrankung weniger auf sich, jetzt kommen die Bösewichte von außen: Bakterien oder Viren. Schuldgefühle werden daher weniger.

Mit etwa 12 Jahren beginnen Kinder Zusammenhänge zu erkennen.[16] Sie können nachvollziehen, dass verschiedene Faktoren Krankheiten verursachen können, und begreifen, wie sie entstehen, dass es eine Kombination aus eigenem Verhalten, Psyche, Krankheitserregern oder Immunschwäche sein kann. Sie lernen, Auslöser zu erkennen und zu meiden. Sie verstehen, dass nur ein Teil des Körpers (die Haut, die Atemwege) krank ist, andere Teile des Körpers aber durchaus gesund sein können. Es gelingt ihnen, Argumente auch aus einer anderen Perspektive als der eigenen zu sehen. Jetzt ist die Zeit, die Selbstständigkeit und Eigenverantwortung zu fördern.

Ab dem 12. Lebensjahr kommt das abstrakte Denken dazu.[17] Die Kinder können Abläufe in Gedanken durchspielen und auch komplexere Überlegungen erfassen. Das

---

[16]Henning K (2013, S. 37).
[17]FAAK (2014, S. 21).

hat Auswirkungen auf ihr Verständnis von Krankheit, das nun dem von Erwachsenen ähnlicher wird. Die Jugendlichen wissen nun, welches Verhalten für sie schädlich oder gesundheitsfördernd ist, können nachvollziehen, welche Therapie empfohlen wird und warum. Doch wenn das Verständnis für diese Informationen da ist, kommt die Pubertät dazwischen und sorgt dafür, dass sich das Handeln der Jugendlichen nicht immer nach ihrem Wissen richtet. Gerade bei Jugendlichen spielen andere Faktoren eine Rolle, wie z. B. die Meinung von Gleichaltrigen, Angst vor Ablehnung oder Stimmungsschwankungen, und können die Therapiebereitschaft stark beeinflussen.

Das Arztgespräch ist eine Sache von Sekunden

Ärzte empfinden Gespräche mit Eltern oft als anstrengend und herausfordernd. Sicherlich ist der Zeitdruck in der Praxis oder Klinik bei vielen Medizinern ein Grund, warum diese Gespräche nicht zufriedenstellend verlaufen. Schon nach 10 bis 20 Sekunden unterbrechen Ärzte ihre Patienten aus Sorge vor endlosen Ausführungen. Doch die ist meist unbegründet, in der Regel brauchen Patienten 90 Sekunden, um ihr Anliegen vorzubringen. Wenn der Arzt ihnen allerdings ins Wort fällt, entgehen ihm Hinweise oder Informationen, die vielleicht für die Diagnose oder Therapie von Nutzen sein können. Die schnelle Unterbrechung im Gespräch spart demnach keine Zeit.[18] Das spiegelt sich auch in einer Studie wider: Danach bewerten Eltern im Vergleich die fachliche Kompetenz der

---

[18]Schöps C (2017, S. 10).

Ärzte deutlich besser als die persönliche Zuwendung oder Kommunikationsfähigkeit des Arztes.[19]

Dabei könnte mit den richtigen Fragen und einer positiven Wortwahl ein Gespräch auch besser gelenkt werden. Doch Kommunikation ist noch ein sehr neues Fach in der Ärzteausbildung. Erst seit 2012 steht es auf dem Lehrplan und wird mittlerweile in Prüfungen abgefragt. Die Gesprächsführung von Medizinern bekommt – endlich – einen höheren Stellenwert.

Ein Arzt-Patienten-Gespräch sollte respektvoll und vertrauensvoll geführt werden, denn eine Begegnung auf Augenhöhe ist bedeutsam für den Heilungsprozess.[20] Gelingt es dem Arzt, das Vertrauen seines Patienten zu gewinnen und ihm damit Zuversicht und Hoffnung zu vermitteln, dann hat das eine positive Wirkung auf die Selbstheilungskräfte, der „innere Arzt" wird geweckt.[21] In Gehirn-Scans konnte nachgewiesen werden, dass Hoffnung gezielt Areale im Gehirn aktiviert, die das Hormon Oxytocin ausschütten, das Vertrauen schafft und auch gegen Stress wirkt.

Was wir denken und was wir fühlen, hat eine direkte und nachhaltige Wirkung auf unsere Lebensqualität und auf unsere Gesundheit. Es geht nicht nur um die rein medizinische Versorgung, sondern auch um die Berücksichtigung psychologischer und sozialer Aspekte der Erkrankung. Es geht nicht nur um die reine Information,

---

[19]Kölfen W (2013, S. 18).
[20]Kabat-Zinn J (2013, S. 224 ff.).
[21]Michalsen A (2017, S. 48).

sondern auch um wechselseitiges Verständnis und Vertrauen. Der Arzt sollte kein Gegner sein, sondern zum Verbündeten werden, denn besonders bei chronischen Erkrankungen wird er vielleicht zu einem langjährigen Begleiter des Patienten. Gute Kommunikation zwischen Arzt und Patient ist der erste Schritt in Richtung Gesundheit.

Literatur

Arbeitsgemeinschaft allergiekrankes Kind (AAK) (2013) Damit Kinder stark werden. 1. Allergieforum Wesel 9.12.2013, Herborn.

Damm L, Leiss U, Habeler U (2014) Kommunikation mit chronisch kranken Kindern und Jugendlichen. In: Damm L, Leiss U, Habeler W, Habeler U (Hrsg) Ärztliche Kommunikation mit Kindern und Jugendlichen. LIT, Wien, Münster, S. 107–116.

Kölner Förderverein für das Allergie- und Asthmakranke Kind (FAAK) (2014) Kölner Neurodermitis-Schulung „hautnah". Begleitinformation zum Kurs „Schulung für Eltern".

Henning K (2013) Anaphylaxie – Belastungen für die Familie. In: Arbeitskreis Allergologie- und Anaphylaxieschulungen Hannover e.V. (Hrsg). Anaphylaxiehandbuch Hannover, S. 30-45.

Hüllemann K-D (2013) Patientengespräche besser gestalten. Gebrauchsanleitung für helfende Kommunikation. Carl-Auer, Heidelberg.

Kabat-Zinn J (2013) Gesund durch Meditation. Das große Buch der Selbstheilung mit MBSR. Droemer Knaur, München.

Kölfen W (2013) Ärztliche Gespräche, die wirken. Erfolgreiche Kommunikation in der Kinder- und Jugendmedizin. Springer, Berlin, Heidelberg.

Michalsen A (2017) Heilen mit der Kraft der Natur. 8. Aufl. Insel, Berlin.

Mistiaen P, van Osch M, van Vliet L, Howick J et al (2016) The effect of patient–practitioner communication on pain: a systematic review. Eur J Pain 20: 675–688.

Schöps C (2017) „Hören Sie mich, Doc?" Die Zeit Doctor. Alles, was der Gesundheit hilft. November 2017, Nr. 4, Die Zeit Nr. 46, Zeitv Hamburg, S. 8–17.

Hilfreiche Links

https://www.allergieinformationsdienst.de/fileadmin/ALLERGIE-INFO/Service/Downloads/Checkliste_Arztbesuch_V3.pdf (Checkliste Kommunikation mit Allergologen).

https://www.gesundheitsinformation.de/.

https://washabich.de/ (übersetzt Befunde in verständliche Sprache).

12

KOMPLEMENTÄRMEDIZIN UND NATURHEILVERFAHREN

12.1 Die etwas andere Therapie: Kügelchen und chinesische Kräuter

Auch wir haben, wie viele andere in der Situation auch, nach alternativen Heilmethoden gesucht und sie ausprobiert, vor allem in den ersten Jahren, als die Neurodermitis bei unserer Tochter noch sehr ausgeprägt war. Trotz schulmedizinischer Behandlung gab es aus unserer Sicht keine dauerhafte Besserung. So hofften wir auf die unterstützende Wirkkraft der Naturmedizin, neben der laufenden ärztlichen Therapie. Denn das war uns wichtig, das Beste aus beiden Bereichen zu kombinieren.

© Springer-Verlag GmbH Deutschland, ein Teil von
Springer Nature 2019
D. Halm, *Total allergisch – na und?*,
https://doi.org/10.1007/978-3-662-57272-6_12

Wir versuchten Laserohrakupunktur, Kinesiologie, Ernährungsumstellung (weniger Zucker), Öl-Kapseln – ohne sichtbare Erfolge. Bei der homöopathischen Behandlung machten wir sehr unterschiedliche Erfahrungen, mal halfen die Kügelchen offenbar und die Haut wurde besser, mal passierte gar nichts. Für uns war die Wirkung der homöopathischen Globuli schwer einzuschätzen.

Durch Zufall entdeckte ich die Traditionelle Chinesische Medizin, für uns ein neues Kapitel der Naturheilkunde. Unsere Tochter trank nun regelmäßig chinesische Kräutertees, meist eine dunkle, braune Brühe, die sehr ungewöhnlich roch und auch so schmeckte. Regelmäßig kochte ich die Mischungen aus Pflanzenteilen, Samen oder Wurzeln. Mit einem Gummibärchen in der linken Hand als Belohnung und einer Tasse Tee in der rechten begann die Therapie „*East meets West*". Mit der Zeit gewöhnte sie sich an das „chinesische Gebräu" und ich beobachtete eine positive Änderung, langsam, aber stetig ließ der Juckreiz nach, die Haut war nicht mehr so trocken, unserer Tochter ging es besser.

Ich berichtete unserem behandelnden (schulmedizinischen) Arzt davon, der allerdings glaubte nicht an einen Zusammenhang zwischen dem guten Hautzustand und der chinesischen Kräutertherapie. Er vermutete eher einen zeitlichen Zufall und schob die Besserung auf den natürlichen Verlauf der Erkrankung. Ihn sahen wir nun nicht mehr so häufig, denn die Haut war so gut, dass wir uns nur noch zu Kontrollterminen trafen.

Ob allein die chinesischen Kräuter zu dem guten Hautzustand geführt haben? Schwer zu sagen und nicht nachweisbar, auch weil wir weiter schulmedizinisch behandelt haben. Für mich allerdings war der Zusammenhang eindeutig und bis heute haben wir immer wieder positive Erfahrungen mit der Traditionellen Chinesischen Medizin gemacht, vor allem in Bezug auf die Neurodermitis. Das sind aber unsere sehr persönlichen Erlebnisse mit dem Thema „Naturheilverfahren".

Und das hilft: Tipps & Tricks
Naturmedizin auf dem Prüfstand

Viele Patienten mit Allergien suchen neben der Schulmedizin nach alternativen bzw. ergänzenden Behandlungsmethoden, um die Symptome der chronischen Erkrankung zu lindern. Auch der Wunsch nach einem ganzheitlichen Ansatz, einer nebenwirkungsarmen Therapie und Verbesserung der Lebensqualität steht da im Vordergrund. Das Angebot an Naturheilverfahren ist fast unüberschaubar. Hinzu kommt, dass es nur wenige aussagekräftige Studien zur Wirksamkeit dieser Methoden gibt. Daher ist der Einsatz von Naturheilverfahren teilweise umstritten, es gibt Befürworter genauso wie Gegner. Ich beschränke mich deshalb hier auf die bekanntesten Methoden wie die Traditionelle Chinesische Medizin und die Homöopathie sowie bewährte Verfahren aus der klassischen Naturheilkunde.

Traditionelle Chinesische Medizin (TCM)

Die TCM ist eine über 2000 Jahre alte chinesische Heilkunst, die auf fünf Säulen ruht: Akupunktur, Kräutertherapie, Ernährungslehre, Tuina-Massage und die Bewegungsmeditation Qi Gong bzw. Tai Chi. Danach fließt das „Qi", die Lebensenergie, durch den Körper über bestimmte Bahnen (Meridiane). Innere und äußere Einflüsse können diesen Energiefluss stören. Dazu zählen Faktoren wie Kälte, Zugluft oder Wärme, falsche Ernährung, aber auch seelische Belastungen oder Überanstrengung.[1] Das stagnierte oder fehlgeleitete „Qi" kann zu körperlichen Beschwerden und Krankheiten führen. So ist es das Ziel der TCM, das Gleichgewicht wiederherzustellen, um die Energie wieder fließen zu lassen. Vor allem chronische Erkrankungen lassen sich unterstützend behandeln. Der Therapeut fühlt den Puls und betrachtet die Zunge, um eine Diagnose zu erstellen. Jeder Patient erhält eine individuelle Therapie, besonders spezielle Kräuter(mischungen) und die Akupunktur gelten als wirksam.

Die **Akupunktur** gehört zu den häufig angewandten traditionellen Heilverfahren für bestimmte Krankheitsbilder, etwa Schmerzen. Dabei werden entlang der Meridiane Nadeln auf einzelne Akupunkturpunkte gesetzt, um die blockierte Energie wieder zum Fließen zu bringen. Die „Nadeltherapie" soll bei Heuschnupfen eine positive Wirkung haben. In Studien mit Erwachsenen, die unter einer ganzjährigen allergischen Rhinitis litten, besserten sich die Symptome um bis zu 80 %, der Verbrauch von Medikamenten sank und die Lebensqualität stieg. Die Effekte hielten auch Jahre nach den Akupunktursitzungen an.[2] Die World Health Organization (WHO) stuft die Akupunktur für die Behandlung von Heuschnupfen als wirksam und nachgewiesen ein, ebenso sieht sie positive

---

[1]Michalsen A (2017, S. 247).
[2]Ring J et al. (2010, S. 273 f.).

Effekte bei erwachsenen Patienten mit Asthma.[3] Für die Behandlung von Kindern liegen kaum Daten vor.

Bei der **Therapie mit chinesischen Kräutern** werden aus hunderten Substanzen (darunter Pflanzen, Wurzeln, Samen, Pilze oder mineralische Stoffe) individuell auf den Patienten abgestimmte Rezepturen hergestellt. Ein erfahrener Therapeut sollte die Diagnose stellen und die Behandlung überwachen, denn pflanzliche Arzneimittel können (schwere) Nebenwirkungen hervorrufen.

Studien zeigen durchaus positive Ergebnisse, etwa einen entzündungshemmenden Effekt. Bei Patienten mit Neurodermitis, die mit TCM-Kräutermischungen behandelt wurden, besserten sich die Symptome und sie benötigten weniger Medikamente.[4] Auch bei Jugendlichen und Erwachsenen mit Asthma reduzierten sich die Beschwerden, ebenso wie bei Patienten mit Heuschnupfen.[5] Allerdings sind die Studien noch nicht umfangreich genug, um den klinischen Einsatz der TCM-Kräuter für die Kinderallergologie zu empfehlen.[6]

Kräuterheilkunde (Phytotherapie)

Die Behandlung mit Heilkräutern (**Phytotherapie**) ist allerdings nicht nur Bestandteil der chinesischen Medizin, auch hierzulande werden Pflanzen bei der Therapie von allergischen Erkrankungen eingesetzt, meist in Form

---

[3]https://www.evidencebasedacupuncture.org/present-research/acupuncture-scientific-evidence/; aufgerufen am 20.09.2018.

[4]Ring J (2012, S. 155).

[5]Lange L et al. (2014, S. 139).

[6]Lange L et al. (2014, S. 139).

von Extrakten oder Tees. Bewährt haben sich Blätter der **Eukalyptuspflanze** (Eucalyptol), die vor allem die Symptome bei Asthma lindern und den Medikamentenverbrauch senken. Ein Extrakt aus der **französischen Meereskiefer** hat sich bei der Therapie von Kindern mit Asthma bewährt. Die Lungenfunktion besserte sich und der Einsatz von Notfallmedikamenten verringerte sich. Ingwer wird sehr oft in der Kräutertherapie verwendet, er soll bei Asthmabeschwerden helfen. Eine indische Kletterpflanze *(Tylophora indica)* ist als „Asthmakraut" bekannt, allerdings gibt es widersprüchliche Studien bezüglich der Wirksamkeit.[7] Auch ätherische Öle aus Pflanzen sind Bestandteil der Therapie von Atemwegsinfekten, denn sie wirken entzündungshemmend, antibakteriell, bronchienerweiternd oder schleimlösend (etwa Anisfrüchte, Campher, Fichtennadeln, Kamilleblüten, Pfefferminz- oder Salbeiblätter, Thymiankraut).

Borretschsamenöl und Nachtkerzenöl unterstützen die Behandlung von Ekzemen bei Neurodermitis. Gerbstoffe aus der Eichenrinde oder in schwarzem Tee wirken juckreizlindernd und entzündungshemmend.[8] Allerdings haben manche dieser Kräuter Nebenwirkungen und können Allergien auslösen. Sie sollten nur in Absprache mit einem Arzt angewendet werden.

Homöopathie

Die klassische Homöopathie basiert auf der Lehre des Arztes Samuel Hahnemann und ist mehr als 200 Jahre alt. Danach gilt als Ursache einer Erkrankung die Störung

---

[7]Lange L et al. (2014, S. 138).
[8]DAAB (2017, S. 19 f.).

der „Lebenskraft". Das Prinzip der Homöopathie lautet: Ähnliches wird mit Ähnlichem geheilt. Dahinter steckt die Vorstellung, dass eine Krankheit, die bestimmte Symptome hervorruft, durch eine Substanz behandelt werden kann, die bei Gesunden ähnliche Beschwerden auslöst. Die Homöopathie zählt zu den beliebtesten alternativen Verfahren, ihre Wirksamkeit ist allerdings umstritten.

Verabreicht werden sogenannte Globuli, das sind Streukügelchen aus Rohrzucker, die „Trägersubstanzen" für Wirkstoffe sind, es gibt auch Tropfen oder Salben. Um homöopathische Arzneimittel herzustellen, werden die entsprechenden Substanzen teilweise sehr stark verdünnt (potenziert) und mit Wasser oder Alkohol verschüttelt bzw. mit Milchzucker verrieben (Globuli).

In einer großen Studie wurden über acht Jahre 2700 Patienten befragt und beobachtet, die homöopathisch behandelt wurden. Darunter waren vor allem Erwachsene mit Heuschnupfen und Kinder mit Neurodermitis. Es zeigte sich, dass sich sowohl die Beschwerden als auch die Lebensqualität nach der homöopathischen Behandlung besserten und die Besserung auch anhielt. Die Patienten waren mit der Therapie zufrieden. Allerdings konnte nicht nachgewiesen werden, dass der positive Verlauf tatsächlich auf die homöopathische Behandlung zurückzuführen war. Das hatte verschiedene Gründe: Die Patienten nutzten auch andere Therapien und ein Placebo-Effekt (Schein-Effekt) konnte nicht ausgeschlossen werden. Vor allem bei der Bewertung klinischer Studien mit Kindern ließ sich nicht zweifelsfrei die Wirksamkeit der Homöopathie belegen.[9] Zu einem ähnlichen Ergebnis

---

[9]Lange L et al. (2014, S. 137).

kam ein internationales Netzwerk von Ärzten und Wissenschaftlern (Cochrane Collaboration), das mehrere Studien mit Asthmapatienten auswertete, die homöopathisch behandelt wurden. Danach konnte auch hier die Wirksamkeit nicht ausreichend belegt werden. Befürworter der Homöopathie zweifeln die Ergebnisse der Studien an.

Was die Natur sonst noch bietet

Als gesundheitsfördernde Techniken vor allem bei der Therapie von Atemwegserkrankungen gelten die **Atemtherapie** und die **Physiotherapie.** Sie können Schleim in den Bronchien lösen und den Brustkorb lockern. Spezielle Atemtechniken trainieren die Atemmuskulatur, vor allem die tiefe Bauchatmung wird eingeübt.[10]

Das Kneipp'sche Verfahren ist ein wirksames, ganzheitliches Naturheilverfahren, das neben Wechselbädern, Wassertreten und kalten Güssen eigentlich auch Bewegungs-, Ernährungs- und Heilpflanzentherapie umfasst. Bei der Wassertherapie sorgt der Wechsel von kaltem und warmem Wasser für eine bessere Durchblutung und stärkt das Immunsystem. Bei Neurodermitis kann das kalte Abduschen die körpereigene Produktion von Kortison ankurbeln und so die Haut stabilisieren.

Unter **Balneotherapie** (Bädertherapie) versteht man die Behandlung mit Wasser aus Heilquellen. Sie umfasst Trinkkuren, medizinische Bäder (mit Schlamm, Moor etc.) und Inhalationen. Sie wird oft kombiniert mit Kuren

---

[10]DAAB (2017, S. 24).

am Meer oder im Hochgebirge und eignet sich vor allem für Patienten mit Asthma und Neurodermitis. Auch die Wirkung der Sonnenstrahlen lässt sich gezielt einsetzen, sie haben einen lindernden Effekt bei entzündeter Haut (**Balneophototherapie**).

Eine **Ernährungstherapie** kann bei Lebensmittelallergien sinnvoll sein, um Auslöser zu meiden, sollte aber mit einer Ernährungsfachkraft abgesprochen sein. Vorsicht vor einseitigen oder pauschalen Diäten.[11] Bei Neurodermitis kann der Zufuhr von Gamma-Linolensäure helfen, es kommt vor allem in hochwertigem Leinöl vor, aber auch in Hanföl. Antioxidanzien fördern eine intakte Hautbarriere, sie sind in Heidelbeeren, Birnen, Äpfeln, aber auch in Brokkoli, Rote Beete und Avocado enthalten.[12] Empfehlenswert ist eine vollwertige Ernährung, unter Berücksichtigung der Allergieauslöser.

Entspannungsübungen und **Atemtechniken** können bei allergischen Erkrankungen Stress abbauen und den Krankheitsverlauf günstig beeinflussen, das gilt auch schon für Kinder (Abschn. 8.2).

Je nach Alter eignen sich **autogenes Training, progressive Muskelentspannung nach Jacobson, Meditation, Tai Chi, Qi Gong,** oder **Yoga,** viele Kinder mögen auch **Massagen.**

---

[11]DAAB (2017, S. 7).
[12]Brähler G (2018, S. 41).

Top-Tipps bei Naturheilverfahren

- Sprechen Sie geplante Naturheilverfahren mit Ihrem behandelnden Arzt ab
- Brechen Sie eine laufende (schulmedizinische) Therapie nie ohne Rücksprache mit Ihrem Arzt ab
- Suchen Sie sich einen kompetenten und vertrauensvollen Arzt oder Therapeuten, der Naturheilverfahren anwendet
- Klären Sie mögliche Risiken oder Nebenwirkungen der alternativmedizinischen Behandlung ab, nicht alle sind harmlos
- Seien Sie bei absoluten Heilsversprechen oder Geldforderungen misstrauisch
- Nehmen Sie sich Zeit, um sich über eine naturheilkundliche Therapie zu informieren und fragen Sie unabhängige Stellen (Verbraucherzentrale, DAAB etc.)
- Vorsicht: in Betroffenen-Foren gibt es auch „Fake-Profile", angeblich „Betroffene" werden vom Anbieter bezahlt, um einzelne Therapien zu loben
- Importierte pflanzliche Medikamente können belastet sein (z. B. mit Schwermetallen)

(Quelle: DAAB)

FAKTEN: Komplementärmedizin und Naturheilverfahren im Trend

Komplementärmedizin bedeutet „ergänzende Medizin" und ist ein Sammelbegriff für alternative Behandlungsverfahren. Das können Diagnose-, aber auch Therapieverfahren sein, die als Ergänzung oder Alternative zur wissenschaftlich orientierten Medizin (Schulmedizin) angewendet werden. Allerdings ist die Vielfalt der Bezeichnungen (Naturheilverfahren, Alternativmedizin,

Naturheilkunde oder Komplementärmedizin) verwirrend, denn darunter fallen teilweise etablierte therapeutische Verfahren wie die Akupunktur genauso wie Methoden, deren Wirksamkeit fraglich und nicht belegt ist. Etwa 120 unterschiedliche Verfahren werden angeboten.[13]

Die „ergänzende" Medizin eignet sich vor allem bei der unterstützenden Behandlung von chronischen oder unkomplizierten, leichten Erkrankungen (z. B. Infekte). Sie hat ihre Grenzen bei akuten Notfällen (z. B. Herzinfarkt oder Knochenbrüchen), die schulmedizinisch behandelt werden müssen. Und nicht immer ist die Naturheilmedizin sanft. Pflanzen zum Beispiel können Allergien auslösen oder Nebenwirkungen verursachen.

Etwa 50 % der Kinder und Jugendlichen in Deutschland haben schon Erfahrung mit Naturheilverfahren gemacht, bei den erwachsenen Patienten sind es etwa Zweidrittel. Die Zahl der Ärzte, die mit Komplementärmedizin behandeln, ist stark gestiegen, in den letzten 25 Jahren um das Dreifache.[14]

Dass der Trend zur Alternativmedizin anhält, hat verschiedene Gründe. Bei allergischen Erkrankungen ist der Leidensdruck hoch und die Lebensqualität der betroffenen Familien etwa durch nächtliche Juckreizattacken und Schlaflosigkeit stark eingeschränkt. Patienten sind trotz schulmedizinischer Behandlung ihrer Erkrankung nicht immer beschwerdefrei, eine Heilung im eigentlichen Sinne gibt es nur in den wenigsten Fällen (z. B. durch

---

[13]Ring J (2012, S. 154).
[14]DAAB (2017, S. 4).

eine Immuntherapie bei Heuschnupfen) oder es man-
gelt an ärztlicher Zuwendung. Patienten suchen nach
einer unterstützenden, „sanften" Therapie. Jeder zweite in
Deutschland glaubt, dass die alternative Medizin weniger
Nebenwirkungen hat und ganzheitlich ansetzt. 80 % sind
überzeugt, dass Naturheilkunde die Schulmedizin ergänzt
und kein Gegensatz ist.[15]

Placebo-Effekt: mehr Schein als Sein?
Doch wie steht es um die Wirksamkeit der Naturmedizin?
Einige therapeutische Verfahren wie die Akupunktur oder
Pflanzenheilkunde haben sich mittlerweile in der Schulmedizin etabliert, es gibt aber viele Naturheilverfahren, die
wissenschaftlichen Überprüfungen nicht standhalten und
deren „Wirkung" möglicherweise auf einen Placebo-Effekt
zurückgeht. Allein die Erwartung, dass die Behandlung
hilft, kann zu einer Besserung führen. Und das sollte nicht
unterschätzt werden. In einem Experiment in den USA
zeigte sich, dass die Beschwerden umso stärker zurück-
gingen, je mehr Zuwendung die Patienten bekamen.[16]
Auch dass sich naturheilkundliche Therapeuten oft mehr
Zeit für die Patienten nehmen, kann sich positiv auf den
Krankheitsverlauf auswirken. Um ein breiteres Spektrum an Therapien, eben auch aus der Naturheilkunde,
anbieten zu können, ist es wichtig, in wissenschaftlichen
Studien die Wirksamkeit dieser Methoden nachzuweisen.
An der Berliner Charité zum Beispiel wird untersucht, ob

---

[15]Dobos G (2012, S. 10).
[16]Michalsen A (2017, S. 48).

Osteopathie und Akupunktur die Neurodermitis positiv beeinflussen können.

An manchen Kliniken werden Alternativmedizin und Schulmedizin bereits in Kombination angeboten bzw. wird eine sogenannte „Integrative Medizin" praktiziert. Danach werden die Patienten nicht nur schulmedizinisch, sondern auch mit wissenschaftlich geprüften Naturheilverfahren behandelt, beide Richtungen gelten als gleichwertig. Ziel ist es, einen ganzheitlichen Ansatz zu entwickeln, der den Patienten in den Mittelpunkt stellt. Der Patient soll neben der konventionellen Therapie auch in Eigenstrategie Verantwortung für seine Gesundheit übernehmen, dazu muss er aktiv werden. Es geht darum, Selbstheilungskräfte zu mobilisieren und aus eigener Kraft gesund zu werden.[17] Ernährung, Entspannung, Bewegungstherapie, aber auch Umgang mit Stress und Achtsamkeitsübungen zählen dazu. Und die Kombination von asiatischen Heilverfahren und Kneipptherapie ist kein Widerspruch, sondern selbstverständlich.[18]

Statt Gegensatz zählt hier das Miteinander der unterschiedlichen Verfahren. Das ist ein sehr interessanter und vielversprechender Ansatz. Keine Entweder-oder-Medizin, sondern eine Medizin mit unterschiedlichen Blickwinkeln, die Hand in Hand geht, um dem Patienten eine fundierte und umfassende, eben die bestmögliche Therapie anbieten zu können. Dazu müssen Schulmedizin und Komplementärmedizin enger und besser zusammenarbeiten, besonders auf wissenschaftlicher Basis.

---

[17]Michalsen A (2017, S. 27).
[18]Esch T (2017, S. 209 f.).

Literatur

Brähler G (2018) Endlich nicht mehr kratzen. Welt am Sonntag, 11. März 2018, S 41.

DAAB (2017) Alternative Heilmethoden, Mönchengladbach.

Dobos G (2012) Chronische Krankheiten natürlich behandeln. Mein erfolgreiches Therapiekonzept. 1. Aufl. Zabert Sandmann, München.

Esch T (2017) Der Selbstheilungscode. Die Neurobiologie von Gesundheit und Zufriedenheit. Beltz, Weinheim, Basel

Lange L, Kopp MV (2014) Komplementäre Diagnose- und Therapieverfahren in der Kinderallergologie. In: Ott H, Kopp MV, Lange L (Hrsg) Kinderallergologie in Klinik und Praxis. Springer, Berlin, Heidelberg, S 131–142.

Michalsen A (2017) Heilen mit der Kraft der Natur. 8. Aufl. Insel, Berlin.

Ring J (2012) Neurodermitis – Atopisches Ekzem. Georg Thieme, Stuttgart.

Ring J, Bachert C, Bauer C-P, Czech W (Hrsg) (2010) Weißbuch Allergie in Deutschland, 3. Aufl. Urban & Vogel, München.

Hilfreiche Links

www.gpau.de

www.agtcm.de (Arbeitsgemeinschaft für Klassische Akupunktur und Traditionelle Chinesische Medizin e.V.)

https://www.carstens-stiftung.de/   (Naturheilkunde   und Komplementärmedizin)

www.daab.de (Ratgeber „Alternative Heilmethoden")

13

Schlusswort

Kindern und Jugendlichen mit Allergien und ihren Familien Mut zu machen, darum geht es mir besonders in diesem Buch. Die Allergie im Alltag besser zu bewältigen, die Erkrankung besser zu verstehen und anzunehmen.

Das Buch soll eine Anregung sein, bestimmte Tipps, je nach Situation, auszuprobieren. Es soll keine Anleitung sein, die neuen Stress auslöst. Es ist nicht realistisch, immer alles umzusetzen: Pollen zu meiden, Entspannung zu trainieren oder mehrmals am Tag einzucremen. Es gibt Tage, da hat keiner Lust, das Kind nicht und auch die Eltern nicht. Die Cremetube bleibt verschlossen, es wird trotz Pollenflugs draußen getobt, die milbenfreie Bettwäsche zu Hause gelassen. Auch das gehört dazu, seien Sie ein wenig nachsichtig mit sich und allen anderen und entwickeln Sie Ihre eigene

© Springer-Verlag GmbH Deutschland, ein Teil von
Springer Nature 2019
D. Halm, *Total allergisch – na und?*,
https://doi.org/10.1007/978-3-662-57272-6_13

Strategie (außer bei Medikamenten und Notfallsets: da bitte unbedingt die die ärztliche Empfehlung einhalten!).

Ein bisschen Gelassenheit hilft manchmal, Pause von der Therapie kann von Zeit zu Zeit sinnvoll sein, Normalität leben ist wichtig, die Allergie akzeptieren auch und vor allem zuversichtlich bleiben. Denn auch wenn die Allergie jetzt da ist und den Tag bestimmt, wenn trotz aller Bemühungen ein Rückschlag kommt, ein neuer Schub sich ankündigt, das muss nicht so bleiben. Eine Allergie kommt und geht oft wieder, sie wandelt sich – auch zum Positiven.

Und auf die positiven Aspekte, die eine Allergie ebenso mit sich bringt, darauf lohnt es sich ab und an, den Blick zu lenken: die Erfahrungen, die Sie und Ihr Kind gesammelt haben, vielleicht der starke Zusammenhalt in der Familie oder dass das Kind all diese Herausforderungen meistert. Es tut gut, sich das bewusst zu machen. Gerade in Zeiten, in denen die Allergie mal wieder nervt, denn auch diese Gefühle gehören dazu. Ich hoffe, dass dieses Buch dazu beiträgt, Menschen mit Allergien und ihre Erkrankung besser zu verstehen.

Unsere „Reise" geht weiter. Auch bei unserer Tochter ist die Allergie nicht verschwunden, aber insgesamt ist alles viel besser geworden (und seit kurzem darf sie sogar wieder Haselnüsse und Fisch essen!). Ein paar Ekzeme hier und da, ein bisschen Heuschnupfen im Frühling, ein paar Lebensmittel meiden: Das ist für unsere Tochter Alltag und Normalität geworden und für uns auch. Die Allergie ist mit den Jahren stark in den Hintergrund gerückt, sie spielt heute nur noch eine Nebenrolle. Manchmal vergessen wir sie sogar. Auch meine Einstellung hat sich geändert. Früher habe ich gehadert und gehofft, dass das Thema „Allergie" vorbeizieht. Heute habe ich mich daran gewöhnt und es akzeptiert. Es ist ein Teil von uns. Total allergisch – na und?!

Und das denkt unsere Tochter…

Das tatsächlich letzte Wort sollte jemand anderes haben: unsere Tochter. Im Gespräch schildert sie ihre Sicht, was es für sie bedeutet, (als Jugendliche) mit Allergien zu leben.

Was nervt Dich am meisten daran, allergisch zu sein?

Am meisten nervt mich, dass man sich nonstop, also 24/7, um die Lebensmittelallergie kümmern muss. Man muss dauernd mit Leuten reden, sie über die Allergie informieren oder auf Verpackungen schauen und Zutaten lesen. Und auch, dass man immer das Notfallset mitnehmen und rumschleppen muss, nervt. Außerdem bekommt man immer (ungewollt) eine Extrawurst beim Essen.

Was wünschst Du Dir von anderen, wie sollten sie sich im Hinblick auf Deine Allergie verhalten?

Das ist schwer zu sagen, ich wünsche mir, dass andere vor allem meine Lebensmittelallergien nicht auf die leichte Schulter nehmen, sondern nachfragen. Es wäre toll, wenn sie auch auf mich zukommen würden und nachfragen, was ich zum Beispiel genau essen darf und nicht so tun, als wäre das alles klar und kein Problem, denn das kann ein Problem für mich werden… Auch bei der Neurodermitis fände ich es gut, wenn andere sich mehr interessieren, was das genau bedeutet und nicht einfach sagen, das kenn ich, habe ich auch. Denn die meisten verstehen darunter höchstens ein paar trockene Stellen.

Was hat Dir am meisten geholfen?

Mir hilft am meisten, wenn andere mitdenken. Wenn zum Beispiel Freunde einen Kuchen backen und daran denken, dass er keine Nüsse enthalten darf. Das macht es für mich leichter, weil ich sonst immer nachfragen und alles klären muss. Obwohl das ernste Folgen haben kann, ist es für mich aber auch toll, wenn Leute locker mit meiner Allergie umgehen, also auch mal einen Witz darüber machen und es als selbstverständlich akzeptieren.

Haben Dich Deine Allergien verändert?

Ja, man MUSS schneller selbstbewusster und selbstständiger werden.

Gibt es auch einen positiven Aspekt?

Die Allergien und die Neurodermitis waren für mich nicht nur negativ. Klar, gab es Tage und auch Wochen, wo das alles genervt hat. Aber ich bin froh, dass es alles viel besser geworden ist und ich schon immer auch ein „normales" Leben führen konnte. Positiv finde ich auch, dass die Allergie mich heute kaum noch beeinträchtigt oder stört, was es einfacher macht mit Familie, Freunden, aber auch Leuten, die das nicht kennen. Das wundert vielleicht manche, aber ich habe mich daran gewöhnt und denke, das hätte auch alles schlimmer sein können. Unter dem Aspekt bin ich froh, dass ich nur Allergien und Neurodermitis habe. Ich lasse mich davon nicht unterkriegen.

Was wünscht Du Dir für die Zukunft?

Klar wäre es schön, nicht allergisch zu sein, aber das ist kein Wunsch, der in Erfüllung gehen wird. Ich würde mir am meisten wünschen, dass andere besser über Allergien Bescheid wissen und auch wissen, dass man eine Lebensmittelallergie ernst nehmen muss. Aber auch kein

Drama aus der Allergie machen, also gut informiert sind, auf einen zukommen, etwas Rücksicht nehmen und sich trauen, einen darauf anzusprechen. Und ab und zu mal darüber lachen zu können, finde ich auch gut.

Sachverzeichnis

© Springer-Verlag GmbH Deutschland, ein Teil von
Springer Nature 2019
D. Halm, *Total allergisch – na und?,*
https://doi.org/10.1007/978-3-662-57272-6

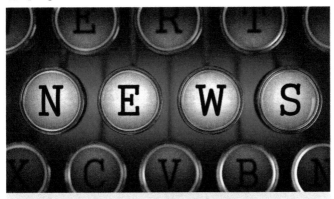

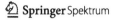
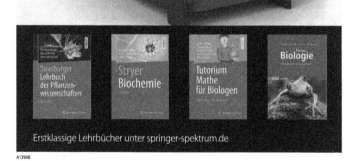

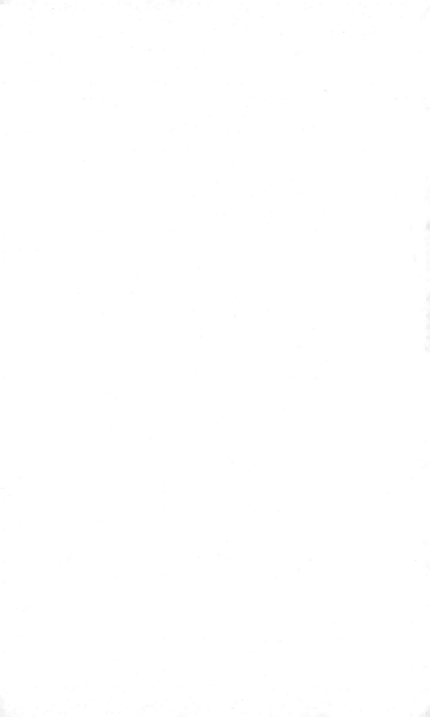